医薬品開発ツールとしての

母集団 PK-PD 解析

入門からモデリング&シミュレーション

緒方 宏泰
―― 編集 ――

谷河 賞彦
塩見 真理
土綿 慎一
小松 完爾
―― 著 ――

with NONMEM

朝倉書店

編集者

緒方宏泰　　　　　　明治薬科大学名誉教授
OGATA Hiroyasu

執筆者

谷河賞彦　　　　　　バイエル薬品株式会社　　　　　［1章］
TANIGAWA Takahiko

塩見真理　　　　　　明治薬科大学　　　　　　　　　［2章］
SHIOMI Mari

土綿慎一　　　　　　ファイザー株式会社　　　　　　［3章］
TSUCHIWATA Shinichi

小松完爾　　　　　　帝人ファーマ株式会社　　　　　［4章］
KOMATSU Kanji

●序

　母集団 PK-PD（population pharmacokinetics-pharmacodynamics）解析とは，血中薬物濃度の時間推移を表現するモデルと，血中薬物濃度と効果・作用の関係を表現するモデルを結合し総合化することである．インプット情報である薬物の投与とアウトプット情報である医薬品の効果・作用を体系的・総合的に機構論的（mechanistic）に表現し，把握することを目的としている．

　医薬品が投与される対象は患者であるが，患者により効果・作用が多様であること，また，一人の患者においても状態が変化すること，同一患者から密度の高い情報が得にくいことなど，PK-PD の信頼性の高いセットを完成させるために必要となる情報の収集は非常に困難な状態にある．この制約が研究の広がりを大きく阻害してきた．これを解決する方法として，混合効果モデル（mixed effects model）による解析が注目され，解析方法の主体をしめるに至っている．

　多様な患者を対象に，患者の示すモデルパラメータの平均値（fixed effect；固定効果）とその個体間変動およびモデルによって示される推定値と測定値の食い違いを表す個体内変動（random effect；変量効果）を総称して母集団パラメータ（population parameters）と呼ぶ．母集団パラメータの推定は，従来，二段階法と呼ばれる積み上げ方式がとられてきた．これは，個々の被験者にたいし頻繁に測定値の収集を行い，パラメータ値を精度よく推定し，それを多数の似通った背景の被験者を対象に繰り返し試験をすることによって，パラメータ値の統計情報を得るという方法である．この方法は，上述したように，臨床環境では制約性の高いものである．この制約を解放する方法として，両効果をモデル内に組み入れた混合効果モデルによる解析が，近年，コンピュータ性能の飛躍的向上を背景に急速に進歩し，広く普及してきた．このことから，混合効果モデルによる解析を母集団解析と呼ぶようにもなってきている．

　本書は，こうした状況を背景に，医薬品の薬物動態学，薬力学の解析を混合効果モデルで行うための手引き書として編集した．演習課題に取り組みながら，複雑な構造を有する混合効果モデルの概念を把握し，とにかく解析できるようになるということをゴールにおいた内容と構成にした．混合効果モデルを解析するための解析ソフトは複数手に入れることができるようになっているが，最も汎用的な NONMEM の使用を想定した．

　医薬品の臨床開発の合理化を図り，また成功確率を高めることは，医薬品開発全体を通しての課題となってきている．経験主義的な進め方を科学的，合理的，経済的に改善することが求められている．その場合に，あらためて，臨床開発の初期の段階から薬物動態学と薬力学を組み合わせた総合的把握に努め，そのデータ，情報をもとに modeling & simulation（M&S）を展開し，科学的・合理的な治験計画を立案し，実行するというコン

セプトをとった．医薬品開発以外の他分野では，M&Sは既に多くの成果を生み出してきており，医薬品開発への適用は遅きに失した感さえあるのが現状である．本書では，読者に母集団PK-PDの有用性，適用性をさらに将来に向かって切り拓いていただくために，modeling & simulation（M&S）の章を最後にもうけた．

　本書は，初級，中級というステップで，読者が具体的に演習課題に取り組みながら，母集団PK-PD解析を修得していくという構成をとっている．しかも，スタートは，NONMEMをはじめて手にした方を想定し，NONMEMの起動確認から記述した．さらに，PPK（population pharmacokinetics）解析へと進み，それを通じて，混合効果モデルでの解析が実際にできるようになるとともに，全体像のイメージを把握していただくことをねらいにしている．

　次に，課題としては，母集団PK-PDへの取り組みである．ここで，初級レベルを修了し，最後に中級であるmodeling & simulation（M&S）の課題演習に進む．初級を修了した方の腕試し編となっている．個性を出して自分流のアイデアで取り組んでいただきたい．

　本書は，明治薬科大学オープンカレッジとして7年間継続してきた『医薬品開発ツールとしてのpopulation pharmacokinetics-pharmacodynamics』セミナーのテキストをベースに書籍化したものである．明治薬科大学オープンカレッジは，大学が有している知的財産を社会に還元することを目標に開催されてきた．幸いにも多くの参加を得ることができ，母集団PK-PDという概念の普及，取り組む技術者・研究者の増大，さらには，行政にも加わっていただき，臨床開発試験の質の向上に向けての環境づくりにも，いくばくかの貢献ができたのではないかと思っている．今回このように，参加者の実際の演習を通じてブラッシュアップした内容を書籍として世に送ることができたが，これは，セミナーの集大成とすること，さらには，新たな次のステップへの足固めの機会となった．本書が，わが国における母集団PK-PD概念の普及に役立ち，ひいては，科学に裏づけされた，合理的な薬物治療を進めていくためのいくばくかの役割を担うことになれば，幸いである．

　最後に，本書の企画，編集，出版と一貫してご援助いただいた朝倉書店編集部の皆様に厚く感謝いたします．

　2010年8月　猛暑と戦いながら

緒　方　宏　泰

●目　　次

1. 総　　説
― Modeling & Simulation の意義―

1.1　はじめに　1
　1.1.1　Causality　1
　1.1.2　医薬品開発における母集団 PK-PD 試験の応用　3
1.2　医薬品開発の問題点と解決策の糸口　4
　1.2.1　医薬品開発の生産性　4
　1.2.2　革新それとも停滞　5
　1.2.3　有効性と安全性のバランス　7
　1.2.4　「経験と勘」と MBDD　8
　1.2.5　臨床試験で"causality"を示す　9
1.3　Modeling & Simulation　10
　1.3.1　モデル　10
　1.3.2　Modeling & Simulation の応用　12
　1.3.3　医薬品開発における Modeling & Simulation　13
　1.3.4　コミュニケーション　15
おわりに　17
参考文献　18

2. PPK 解析編

2.1 NONMEM 解析を始める前に　21
 2.1.1 固定効果パラメータと変量効果パラメータ　21
 2.1.2 ガイダンスなど　22
 2.1.3 解析法　22
 2.1.4 NONMEM とは　23
 2.1.5 NONMEM 実行に必要な環境と入手方法　24
 2.1.6 NONMEM の構造　24
 2.1.7 解析に必要なファイル　25
2.2 演習1：NONMEM 起動確認　25
 2.2.1 解析に必要なファイルの確認　25
 2.2.2 コマンドプロンプトの起動と NONMEM の実行　28
 2.2.3 解析結果の確認　30
2.3 演習2：薬物動態パラメータの平均値と分散および個体内変動の推定　34
 2.3.1 解析データの背景情報　35
 2.3.2 Step.1：データの吟味　36
 2.3.3 Step.2：使用するコンパートメントモデルの決定とコントロールファイルの作成　38
 2.3.4 Step.3：NONMEM による解析　45
 2.3.5 Step.4：結果の妥当性の確認1；結果が得られているかの確認　47
 2.3.6 Step.4：結果の妥当性の確認2；妥当性の判断　49
 2.3.7 演習2の解答例　56
 2.3.8 モデルバリデーション；解析結果の安定性・再現性の確認　65
2.4 演習3：変動要因の探索　67
 2.4.1 データの収集　67
 2.4.2 変動要因の探索方法　68
 2.4.3 演習3：クリアランスの変動要因の推定　73
 2.4.4 演習3の解答　78
参考文献　86

3. PK-PD 解析編

3.1 PK-PD 解析概説　89
　3.1.1 PK-PD 解析の目的　89
　3.1.2 PD モデルの種類　90
　3.1.3 NONMEM での PK-PD 解析　91
　3.1.4 PK-PD 解析法　94
3.2 演習の準備　96
　3.2.1 解析データの背景情報　96
3.3 演習1：ADVAN6 による PK 解析　98
　3.3.1 設問1　99
　3.3.2 解答1　99
3.4 演習2：直接反応モデルによる PK-PD 同時解析　101
　3.4.1 設問2　102
　3.4.2 解答2　103
3.5 演習3：直接反応モデルによる PK-PD 逐次解析　105
　3.5.1 設問3　105
　3.5.2 解答3　106
3.6 演習4：効果コンパートメントによる時間のズレを含む PK-PD 逐次解析　108
　3.6.1 設問4　108
　3.6.2 解答4　110
3.7 演習5：間接反応モデルによる PK-PD 逐次解析　113
　3.7.1 間接反応モデル　113
　3.7.2 設問5　114
　3.7.3 解答5　117
3.8 PK-PD 解析演習のまとめ　119
参考文献　120

4. Modeling & Simulation 編

4.1 Modeling & Simulation 演習を始める前に　124
4.2 演習の背景と流れ　126
　4.2.1 演習の背景　126
　4.2.2 検討すべき課題　127
　4.2.3 演習の流れと Modeling & Simulation　128
　4.2.4 利用できるデータと情報　129
4.3 演習1：NONMEM におけるカテゴリカルデータの PK-PD 解析　130
　4.3.1 なぜカテゴリカルデータを扱わねばならないのか　131
　4.3.2 ロジスティック回帰の基礎　131
　4.3.3 NONMEM によるロジスティック回帰の実行　134
4.4 演習2：Clinical Trial Simulation の準備— PPK Simulation —　148
　4.4.1 本演習の目的　148
　4.4.2 課題と作るべきデータセット　149
　4.4.3 シミュレーション用データセットの作成　149
　4.4.4 NONMEM による PPK Simulation の実行　152
4.5 演習3：Clinical Trial Simulation　155
　4.5.1 シミュレーションの方法についての基礎知識　155
　4.5.2 PK-PD シミュレーションの準備　158
　4.5.3 課題1の検討のための PK-PD シミュレーションの実行　160
　4.5.4 課題2の検討のための PK-PD シミュレーションの実行　163
　4.5.5 課題2の検討のための繰り返しのある PK-PD シミュレーションの実行　164
　4.5.6 課題3のための臨床試験シミュレーション（例数設計）　176
4.6 演習4：モデルの診断やシミュレーションの評価　180
　4.6.1 検討1：モデルの診断　180
　4.6.2 検討2：モデル選択　182
　4.6.3 検討3：シミュレーション結果のモデル依存性の検討　183
　4.6.4 検討4：PD モデルの感度分析　184
4.7 追加解説と Q&A　186
　4.7.1 最尤法　186
　4.7.2 SAS によるモデリング　187
　4.7.3 Q&A コーナー　188
参考文献　190

演習用データ　193
補　遺　194
索　引　196

1. 総　　説
― Modeling & Simulation の意義 ―

1.1　はじめに

1.1.1　Causality

　　医薬品の開発において薬物動態は，薬物の特性を理解する上での重要な要因のひとつであるが，とくに対象患者群における臨床薬物動態の情報は重要度を増している．薬剤が体内で効果を発揮するということは，次のようにいいかえることができる．医薬品が体内に入った後，体循環血中に薬物（もしくは薬物由来の活性物質）が現れ（薬物濃度として測定され），組織中薬物が薬理反応を起こした結果として，薬効（臨床効果もしくは副作用）が発現する．すなわち，薬剤の投薬というインプット（入口）から，薬効の発現というアウトプット（出口）までを"原因と結果の関係（causality）"になぞらえることができる（図 1.1）．

　　医薬品の開発において臨床薬物動態を研究するということは，すなわちこれらの関係の一端をヒトにおいて明らかにするということであり，様々なことを検討する糸口になる．医薬品の効果発揮を研究する場合，効果や副作用（毒性）の指標としては，体内における薬物濃度の動き（薬物動態）およびそれに伴う薬理作用の動き（薬力学的反応すなわち広義でのバイオマーカー）がある．これらを観察することで，投与-薬物動態-薬理反応-薬効の関係が明らかになり，"causality"を表すことで科学的さらには数量的に薬剤を評価できる．またこの関係を"数学的なモデル"として構築できるのであれば，数学的および統計的な処理を行うことで，未知の結果について予測，すなわち"シミュレーション"できる．

　　新規医薬品の臨床開発は，一般的に次のような開発段階を経る．すなわち，非臨床試験が終わった候補医薬品を用い，健康成人被験者を対象にした第Ⅰ相臨床試験を実施し，少数の疾病患者を対象にした第Ⅱ相臨床試験（用法用量を設定），さらに大規模臨床試験である第Ⅲ相臨床試験と進められ，規制当局に対し承認申請を行う．しかしながら，ここ数年で外国での臨床データが利用できることになり，日本での医薬品の臨床開発計画は，すっかり変わった．1985 年以前は，海外の臨床試験成績の有無にかかわらず，第Ⅰ相臨床試験から第Ⅱ相臨床試験，第Ⅲ相臨床試験を国内においても実施し，数年間（もしくは 10 年以上）をかけて国内臨床開発が行われてきた．ところが，1970 年代頃から始まった創薬段階における科学的進歩に伴う医薬品候補物質の大量創出の結果として，1980 年代

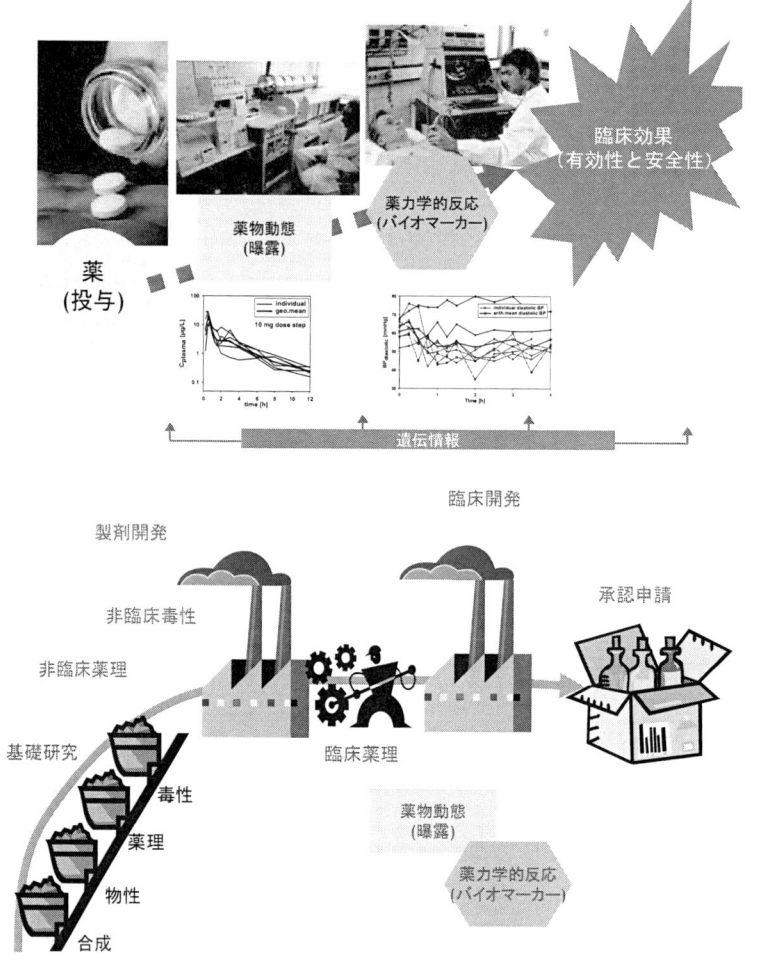

図 1.1 薬の効果発揮における入口から出口まで（上図），基礎研究から承認申請まで（下図）

にそれらが臨床ステージに続々と乗ってきたこともあり，国内での膨大なコスト（時間，お金および人財）がかかる臨床試験の繰り返しについて，規制当局と製薬会社の間で協議がもたれた．

　承認申請にかかる文書（CTD：common technical document）のうち，理化学試験データ（CMC：chemistry, manufacturing and control）および動物試験データ（前臨床試験データ）については，GLPに則った試験環境などの整備によって試験成績の再現性を整えることができたので，国内以外で実施したこれらデータの利用は比較的簡単に合意できた．一方臨床試験については，1990年から始まったICH（The International Conference on Harmonization of Technical Requirements for Registration of Pharmaceuticals for Human Use：日米欧医薬品規制調和会議）[1]において，規制地域以外の臨床試験成績の活用について協議され，1998年にICH-E5ガイドライン「Ethnic Factors in the Acceptability of Foreign Clinical Data」[2]（日本では「外国臨床データを受け入れる際に考慮すべき民族的要因について」[3]として発令）として合意に至った．すなわち薬物動態試験

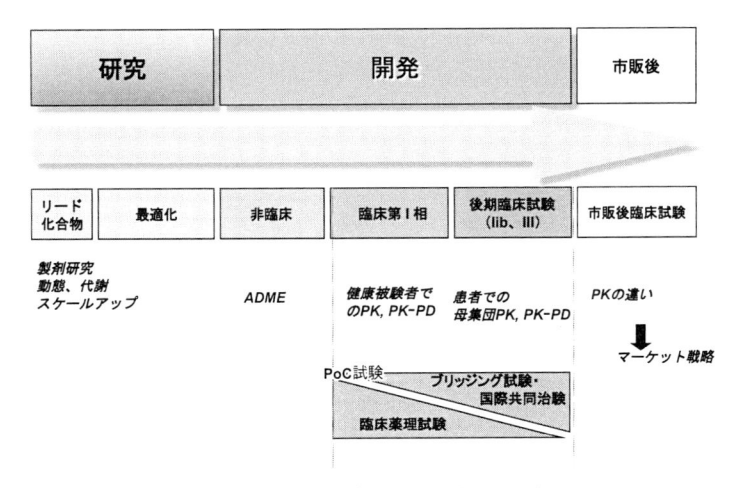

図1.2 医薬品開発のパラダイムシフト

（PK-PD試験）とブリッジング試験[4]と呼ばれる臨床試験を行うことで海外試験成績を利用することが可能になった．国内外の"ドラッグラグ"解消を推し進める目的で2007年に「国際共同治験に関する基本的考え方」[5]が公布されたことで，さらに臨床試験におけるフェーズ（第I相から第III相）の概念が薄れ，国内臨床開発戦略は転換期（パラダイムシフト）を迎えている（図1.2）．

後述するように，医薬品開発の効率化を進める目的で，PoC試験（principle of concept study）が臨床第IIa試験として行われるケースが増えている．すなわち，小規模な患者試験において薬物動態（PK）および薬力学的作用（PD）データを取り，非臨床試験成績から期待される効果が臨床でも期待できるかを確認する試験を実施してから，大規模臨床試験を行うことが多くなってきた．これらの臨床試験成績を評価する上でも，臨床薬物動態さらには薬物動態と薬力学の関係（PK-PD）の評価が重要である．

1.1.2 医薬品開発における母集団PK-PD試験の応用

ICHのいくつかのガイドラインにおいても，臨床開発における薬物動態の意義および重要性，さらに薬物動態と有効性および安全性との関係を検討することが用法用量の設定根拠として重要であり，検討すべき項目として記載されている．

- E7：高齢者に使用される医薬品の臨床評価法に関するガイドライン（1993年）[6]
- E4：新医薬品の承認に必要な用量−反応関係の検討のための指針（1994年）[7]
- E8：臨床試験の一般指針（1998年）[8]
- E5：外国臨床データを受け入れる際に考慮すべき民族的要因についての指針（1998年）[9]
- E11：小児集団における医薬品の臨床試験に関するガイダンス（2000年）[10]

また臨床薬物動態評価を行う上で重要なツールである母集団解析の手法を用いた解析方法は，FDAの「Population Pharmacokineticsガイダンス」（1999年）[11]，日本の「医薬品の臨床薬物動態試験に関する通知解説」（2001年）[12]の公布を経て国内外製薬企業に浸

透普及し，いまや臨床試験において欠かせない方法となっている．さらにEMEAの「感染症領域におけるPK-PDに関する考慮すべき点」(2000年)[13]，FDAの「Exposure-Response Relationshipガイダンス」(2003年)[14]，EMEAの「小児におけるPK成績の利用に関するガイドライン」(2006年)[15]，FDAの「End of Phase IIa Study Meeting」(2009年)[16]などの各国規制当局の文書にも記載され，母集団解析の手法は医薬品開発において重要な位置を占めるようになった．

1.2 医薬品開発の問題点と解決策の糸口

1.2.1 医薬品開発の生産性

創薬段階におけるコストの増加に加え，必要被験者数の増加，必要な相互作用試験数の増加，臨床第Ⅲ相試験の必要試験数増加などのより高次元の臨床試験成績が要求されていることから，米国では，医薬品ひとつを市場に送り出すためのコストが，1980年代は約3億ドル，1990年代は約8億ドル，そして近年では約17億ドルにまでのぼる．一方で，新規医薬品の承認数は年々低下しており，2003年にはピーク時（1996年）の約1/2に減少している[17]（図1.3）.

臨床開発に進み申請し承認が得られた品目を1996～1999年と2000～2003年で比較したところ（図1.4），2000～2003年においては，第Ⅰ相臨床試験に進んだ新医薬品（候補）のうち承認申請に至るものは20％以下であり，第Ⅲ相臨床試験においてさえその成功確率が約50％である．このように，医薬品開発における「生産性」が低下してきているのが現状である．国内においても同様に，年間に承認される新規医薬品の数の減少に反し，開発費用の高騰の傾向が認められている[20]．

2003年の米国製薬工業団体PhRMAの報告によると，臨床試験に進む化合物1つを創出するためには約5000の化合物が必要であり，開発コストは平均1000億円程度，さらに開発コストを回収できるのは上市品の約30％だけであると報告しており，製薬会社は医薬品開発の生産性を上げる必要性を認識せざるをえない．臨床開発を考えると，とくに後期臨床試験におけるリソース（お金，時間および人財）が桁外れに大きいことから，医薬

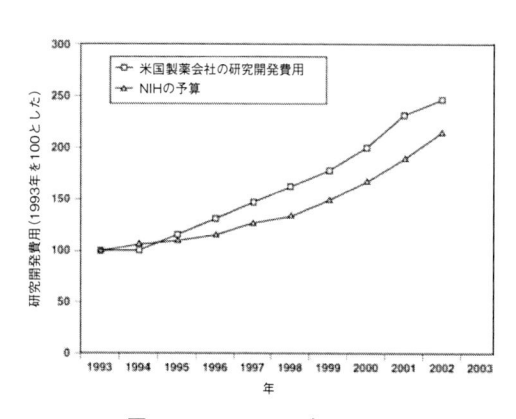

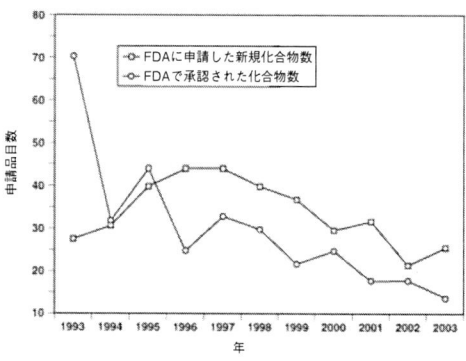

図1.3 1993～2003年における新薬の研究開発費用（左）と申請/承認品目数（右）

	1996-1999	2000-2003
臨床第Ⅰ相試験	69%	59%
臨床第Ⅱ相試験	46%	28%
臨床第Ⅲ相試験	66%	56%
承認申請	86%	93%
販売	18%	9%

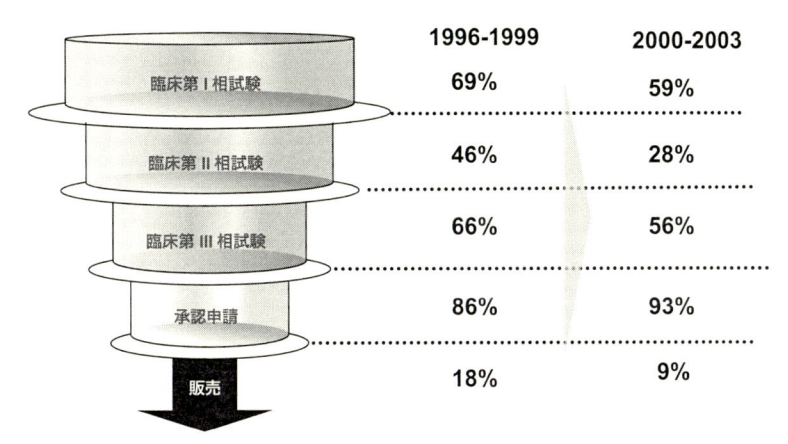

図1.4 臨床試験各フェーズにおける成功確率（Mervis（2005）[18] から作図）

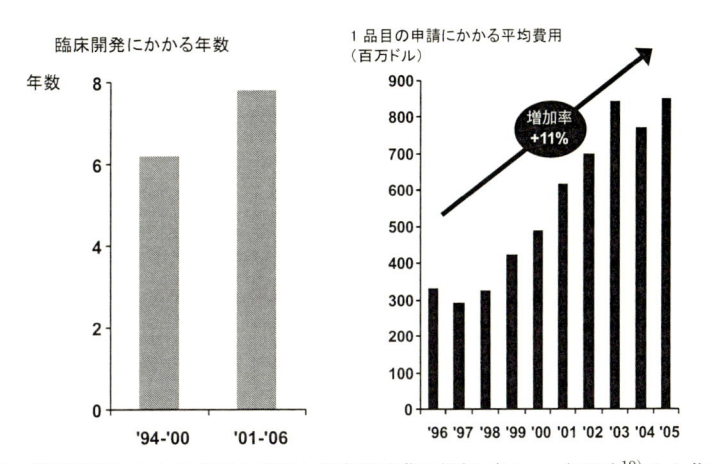

図1.5 臨床開発にかかる時間の変化と研究開発費の増加（Munos（2009）[19] から作図）

品開発を効率よく進めるためには，後期臨床試験における成功確率を上げることが必須であると考えるようになった（**図1.5**）．

1.2.2 革新それとも停滞

こういった状況のもと，FDA は 2004 年に White Paper「Challenge and Opportunity on the Critical Path to New Medical Products」[21] を公布し，「創薬基盤技術の目覚しい発達に比較して応用研究（すなわち臨床研究）の発達が進んでいないために，生産効率が悪くなっている」可能性を指摘した（**図1.6左**）．

ここで，この White Paper 公布の背景については，若干歴史的背景を整理しておく必要がある．まず，1) 過去の低品質の臨床試験を踏まえ，1962 年以来，新薬承認には検証試験2試験が必要条件とされていた．2)「Food and Drug Administration Modernization Act of 1997」[22] の中で「1つの適切でよくコントロールされた研究からの検証的証拠」により新薬承認許可に結びつけることができるとし，PK-PD 情報 + 検証試験1試験の可能性が考えられ始めた．3) 2003 年，「FDA Guidance：Exposure-Response Relation-

図 1.6 White Paper 2004[21)] と「Critical Path Opportunities Report in 2006」[26)]

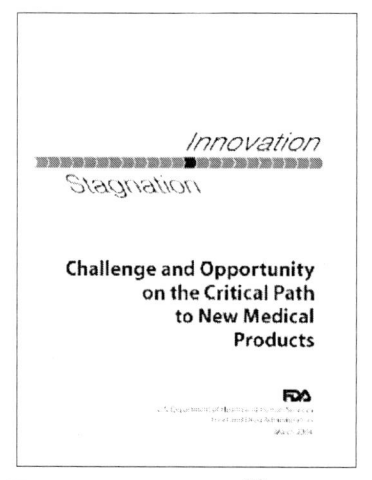

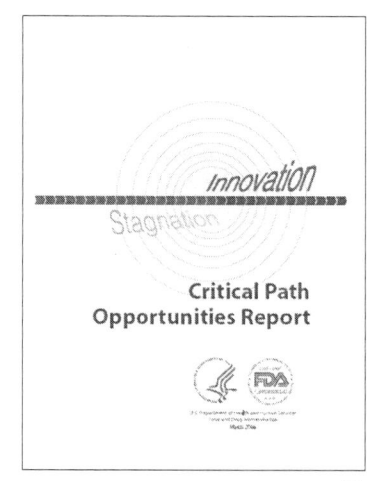

ships」[23)] が通知され，Mechanism based PK-PD model を用いることで，この可能性をサポートした．4) 2003 年，Carl Peck らが論文[24)] を発表，「検証試験 1 試験＋薬効の因果関係の証拠」で医薬品開発は十分ではないかと考え方を推し進めた．

「創薬基盤技術の目覚しい発達」とは，どのようなものであろうか．基礎研究における創薬技術基盤に導入された新しい手法には次のようなものがある．多数の化合物を一挙に合成できる Combinatorial Chemistry，多検体を効率的に *in vitro* 評価できる High Throughput Screening System，標的蛋白質の構造をもとに作用薬を設計する Structure-Based Drug Design などである．さらに 2000 年のヒト遺伝子マップの発表以来，遺伝子解析技術も飛躍的な発展を遂げていることは周知であろう．

創薬技術の発達に比べ「応用研究（ここでは臨床研究）の発達が進んでいない」と上述の White Paper は指摘している．臨床試験には多くのリソースがかかること，とくに後期臨床試験に入ると失敗が許されないことから，この段階では新しく大胆なアプローチを取り込むリスクを取りづらく，パラダイムシフトが起きにくかったことなどがその原因だと考えられている．加えて，すぐれた医薬品が各疾患領域ですでに市場に存在するので，よりすぐれた医薬品の創出を目指さなければいけないという厳しい現実，新薬の承認基準がいっそう厳しくなっていることも関係がないとはいえないだろう．これらのことから，臨床開発における改善が，開発生産性の上昇のために重要であると考えられたのである．

White Paper（2004）から 2 年後，「Critical Path Initiative Fact Sheet 2006」[25)] が発行された．「Critical Path Opportunities Report in 2006」[26)] では，White Paper 2004 のコンセプトをさらに推し進め，1) バイオマーカー，2) アダプティブデザインを含む新しい臨床試験方法の推進とその合理化，3) PK モデル，PD モデルおよび病態モデル（Disease Model）を基盤にした医薬品開発（MBDD：Model-Based Drug Development）について述べられている（**図 1.7**）．とくに MBDD においては，モデリングシミュレーション（M&S：Modeling & Simulation），臨床試験シミュレーション（CTS：Clinical Trial Simulation），ファーマコメトリックス（PMx：Pharmacometrics）を積極的に推進して

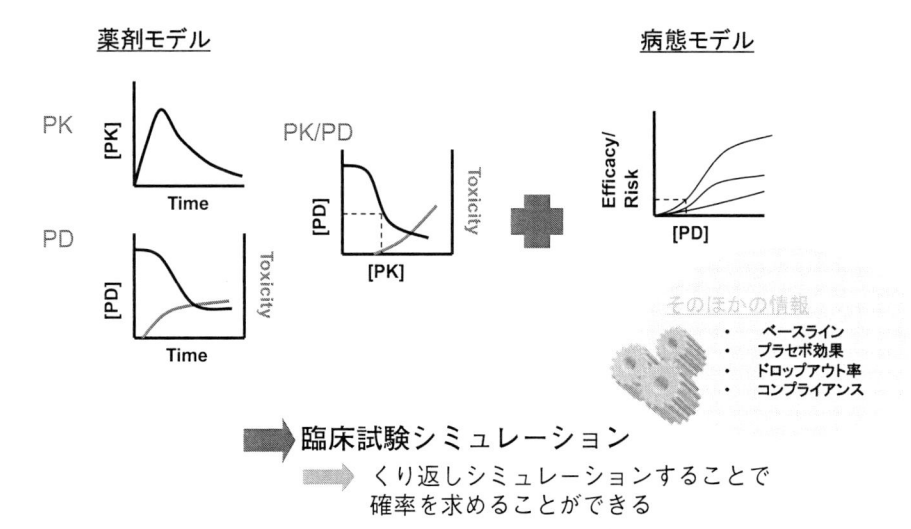

図1.7 モデルをベースにした医薬品開発（MBDD）概念図

いく方針が伺える.

病態モデルの開発とPharmacometricsの利用については，2006年のACPS-CP（FDA Advisory Committee for Pharmaceutical Science and Clinical Pharmacology）においても協議されており（IDRAC 35532）[27]，現在のところ糖尿病・アルツハイマー・非小胞性肺がんについての病態モデルが公表されている[28]．また臨床試験を行いづらい小児臨床試験についても，MBDDの利用を促している点も注目したい．小児適応については，欧州（EMEA）においても「Guideline of the role of PK in the development of medicinal products in the pediatric population, 2006」[15]が公布され，生理学的薬物速度論（PBPK: physiological based pharmacokinetics）モデルなどを用いたMBDDを積極的に利用することで小児薬の開発を効率的に行うことが推奨されている.

さらに，FDAではPharmacometricsグループによるPhase IIa試験終了後会議が試験的に始まり[29]，2009年9月「End of Phase IIa会議のガイダンス」[16]が公表された．患者を対象に投与した試験成績（PoC試験結果等）をもとに，特にPK-PDをベースにしたM&S解析結果から，後期臨床試験における至適用量の設定，必要症例数等について規制当局と製薬企業で協議できる体制を整えた．このように欧米では規制当局の高い関心と主導のもと，臨床開発にMBDDなどの新規技術を積極的に取り込むことが始まっている.

1.2.3 有効性と安全性のバランス

さて，"薬"とはそもそも有効性と安全性のバランスの上で成り立っているものであり，そのバランスの最も均衡している用量を至適用量とする．いかに優れたポテンシャルを秘めた医薬品であっても，真の至適用量を見出すことができなければ，十分なパフォーマンスを発揮できないため，臨床開発を成功に導くことは難しい．投与量（曝露量）と反応（効果）の関係を考えるとき，一般的には，投与量（曝露量）の増加に伴い，反応（効果）における有効性が上昇するものの，ある閾値を境に安全性に問題が生じる．医薬品の開発

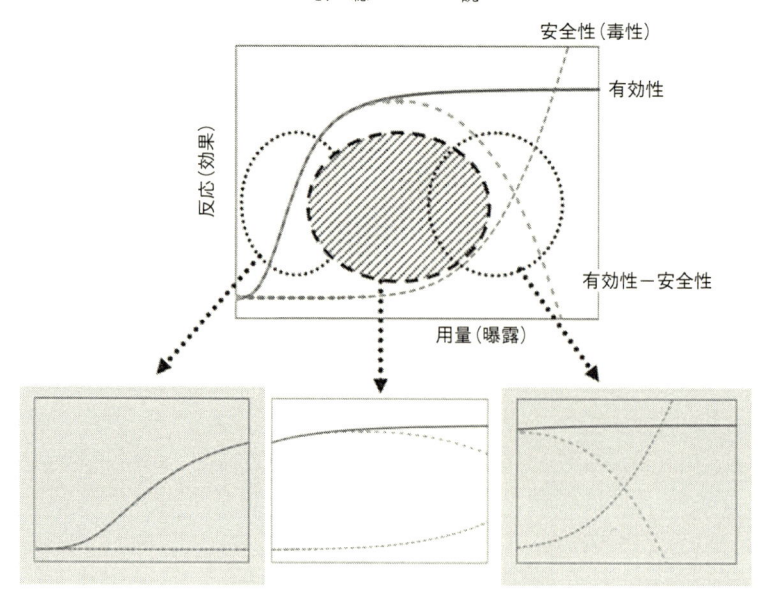

図1.8 有効性と安全性のバランス

では，図1.8の右端領域（有効性は期待できるが，安全性に問題が出てくる領域）ならびに左端領域（安全性には問題ないが，有効性がはっきりとしない領域）の設定が問題となる．

1.2.4 「経験と勘」とMBDD

新医薬品の開発では，試験デザイン・用量設定・必要症例数の設定など生物統計（バイオメトリー）などの科学的数量的手法を用いることが多い一方，該当プロジェクト担当者の経験と勘に頼ることも多い．経験と勘を否定するものではないが，加えて科学的なアプローチを行うことで的確な開発をしていくべきではないだろうか．1人の優秀なリーダーの経験と勘によらずとも（経験がなく勘が鈍いリーダーこそ！），モデル（PKおよびPDモデル）をベースにしたMBDDの手法を用いることで科学的・数量的に開発戦略をサポートできるようになる．逆にいえば，MBDDから得られた予測値を，経験と勘を裏打ちする根拠の1つとして利用することができる．すなわちMBDDという手法を用いることで，得られた結果から科学的かつ数量的に解析し，次相の臨床試験の至適用法用量などを予測することにより，至適用量を見出せないために用量反応試験（第II相臨床試験）を繰り返したり，至適用量を見出さないまま第III相臨床試験を実施したり，結果的に既存薬との差別化ができずに開発中止に至るケースを減らして，試験の成功確率をよりあげる（効率化する）ことができる可能性があると考える．

やっかいなことに，「PK-PDモデル（病態モデルを含んだ）を利用したM&S」を考えるとき，精度の良いPK（血中濃度の測定精度は，FDAの基準に合わせ15%以内[30]）に比べると，PD（バイオマーカー，臨床効果指標など）の測定精度はきわめて低い（悪い）場合がほとんどである．臨床試験結果を予測する上で，PK-PDモデルに加え，プラセボ効果，ドロップアウト，その他の不確実な誤差（uncertainty error）までを組み込むことで，確率論としては論ずることはできるが，臨床試験の代替にすることはできない．実際

に臨床試験を行う前に，*in silico*（コンピュータのシリコンチップ上での実験，すなわちシミュレーションを意味する）でPK-PDモデルをベースにしたM&Sによってさまざまな条件（デザイン，用法，用量など）を仮定し，臨床試験もしくは開発戦略の評価を行うことができるが，あくまで"作業仮説"として扱い，臨床試験実施前の確認というフレームが現実的であろう．

M&Sはこれからの医薬品開発において不可欠であるのは明らかで，「新規医薬品が，体内（組織）でどのような振る舞いをするか」「臨床試験を実施する前に，どれだけ予測できるか」「予測した結果をどれだけ適応できるか」など，重要な情報を提供できる．しかしながら実際には，リソース（時間と人財）と経験の欠如からうまく利用できていない現実もある[31]．

1.2.5　臨床試験で"causality"を示す

ある医薬品の後期臨床試験において，薬物動態（曝露量）と臨床効果についてモデル解析した．試行錯誤して得られたシミュレーションの結果，曝露量と臨床効果の間には予想していたような反応関係が示されなかった．すなわち，低用量においても十分な臨床効果が見られ，高用量においても安全性に問題となるような結果ではなかった．

非臨床試験を担当している同僚から以下のように意見があった．

「そんなわけはない，曝露量と有効性（もしくは副作用）は必ず相関しているはず．曝露量が増えれば効果も増大するし，毒性が出るのは当たり前ではないのか？」

そのときには気がつかなかった非臨床試験担当者との考えのギャップを後日いろいろと考えた．理論上は，薬物動態（曝露量）が，投与量・薬理反応・臨床効果（有効性と安全性）と関係するのは自明の理である．しかし，実はその関係について，開発が後期に進むにつれて曖昧になる．当然ながら投与量と臨床効果に対する統計解析が行われるので「曖昧」ではない．しかし，その間の関係性（causality）はブラックボックスのままである場合が多い．"曝露量が増えれば，毒性（副作用）が出るため投与量を下げる"とは簡単な理論のようで，臨床試験の結果をもって証明することは，それほど簡単なことではない．

では，なぜ臨床試験において実際にcausalityを示すことは難しいのだろうか．答はいくつか考えられる．規模の大きい後期臨床試験においては，投与量範囲が狭く定まっており，副作用（毒性）が出る用量での大規模臨床試験はありえないこと，評価対象にする臨床エンドポイントが速度論的解析になじみにくいこと，薬理反応としてのバイオマーカーの問題（侵襲性，特定性，認知性，測定など），さらに，ヒトという多様性のある集団を対象とすることなどが理由として考えられる．これらを，病態モデル（disease model）の活用，薬物濃度およびバイオマーカー測定技術の向上（精度および堅牢性），新たな統計的手法（プラセボ効果，ドロップアウトモデルなど）などを用いて予測しようというのが前述したMBDDである．医薬品開発のMBDDの根底にあるコンセプトはきわめてシンプルで，一般的に知られている認知されている関係を科学的・数量的に示し（モデル化），将来何が起きるか考えてみる（シミュレーション）ということにすぎない（図1.9）．

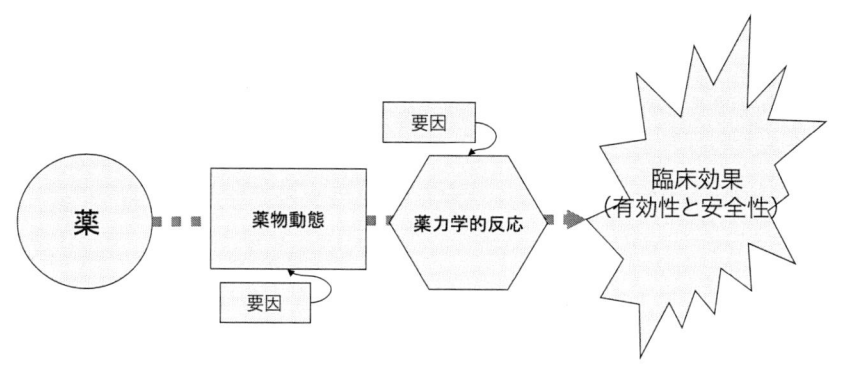

図1.9 投与量と臨床効果の関係を明らかにする

1.3 Modeling & Simulation

1.3.1 モデル

　薬の開発の話から少し離れる．いま，ビールがジョッキになみなみと注がれていると想像していただきたい．さて，数秒後にはなにがおこるかを予測してほしい．追加情報として，5mL/sec の速度で注がれていること，ジョッキの大きさは1Lであることがわかっている．しかしながら，そのジョッキは，飲みつぶれて寝ているK氏の前にある．またさらに，時間は午前2時だという情報も入手できた．速度と容量の関係から（簡単な数学モデルによれば）200秒後にはあふれそうであることは予測（シミュレーション）できる．しかし，一方，K氏はこの時間になるとなぜか目覚め，目の前のものをひっくり返すことが多いと追加情報があった．いままでの経験からその確率は60%であり，また一口（100mL）呑みまた寝るということを5分おきに繰り返す確率は30%あるという．

　ここまでをまとめてみよう．10%の確率でそのビールは満杯になる，60%の確率で満杯になる前に倒される，残りの30%の確率で900mL，800mL，700mLと減っていく．しかし，K氏は生き物である．予測できないこと（uncertainty error）が起こりえる，その際の確率10%があるとしてみよう（**図1.10**）．

　　残ったビールの量 $=f$（速度と容量の数学的モデル，追加情報（K氏の行動））$+\varepsilon$
ここで ε は，ばらつき，推定誤差，測定誤差を含む誤差で表す．

　このようにモデル化することで，速度と容量の数学的モデル（mathematical/physiological model）に加え，追加情報（empirical data）として得られる情報があれば，推定精度が上がっていき，さらに誤差（ε）についても考察できる．

　物理化学の分野ではこのような数学モデルがよく使われ，ボイルの法則（PV 一定），ニュートンの力学の法則（運動法則），アインシュタインの相対性理論などが有名である．これらを生物学に応用すると，要因が複雑になりよりモデルが複雑になるものの，基本的な考え方は同じであり，観察されたデータの構造をみて，そこからシステムを類推できるモデルを創出することが必要になる（systems biology）といわれている．

　医薬品の開発に話を戻す．まず薬物動態学的モデルに焦点を当ててみる．**図1.11** にあ

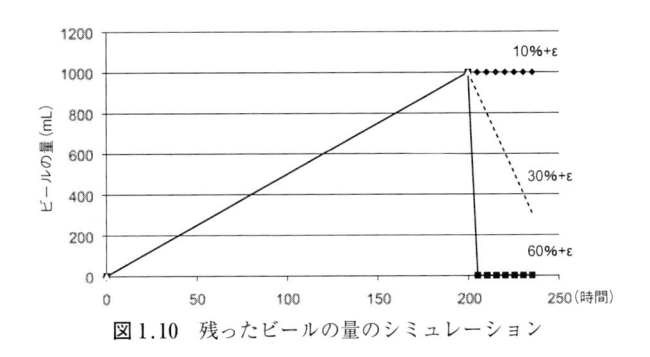

図 1.10 残ったビールの量のシミュレーション

るような時間に対する血中濃度データから代表的な薬物動態学的パラメータを用いた濃度推移を求めたいときにはどうするか．薬物動態学的モデルについては，数十年間にわたる先人たちによる"時間"を軸にしたモデルについて研究が進んでおり，経験的・理論的・生物学的・数学的さらに統計的に「妥当な」線をひくことはそれほど難しくない．

薬物動態モデルの詳細な説明は別の成書に譲るが，1-コンパートメントモデルと仮定するならば，濃度（C_p）は以下の数式で表すことができる．

$$C_p = \frac{D}{V_d} \exp\left(-\frac{CL_{tot}}{V_d} time\right) + \varepsilon$$

ここで，C_p は濃度，D は投与量，V_d は分布容積，CL_{tot} はクリアランス，ε は誤差項である．

このように濃度を時間の関数にして表すことができるので，ビールの量の推定と同様，追加情報（たとえば，CL_{tot} が体格によって変わる，食事の影響を受けるなど）を与えることにより，推定精度がよりよくなっていく．また，ばらつきがあるという前提のヒト集団を対象にしていることから，ε の評価を行うことには大きな意味がある．本書で解説する母集団解析では，それぞれのパラメータについて個体間変動（η）をも考慮することができる．

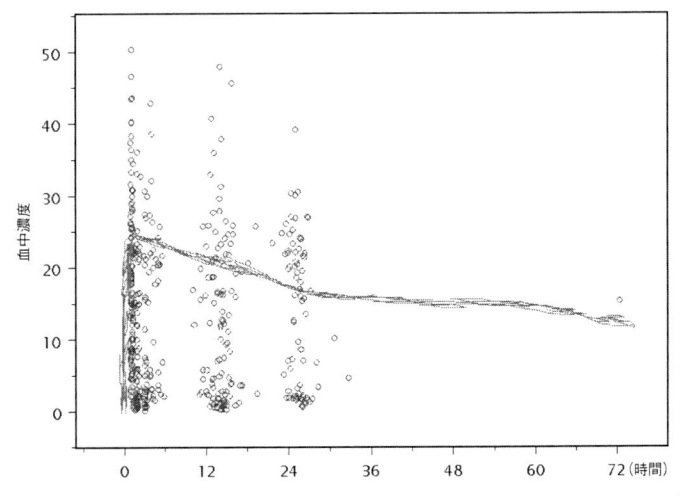

図 1.11 観察された血中濃度と薬物動態学的モデルによる"代表的"な血中濃度推移

1.3.2 Modeling & Simulation の応用

　Modeling & Simulation という試みは，現在われわれを取り巻く天気予報から宇宙開発での活用に至るまで様々な分野で行われている（**表1.1**）．いわゆる数値シミュレーションによる方法である．観察された現象をモデル化にして解析するだけではなく，その数値を何度も変え確率論に基づき乱数を用いたシミュレーションを行うことで，結果がどのようになるかもしくはどのような確率で起こるかを調査できるようになった．大気の動き（またはそれを構成する水分子そのもの）をモデリングして地球そのものをシミュレーションすることで，気象および環境を予測することまでが実際に行われ始めている．これらは，コンピュータの発展が大きく寄与するところであり，21世紀はシミュレーション文化だともいわれている[32]．

表1.1 Modeling & Simulation の応用例

・天気予報	・軍事
・地球温暖化の予測	・宇宙
・エンジニアリング	・エネルギー
－プラントデザイン	・医学
－製品デザイン	－外科手術
・航空機	－診断
・車の衝突テスト	・教育
・橋の建設	・機器
－交通渋滞の予測	・医薬品
・国土防衛	－分子デザイン
－災害対策	－製剤化
－伝染病対策	－工業化
	－マーケティング
	・科学捜査

　日本において，地球規模の環境変動の解明・予測を目的として，さらにバブル崩壊により著しく落ち込んでいた日本の HPC（High Performance Computing）リテラシー維持という側面も含め，科学技術庁（1998年度当時）が600億円を投じて開発を開始し，2002年3月15日に地球シミュレータの運用を開始した．計算科学の有効性を世界に示すとともに，地球温暖化や地殻変動など，文字通り地球規模でのシミュレーションに利用され，地球科学，計算機科学，先進・創出分野での共同利用が行われている．

　新車もしくは航空機開発の発段階においては，パーツあるいはモジュール単位で試作され互換性がなかったものが，CADソフトの改良などにより最小限の試作で全体設計が可能になっている．またシリコンチップ製造分野では，設計段階において生産現場で発生する問題点を予測し回避するようなことも行われている．つまり，実際に開発後期段階に進む前に，その開発が確実に順調に進むように，モデル技術を活用し予測することで，成功確率をあげている（効率化している）．別の言葉でおきかえれば，研究開発への「フロントローディング」が行われている[33]．

　新車の開発とヒトに投与する薬の開発を同じ土俵で議論することは，正しいことではないかもしれない．飛行機の開発でうまくいったから，薬の開発も同じようにできるかというのは，あまりにも不確定要素が多い．また，前述したように，高等生物の体内で行われ

ていることは，もしかしたら地球そのものよりも複雑なのかもしれない．しかしながら，これらの技術を多少とも有効に利用できるのであれば，もしいままでより早く確実に新医薬品を届けることができるのであれば，積極的に利用すべきであろう．

　少し余談になるが，Modeling & Simulation の最近の発展に欠かせないベイズ理論について触れておきたい．英国の牧師であったトーマス・ベイズ（1702-1761）が唱えた理論である．彼の残した論文 "An essay toward solving a problem in the doctrine of chance"[34] の中で「最初に予測した確率（事前確率分布）が，次に起きた事象によって，その次の起きる事象の確率が書き換えられている（事後確率分布）」と述べられている．式で表すと，

$$p(y_2|y_1) = \frac{p(y_1|y_2)p(y_2)}{p(y_1)}$$

となる（Y_1 のときに Y_2 が起こる確率 $p(y_2|y_1)$ は，Y_2 が起こる確率 $p(y_2)$（事前確率）に尤度 $p(y_1|y_2)$ をかけたものを Y_1 が起きた確率 $p(y_1)$ で除したもの）．

　しかし，この 250 年も前のベイズの定理を用いたベイジアンモデルが実際に使われだしたのは，コンピュータの活用が簡単にできるようになったことも伴い，1990 年代に入ってからであり，予測技術が大幅に進歩し，予測精度があがった．たとえば，量子力学にも積極的に取り入れられ（量子ベイズ決定理論），身近なところでは，日本語の予測変換，Google の検索エンジン（隠れマルコフモデルを応用したベイズモデルを利用しているらしい），データ圧縮技術，電子メールソフトにおけるスパムメールのフィルタリングなど，最近 10 年間で広まった．

　本書で扱う母集団薬物動態解析においてもベイズ理論は，欠かせないものである．まず，患者群全体の薬物動態パラメータの平均値と分散を事前情報として用い，新たに患者から得られた情報とのバランスから最も妥当とする薬物動態学的パラメータを推定することで，予測精度を高める．そのためには対象となる患者群に適した母集団パラメータを選択することが重要である．つまり，事前情報ではすべての薬物動態学的パラメータが求められているので，新たな患者の血中薬物濃度が 1 点でもすべての薬物動態パラメータ推定が理論的には可能である．

1.3.3　医薬品開発における Modeling & Simulation

　Modeling & Simulation を行うことでできることをまとめてみると，1) 対象システムの複雑さを克服でき，2) 結果に影響する多くの要因を同時に考慮することができ，3) 客観的に「数字」として表すことができる．また，得られた結果から，4) 意思決定におけるバイアスとリスクを経験と勘だけに頼らず減少させることができ，5) 製品開発の質の向上，6) コストの削減，7) 工期の短縮を期待できるということである．実際に，新医薬品開発においても，いかに予測精度を高め，研究開発効率を向上させるか，つまり成功確率を上昇させ，なおかつ，開発期間を短くするという課題に，これらの手法が用いられつつある．

表1.2 新医薬品の開発でM&Sの手法を用いた代表例（Bhattaram, 2007）[37]

薬剤名	適応	内容
Nesiritide[1]	急性非代償性うっ血性心疾患	E-R解析し，各種試験をシミュレーション
Sotalol[2]	頻脈	小児適応
Docetaxel[3]	癌	第Ⅲ試験結果の予測
Quetiapine[4]	総合失調症	第Ⅲ試験結果の予測
Naratriptan[5]	片頭痛	第Ⅲ試験結果の予測
Ivabradine[6]	高血圧	第Ⅲ試験結果の予測
Darbepoetinalfa[7]	癌化学療法誘起性貧血	投与量設定
Prabalin[8]	疼痛	第Ⅱ試験結果の予測
Ibandronate[9]	骨粗鬆症	投与間隔設定
Gliclazide[10]	糖尿病	用法用量設定

1) Nesiritide. Center for drug evaluation and research, united state food and drug administration. Available at : www.fda.gov/ohrms/dockets/ac/01/briefing/3749b2_02_04-FDA-Statistical%20review.pdf
2) Betapce. Center for drug evaluation and research, united state food and drug administration. Available at : www. fda. gov/ohrms/dockets/ac/00/backgrd/3627b2bj. pdf
3) Veyrat-Follet, C., Bruno, R., Olivares, R., et al., *Clin. Pharmacol. Ther.*, **68**, 677-687, 2000.
4) Kimko, H. C., Reele, S. S., Holford, N. H., et al., *Clin. Pharmacol. Ther.*, **68**, 568-577, 2000.
5) Nestorov, I., Graham, G., Duffull, S., et al., *Pharm. Res.*, **18**, 1210-1219, 2001.
6) Chabaud, S., Girard, P., Nony, P., et al., *J. Pharmacokinet. Pharmacodyn.*, **29**, 339-363, 2002.
7) Jumbe, N., Yao, B., Rovetti, R., et al., *Oncol.* Suppl. **16**, 37-44, 2002.
8) Lockwood, P. A., Cook, J. A., Ewy, W. E., et al., *Pharm. Res.*, **20**, 1752-1759, 2003.
9) Pillai, G., Gieschke, R., Goggin, T., et al., *Br. J. Clin. Pharmacol.*, **58**, 618-631, 2004.
10) Frey, N., Laveille, C., Paraire, M., et al., *Br. J. Clin. Pharmacol.*, **55**, 147-157, 2003.

Bhattaramら[35,36]によれば，FDAに提出された申請資料中でM&Sを含むPharmacometrics解析を行ったことに対する有用性が増加してきているとしており，MBDDを用いた開発が行われ，有用性について報告されている（**表1.2**）．多くの場合，社内での次相（PoC試験以降の臨床開発など）の意思決定に使用されることがほとんどであり，具体例として公表されることは多くないのが現実であり，手法および結果を目にする機会が多くないが，表にその代表的なものを載せた．具体的な成果として，第Ⅱ/Ⅲ相試験結果を予測することで試験数/アーム/例数などを適正に見積もることができ，不要な開発コスト（お金と時間）を削減できたことが大きい．これらのうち，以下に二つの例をあげる．

CI-1017の事例[38]： アルツハイマー病治療薬として開発が進んでいたが，後期臨床試験を始めるにあたり，それまでに得られていたPK-PDデータをもとに，曝露量と臨床効果の関係4種類を想定し，試験デザインを考慮した．すなわち，血中濃度に対する薬効の発現のモデルとして，直線モデルを想定したケース（左上），E_{max}モデルを想定したケース（右上），シグモイドE_{max}モデルを想定したケース（左下），U型モデルを想定したケース（右下）をそれぞれあてはめ，シミュレーションを行った．これらの結果から，より緻密なデザインを作成することができた（**図1.12**）．

COX-2選択的阻害剤の事例[39]： 親知らず（third molar）2本以上の抜歯手術を受け，手術後6時間以内に中等度から高度の疼痛がある患者を対象に行った臨床試験の成績をもとに，臨床効果指標である疼痛緩解指標（順序のあるカテゴリカルデータ）を比例オッズ

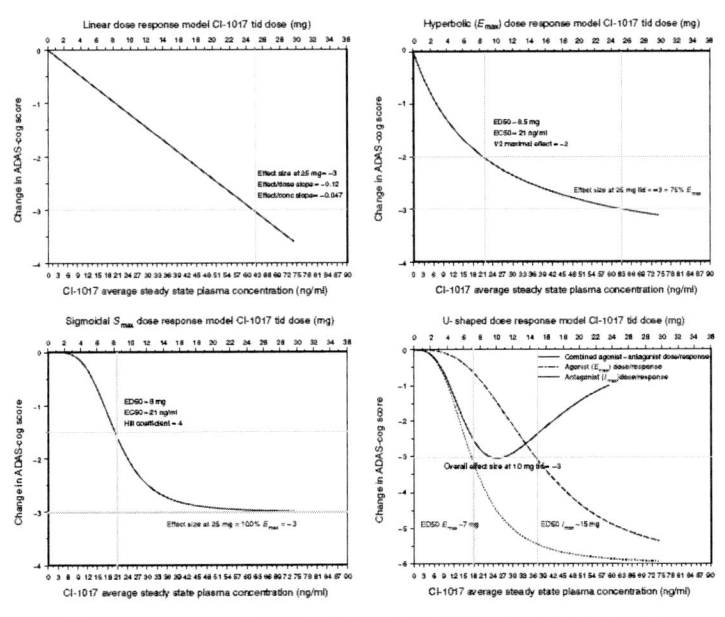

図 1.12 アルツハイマー病治療薬として開発された CI-1017 の例

モデルを用い，薬物動態指標（第Ⅰ相臨床試験成績から予測）との関係を表すことで，臨床効果を時間との関数で表し評価することができた（図1.13）．

さらに，医療経済的なアプローチをモデルベースの解析から行ったもの[40]，従来の統計解析手法では，用量反応性がうまく見出せなかったところ，モデルベースの解析を行うことで，それらを証明することができた例[41]も公表されている．

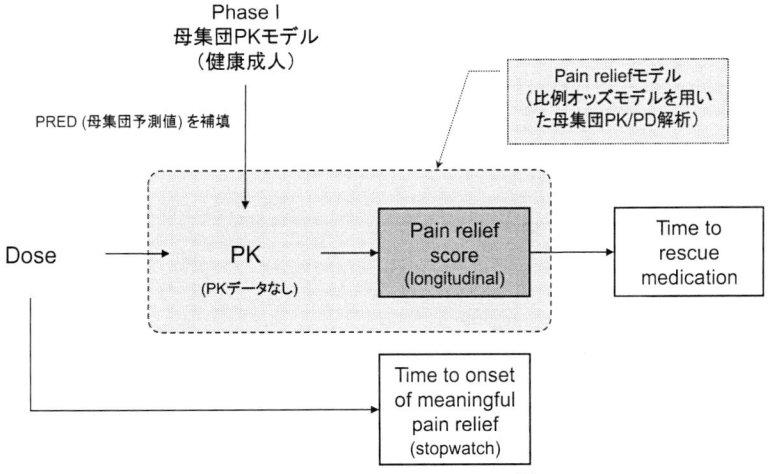

図 1.13 COX-2 選択的阻害剤の例[39]

1.3.4 コミュニケーション

ヒトの体内で起こっている事象すべてを簡単なモデルにすることはできない，また「真のモデル」を見つけることはできないし，その必要はない（かもしれない）．目的に応じ

たモデルを作成し「有用なモデル」を作成する必要がある．「有用なモデル」とはどのようなものだろうか．Bonate[42]による基準を**表1.3**に記載した．

表1.3 有用なモデルに必要な条件

- 観察値を特徴づけることができ，さらに最も重要な特徴を含んでいること
- 精密で正確な予測ができること
- システムの理解が深まること
- 実際に使用できること
- 時間通りに完成すること
- 論理的に矛盾がないこと
- 過去のデータによってバリデートされていること
- データが少々変わっても堅牢であること
- 正確性および細目が妥当なレベルであること
- 可能なだけシンプルであること
- 目的にあわせて作成されたものであること
- 自由度をもつこと
- コミュニケーションの道具として有効であること
- 色々な目的で使用できること
- おそらく外挿可能であること

作り上げたモデルおよび予測結果をいかに説明するか，実はなかなか難しい．前述したように，M&Sの結果は，医薬品開発の戦略に重要な鍵の一つになるので，プロジェクトリーダー，シニアマネジメントに対し内容をわかりやすく説明することが重要になる．M&SもしくはMBDDに対するアプローチは関心が高いものの，「ブラックボックス」もしくは手品や魔法のように捉えられているところがあるのも事実である．つまり，程度の低い臨床データであってもM&Sという複雑な解析を施すことで，なんらかの有意義な結果をもたらす方法と捉えられていることが多いかもしれない．あるいは，M&Sには時間とコスト（人財と費用）がかかるにもかかわらず，期待以上の結果をもたらさず，理解しがたい（小難しい）結果をもたらすだけの方法と捉えられていることが多いかもしれない．M&S解析担当者には高いコミュニケーション能力が求められるとともに，解析結果を理解しやすく表現する方法など今後考えなければならない点が多い．

振り返って欲しい．

M&Sがすべてではなく，M&Sは開発戦略におけるツールの一つである．できることも多ければ，できないこと（制限されること）も同時にある．Goggin[43]によれば，以下のことはできないとしている．

- 臨床試験の代用になること
  → まったく臨床試験を経ずに開発が終了することはない．M&Sの手法を用いることで適正な臨床試験を行うことができる．
- 常に正しい結果を導くこと
  → モデルの十分な検証が必要である．
- 再保証することはできても確実性をもたらすこと
  → 間違ったモデルを用いると，逸脱した結果を示すことになる．

- モデルに組み込むことができない事項に対する答えを用意すること
- 外挿に確実性を求めること
  → モデル構築で用いたデータに含まれない対象集団への外挿する際は，注意が必要である．
- シンプルであること
  → 結果を顧客に対してわかりやすく再定義することは難しいが，手法が複雑であっても回答はシンプルでわかりやすくなければならない．

おわりに

　母集団解析，とくに母集団薬物動態解析については，日本においても 2001 年にガイドラインが出て，各医薬品の申請資料（CTD）および添付文書・インタビューフォームへの記載が進み，後期臨床試験での薬物動態検討用の採血することに対するハードル（CRC の整備，医師・看護師の意識変化，社内での理解など）が下がってきており，かなり浸透しているのではないだろうか．1997 年に医薬品開発の後期臨床試験において薬物動態用の採血を行ったが，当時は前例がなく社内外で大きな議論を呼んでかなり大きな障壁があり，またその解析も手探り状態であった[44]．今日では，後期臨床試験で薬物動態用の採血を行うことにはそれほど大きな障壁もなく，その解析結果も多く公表されており，環境は整っているように思う．しかしながら，その解析結果が有効に活用されているとは思えないのが現実ではないか．臨床薬物動態解析をする手段（患者を対象にした臨床試験で採血を行いデータ収集すること）と目的（医薬品の対象患者における causality を検討すること）が入れ替わっていないだろうか．本来の臨床薬物動態の目的である，入口と出口を繋ぐロジックであること（図1.14）を思い起こしてみると，はたして，新医薬品の臨床研究評価に役に立っているのかは非常に疑問である．

　薬の投薬というイベントに対し，全身血中薬物濃度の上昇に伴い，薬理反応が起こり臨床的効果を生むという，基本的な「モデル」に立ち返ってみると，薬物動態の情報を盛り

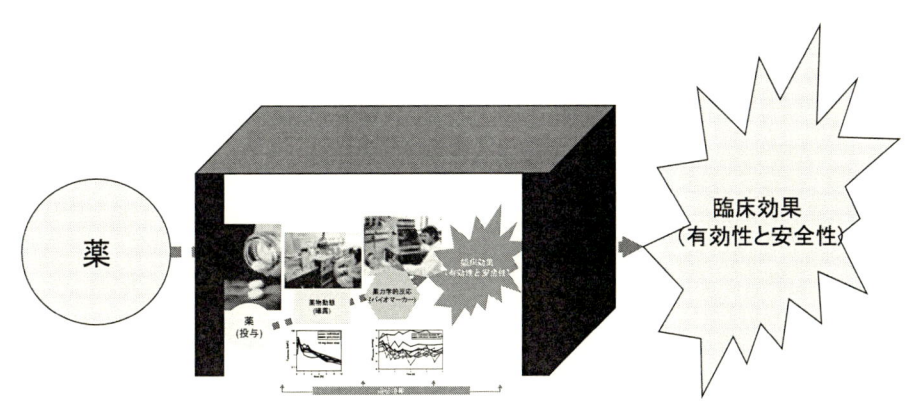

図1.14　投薬と臨床効果の"間"を埋める

込み，さらには数量的に示すことで，新医薬品の開発の根幹に位置づけることができるのではないか．つまり，MBDD および M&S の手法を用いることで，臨床試験から得られる成績をより有効に活用することが，可能になるのではないだろうか．

参考文献

1) ICH ホームページ．http：//www.ich.org/
2) ICH-E5：Ethnic Factors in the Acceptability of Foreign Clinical Data. http://www.ich.org/cache/compo/475-272-1.html#E5, Feb, 1998.
3) 厚生省医薬安全局審査管理課長通知：外国臨床データを受け入れる際に考慮すべき民族的要因について．医薬審第 762 号，平成 10 年 8 月 11 日．http：//www.pmda.go.jp/ich/e/e5_98_8_11.pdf
4) Uyama, Y., et al.：Successful bridging strategy based on ICH E5 guideline for drugs approved in Japan. *Clinical Pharmacology & Therapeutics* 78：102-113（31 July 2005）．
5) 国際共同治験に関する基本的考え方について．薬食審査発第 0928010 号，平成 19 年 9 月 28 日．http://www.pmda.go.jp/operations/notice/2007/file/0928010.pdf
6) 「高齢者に使用される医薬品の臨床評価法に関するガイドライン」について．薬新薬第 104 号，平成 5 年 12 月 2 日．http://www.pmda.go.jp/ich/e/e7_93_12_2.pdf
7) 新医薬品の承認に必要な用量-反応関係の検討のための指針．薬審第 494 号，平成 6 年 7 月 25 日．http://www.pmda.go.jp/ich/e/e4_94_7_25.htm
8) 臨床試験の一般指針．http://www.pmda.go.jp/ich/e/e8_98_4_21.pdf
9) 外国臨床データを受け入れる際に考慮すべき民族的要因についての指針．薬審第 672 号，平成 10 年 8 月 11 日．http://www.pmda.go.jp/ich/e/e5_98_8_11.pdf
   Q&A1「外国臨床データを受け入れる際に考慮すべき民族的要因についての指針」に関する Q & A について」http://www.pmda.go.jp/ich/e/e5q&a_04_2_25.pdf
   Q&A2「事務連絡 平成 18 年 10 月 5 日各都道府県衛生主管部（局）御中厚生労働省医薬食品局審査管理課「外国臨床データを受け入れる際に考慮すべき民族的要因についての指針」に関する Q & A について（その 2）」http://www.pmda.go.jp/ich/e/e5q&a2_06_10_5.pdf
10) 小児集団における医薬品の臨床試験に関するガイダンスについて．医薬審第 1334 号，平成 12 年 2 月 15 日．http://www.pmda.go.jp/ich/e/e11_00_12_15.pdf
    小児集団における医薬品の臨床試験に関するガイダンスに関する質疑応答集（Q&A）について．事務連絡，平成 13 年 6 月 22 日．http://www.pmda.go.jp/ich/e/e11q&a_01_6_22.pdf
11) Guidance for Industry：Population Pharmacokinetics, FDA, February 1999. http://www.fda.gov/ohrms/dockets/98fr/970383gd.pdf
12) 臨床薬物動態試験・薬物相互作用ガイドライン検討班編：医薬品の臨床薬物動態試験－通知解説－．じほう，2003.
13) Points to Consider on Pharmacokinetics and Pharmacodynamics in the Development of Antibacterial Medicinal Products（Adopted July 2000），CPMP/EWP/2655/99, 27 July 2000. http://www.emea.europa.eu/pdfs/human/ewp/265599en.pdf
14) Guidance for Industry：Exposure-Response Relationships-Study Design, Data Analysis, and Regulatory Applications, FDA, April 1999. http://www.fda.gov/cder/Guidance/5341fnl.pdf
15) Guideline on the role of pharmacokinetics in the development of medical products in the paediatric population, EMEA London, 28 June 2006. http://www.emea.europa.eu/pdfs/human/ewp/14701304en.pdf
16) Guidance for Industry End-of-Phase 2A Meetings, FDA, Sep 2009. http://www.fda.gov/downloads/Drugs/GuidanceComplianceRegulatoryInformation/Guidances/ucm079690.pdf
17) http://www.fda.gov/oc/initiatives/criticalpath/whitepaper.pdf
18) Jeffrey Mervis：Productivity counts — But the definition is key. *Science* 29 July 2005：726.
19) Munos, B.：Lessons from 60 years of pharmaceutical innovation. *Drug Discovery*, vol. 8, Dec 2009, 959-968.
20) 八木 崇，大久保昌美，小野俊介：医薬品開発の期間と費用—アンケートによる実態調査—．政策研ニュース，No. 29, 2010.
21) FDA White Paper "Challenge and Opportunity on the Critical Path to New Medical Products" 2004 http://www.fda.gov/downloads/ScienceResearch/SpecialTopics/CriticalPathInitiative/CriticalP-

athOpportunitiesReports/ucm113411. pdf
22) Food and Drug Administration Modernization Act of 1997. http://www.fda.gov/RegulatoryInformation / Legislation / FederalFoodDrugandCosmeticActFDCAct / SignificantAmendmentstotheFDCAct/FDAMA/default. htm
23) Guidance for Industry Exposure-Response Relationships — Study Design, Data Analysis, and Regulatory Applications, FDA, 2003. http://www.fda.gov/downloads/Drugs/GuidanceComplianceRegulatoryInformation/Guidances/ucm072109. pdf
24) Peck, C., et al.: Hypothesis: A single clinical trial plus causal evidence of effectiveness is sufficient for drug approval. *Clin. Pharmacol. Ther.* **73**: 481-490, 2003.
25) Critical Path Initiative Fact Sheet 2006. http://www.fda.gov/ohrms/dockets/ac/06/briefing/2006-4241B1-02-27-FDA-Critical％20Path％20Initiative％20Fact％20Sheet. pdf
26) FDA White Paper "Critical Path Opportunities Report" 2006.
 http://www.fda.gov/downloads/ScienceResearch/SpecialTopics/CriticalPathInitiative/CriticalPathOpportunitiesReports/UCM077254. pdf
 日本語訳 http://www.fda.gov/ohrms/dockets/ac/06/briefing/2006-4241B1-02-25-FDA-Critical％20Path％20report. pdf
27) Clinical pharmacology subcommittee of the advisory committee for pharmaceutical science（IDRAC 35532）.
28) Disease Specific Model Library, FDA. http://www.fda.gov/AboutFDA/CentersOffices/CDER/ucm180485. htm
29) Wang, Y., et al.: Leveraging prior quantitative knowledge to guide drug development decisions and regulatory science recommendations: impact of FDA Pharmacometrics during 2004-2006. *J. Clin. Pharmacol.* **48**（2）: 146-156, Feb, 2008.
30) Guidance for Industry Bioanalytical Method Validation, FDA. http://www.fda.gov/downloads/Drugs/GuidanceComplianceRegulatoryInformation/Guidances/UCM070107. pdf
31) IBM Business Consulting Services 2003
32) 佐藤哲也：未来を予測する技術．ソフトバンク新書，2007．
33) Thomke, S., et al.: The effect of "front-loading" problem-solving on product development performance. *J. Product Innovation Management* **17**: 128-142, 2000.
34) Bayes, T.: An essay toward solving a problem in the doctrine of chance. *Phil. Trans.* **53**: 370-418, 1763.
35) Bhattaram, V. A., et al.: Impact of pharmacometrics on drug approval and labeling decisions: A survey of 42 new drug applications. *The AAPS Journal* **7**(3), 2005, Article 51, http://www.aapsj.org
36) Tornoe, C., et al.: Inpact of pharmacometrics reviews from 2006-2008 on approval and labeling decisions. ACoP2009, Poster Presentation.
37) Bhattaram, V. A., et al.: Impact of pharmacometric review on new drug approval and labeling decisions-a survey of 31 new drug applications submitted between 2005 and 2006. *Clin. Pharmacol. Ther.* **81**, 213-221, 2007.
38) Raymond Miller, et al.: How Modeling and Simulation Have Enhanced Decision Making in New Drug Development. **32**（2）, 185-197, 2005.
39) Kastrissios, H., et al.: Development of a predictive pharmacokinetic model for a novel cyclooxygenase-2 inhibitor. *J. Clin. Pharmacol.* **46**: 537, 2006.
40) Hughes, D. A., et al.: Economic Evaluations During Early（Phase II）Drug development a role for clinical trial simulations? *Pharmacoeconomics* **19**(11): 1069-1077, 2001.
41) Friberg, L. E., et al.: Modeling and simulation of the time course of asenapine exposure response and dropout patterns in acute schizophrenia. *Clinical Pharmacology & Therapeutics* **86**（1）, 84-91, July 2009.
42) Peter Bonate eds.: Pharmacokinetic-Pharmacodynamic Modeling and Simulation. Springer, 2005.
43) Goggin, T., et al.: Modeling and simulation of clinical trials an industry perspectives. Hui C. Kimko eds.: Simulation for Designing Clinical Trials, Marcel Dekker, 2003.
44) 谷河賞彦ほか：ラマトロバンの健常者及び気管支喘息，通年性鼻アレルギー患者におけるポピュレーションファーマコキネティックス．薬物動態，**12**(2)：121-129,1997．

2. PPK 解析編

本編の到達目標

　検討対象となっている母集団における薬物動態（population pharmacokinetics：PPK）の解析を NONMEM により行うことができるとともに，得られた結果の妥当性を吟味できる．

　　　NONMEM の起動・実行　　　　　演習 1
　　　データ構造の理解，PK モデリング　演習 2
　　　共変量の探索　　　　　　　　　　演習 3

　NONMEM を用いて，初めて PPK 解析に取り組む場合を想定し，3 種類の演習を用意した．これらの演習により，読者が PPK 解析の基礎的な概念や手法を理解し，PPK 解析を進めることできるようになることを目的としている．

　NONMEM は PPK 解析のための代表的なソフトウエアであり，コンピュータがあれば実行そのものは比較的容易であり，解析のための仮定に多少無理があっても，結果そのものは得ることができる．そのため，解析者は，解析結果の妥当性を薬物動態学と統計学の視点から，吟味する必要がある．得られた結果から臨床上の有用性・妥当性とともにその信頼性を評価することが必要であることを理解し，これを踏まえて解析結果に関する妥当な評価ができることも本編での目標としたい．

2.1　NONMEM 解析を始める前に

　PPK は，対象集団における薬物動態の特性を表現する手法である．母集団薬物動態パラメータ（population pharmacokinetic parameter，パラメータ平均値とその変動の大きさ）から，対象集団における血中薬物濃度の平均値とその個体間および個体内の変動の大きさを表現する．

2.1.1　固定効果パラメータと変量効果パラメータ[1,2]

　薬物動態パラメータの個体間変動は，ある個人のパラメータ値の平均パラメータ値からのズレ（偏り）で表現できる．たとえば，患者 i のクリアランス値と母集団平均値との差は，腎機能の程度で一部，説明が可能であったとすると，患者 i のクリアランスは式（1）のように表現できる．

$$\text{被験者 i のクリアランス} = \text{母集団平均}(\theta_1) + \text{腎機能補正係数}(\theta_2) \cdot$$
$$\text{被験者 i の腎機能の程度} + \eta_i \tag{1}$$

η_i は腎機能では説明できない誤差を表している.

また,被験者 i に薬物を急速静脈内投与後 t_j 時間後の血中薬物濃度 $C_{p_{ij}}$ を,たとえば,式 (2) で表現する.

$$C_{p_{ij}} = (D/V_{d_i}) \cdot e^{-(CL_{tot_i}/V_{d_i}) \cdot t_{ij}} + \varepsilon_{ij} \tag{2}$$

V_{d_i}, CL_{tot_i} は,それぞれ,被験者 i の分布容積,全身クリアランスである.ε_{ij} は被験者 i の PK パラメータ値で,推定できる値と実測値の間の誤差を表している.

検討対象母集団における薬物動態パラメータ平均推定値および,その個体間変動を具体的に説明する因子のことを固定効果パラメータ (fixed effect parameter) と呼ぶ.これは期待値 0 以外の定数であり,例では,母集団平均値 (θ_1) と腎機能の程度の補正係数 (θ_2) が該当する.

式 (1),(2) の η_i,ε_{ij} のように,腎機能では説明できないその他の誤差,PK パラメータ値で推定できる値と実測値の間の誤差を表現するパラメータを変量効果パラメータ (random effect parameter) と呼ぶ.これには個体間変動パラメータ η と個体内変動パラメータ ε がある.個体間変動パラメータ η,個体内変動パラメータ ε は,平均 0,正規分布に従う確率変数と仮定する場合が多い.

2.1.2 ガイダンスなど

日本においては,小児や高齢者を対象とした臨床試験に関する指針[3,4]において,母集団薬物動態解析の適用も選択肢の一つとして言及されている.米国では,1999 年の FDA ガイダンス[5]で,PPK の概念や臨床開発に適用するにあたって考慮すべき諸点が詳述された.日本では,2001 年の「医薬品の臨床薬物動態試験について」[6]において,患者を対象とした臨床薬物動態を検討する方法の一つとして紹介されるとともに,2002 年に「母集団薬物動態試験法」[7]の解説が示され,解析上の留意点が系統的,総合的に展開された.本編も同一の考え方に基づいて展開している.原著にぜひ当たっていただきたい.

2.1.3 解析法[1,2,8]

PPK の解析手法には以下の 3 つがある.

a. 標準 2 段階法 (standard two-stage method:STS 法)

標準的な薬物動態試験において用いられる解析法である.第 1 段階は,まず各被験者の血中薬物濃度データから各被験者の薬物動態パラメータ値を推定し,次に第 2 段階として,各被験者から得られたパラメータ値の平均とその分散という統計パラメータ値を推定する.このように,平均薬物動態パラメータ値と統計パラメータの推定を 2 段階で行うことから STS 法と呼ばれる.被験者ごとに薬物動態パラメータ値が推定できるだけの血中薬物濃度値が得られていることが条件となり,同一被験者から頻回 (extensive) 採血が必要となる.小人数を対象とした試験や健康成人を対象にした臨床第 I 相試験の解析に主に用いられている.この方法では,対象被験者群の薬物動態平均パラメータ値とその統計

パラメータ値が精度よく推定できるが，多様な背景を有する多数の患者を対象として薬物動態パラメータ値とその統計パラメータ値を得るには，実施上，大きな困難に遭遇せざるをえない．

b． NPD 法（naive pooled data method）

各被験者から得られた血中薬物濃度データを集積（プール）し，あたかも同一被験者から得られたデータであるかのように考えてモデルにあてはめて解析する方法である．被験者個人から得られるデータ数に限りがあり，個々の被験者の薬物動態パラメータ値を得ることができない場合に用いられる．平均値としての薬物動態パラメータ値は推定できるが，被験者間の差異を無視しているので個体間変動は推定できない．

c． 混合効果モデル（mixed effect model）**での解析法**

対象とする被験者群の平均薬物動態パラメータとその変動（統計パラメータ）をモデルに組み込み，同時に平均薬物動態パラメータ値と統計パラメータ値を推定する方法である．この場合，薬物動態パラメータ値と患者背景値との関連性の検討によって，薬物動態への影響因子の探索を同時に行うことも可能である．個々の被験者の薬物動態パラメータ値の推定を前提としないので，個々の被験者から多数の血中薬物濃度値を得ることは必要としない．その特徴を利用すれば，多様な要因を有する多数の被験者を対象にすることが可能となる．1 被験者からの採血点数が最小 1 点でも解析可能であることから，1 被験者から多数のサンプルを得ることが困難な患者や小児，高齢者対象の試験に適用しやすいという長所を有している．そのため，多数例の患者を対象に，薬物動態特性の把握ならびに共変量を考慮した最適な用法・用量の設定のための探索的解析に適している．しかし，1 被験者から得られるサンプル数が少ない場合にも推定値を得ることは可能であることと，同時に，信頼性の高いパラメータ値が得られることは別である．信頼性の高い推定パラメータ値を得るためには，計画に基づくサンプリング時間のもとに多数のサンプルを必要とする．最近では，混合効果モデルによる解析例でも被験者あたりのサンプル数は多くなってきており，『サンプル数が少なくてもよい』解析法というイメージは払拭する必要がある．

2.1.4 NONMEM とは[9]

カリフォルニア大学の Sheiner 博士と Beal 博士によって開発された混合効果モデル解析を行うための FORTRAN プログラムは，非線形混合効果モデル（Non-linear Mixed Effect Model）にちなんで NONMEM と名づけられた．いまや混合効果モデルによる解析を母集団薬物動態解析と呼び，その解析のための代表的なプログラムが NONMEM であるとされてきている．1971 年にプロトタイプが作成され，1980 年に IBM 専用バージョン[10]が発表された．以来，順次改良が加えられ，2008 年に NONMEM VI（バージョン 6），2009 年 9 月に NONMEM7（バージョン 7）がリリースされた．本編の解析例は，バージョン 6 で説明する．

2.1.5 NONMEM 実行に必要な環境と入手方法

コンピュータのハードディスクに十分な空き（最低1GB以上）があり，Windows，UNIX，Linux のいずれかの基本ソフトウエア（operating system）が搭載されていれば，機種に依存せず使用できる．なおこの容量のほとんどは後述する FORTRAN コンパイラが占める．

NONMEM の購入は，ICON 社より年間ライセンス（毎年更新する必要がある）として入手する必要がある．ICON 社の NONMEM サイト（http://www.iconplc.com/technology/products/nonmem/）に，NONMEM の特徴や入手連絡先が記載されているので，参照されたい．詳細は巻末の補遺を参照のこと．

NONMEM のインストールおよび実行には，ICON 社より入手した NONMEM のソースコード（NONMEM はソースコードで提供される）のほかに，FORTRAN コンパイラ*が必要である．現在，入手可能で NONMEM で使用可能な FORTAN コンパイラを表 2.1 にまとめた．

*：コンパイラ（compiler）は，使用者がプログラミング言語で記述したソフトウエアのソースコードを，コンピュータが実行できる形式（オブジェクトコード）に変換するソフトウエアのこと．

表 2.1　Windows で起動する FORTRAN コンパイラ

名称	備考
Intel Visual Fortran	Intel 社より販売（国内入手の場合は代理店経由）
Compaq Visual Fortran	旧 DEC Fortran（NONMEM7 では ver. 6.6 が必要，なお発売終了のため新規入手は困難）
GNU Fortran 77（G77）	GNU ライセンスにより無料（NONMEM7 は使用不可）
GNU Fortran 95（GFORTRAN）	GNU ライセンスにより無料
G95	GNU ライセンスにより無料
Open Watcom FORTRAN	Sybase Open Watcom パブリックライセンス，無料

2.1.6 NONMEM の構造

NONMEM は図 2.1 に示したように，NONMEM 本体に，ユーザーが作成したファイルから NONMEM 本体や PRED-PP に必要なファイルを自動的に作成する NONMEM Transfer（NM-TRAN）と繁用する10種類のモデルのサブルーチンをライブラリ化した Prediction for Population Pharmacokinetics（PRED-PP）をコンパイル，リンクして実行

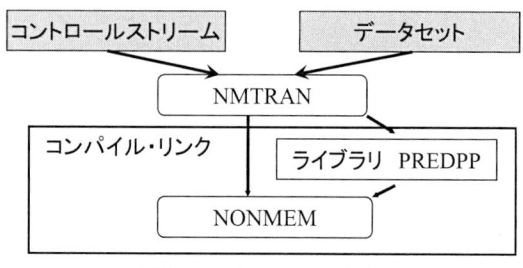

図 2.1　NONMEM の構造

する．サブルーチン PRED に FORTRAN で固定効果のモデル式を，変量効果は偏微分係数としてコーディングする．旧いバージョンでは，ユーザーによるモデル式や偏微分係数のコーディングが必要であったが，NM-TRAN や PRED-PP の登場により，煩雑なコーディングからは開放された．ユーザーは，データセットとコントロールファイル（2.2.1 項で詳述）さえ準備すれば，解析可能である．

2.1.7 解析に必要なファイル

解析実行時，必要なファイルは，①モデル構成を指定するコントロールファイル（コントロールストリームとも呼ばれる），②投与量，投与時間，血中薬物濃度，被験者背景などの情報を表現するデータファイル，③ NONMEM 実行を指示するバッチファイル：nmfe6.bat の 3 種類である．このうち，ユーザーが用意するファイルは，①，②である．③は，NONMEM ファイルの nmvi フォルダ下にある run フォルダ内に用意されているので，解析を実行するフォルダへコピーして使用する．

①コントロールファイル： 主に構造モデル（structural model，PPK の場合は薬物動態のコンパートメントモデル）の種類，誤差モデル，解析アルゴリズムを指定する．

②データファイル： 被験者番号，投与時間，投与量，血中薬物濃度，採血時間，被験者背景などを含む．

2.2 演習 1：NONMEM 起動確認

到達目標

NONMEM 実行テストを通じて，実行時の基本操作を習得すること．

NONMEM のインストールが正常に行われているかを確認するために，NONMEM 内にあらかじめ組み込まれている（デフォルト）サンプルファイルを用いて，実行テストを行う．NONMEM は独特な環境で起動するため，この実行テストを通じ，NONMEM 実行の際の最も基本的な操作を習得することを目的とする．

演習の流れを以下に示す．
1. 解析に必要なファイル（CONTROL3，DATA3 および nmfe6.bat）を確認する．
2. コマンドプロンプトを実行し，コマンドライン上で NONMEM を実行する．
3. 解析結果を確認する．

なお演習例は，OS に Microsoft Windows XP を用い，C ドライブに NONMEM VI（バージョン 6）をインストールした場合を示す．環境が異なる場合はそれぞれの環境に応じて読み替えていただきたい．

2.2.1 解析に必要なファイルの確認

2.1.7 項で述べたように，解析には 3 種類のファイルが必要である．この演習では，NONMEM 内に準備されているサンプルのファイルを使用するので，ファイルの場所と

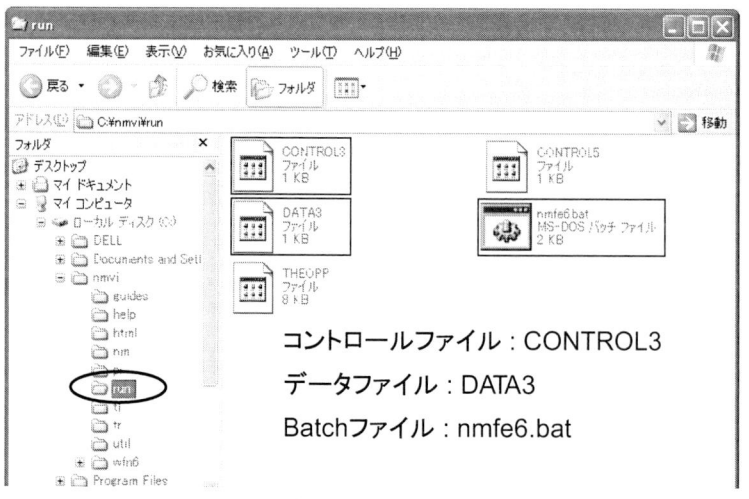

図2.2 解析に必要なファイル

　内容を確認する．NONMEMをインストールしたnmviフォルダー下にあるrunフォルダ以下にサンプルファイルが準備されている（CドライブにNONMEMをインストールした場合にはC:¥nmvi¥run）．まずエクスプローラを使ってファイルの中身を確認してほしい（図2.2）．5つのファイルが存在するが，使用するのはこのうち，コントロールファイルCONTROL3，データファイルDATA3（いずれも拡張子なし）およびバッチファイルnmfe6.batの3ファイルである．3つが同一のフォルダー内に存在する点が重要で，それぞれの中身がどのようになっているかを見てみること．もし，サンプルファイルが存在しない場合はインストールに失敗している可能性がある．また，今後の操作の都合上，Windowsの場合は「コントロールパネル」-「フォルダオプション」の「表示」タブから「登録されている拡張子は表示しない」のチェックを解除しておくことをお勧めする．なお，他の基本ソフトの場合，この操作は必要ない．

a. コントロールファイルおよびデータファイルの開き方

　これらには拡張子（.batや.docなどのファイル名の後にある識別するツール）がなく，ダブルクリックのみでは簡単に開けない．メモ帳やワードパッドを使用すると便利である．今回はメモ帳を使用する．まずWindowsのスタートメニューから「すべてのプログラム」-「アクセサリー」を選択し，「メモ帳」を立ち上げる（図2.3）．立ち上がったメモ帳の上に，開きたいファイルをドラッグ＆ドロップすると，簡単に内容を見ることができる（図2.4）．ダブルクリックで「ファイルを開くプログラムの選択」のウインドウを開き，「Notepad」を選択してもよい．

b. DATA3の中身

　解析対象は，テオフィリン320 mgを1人の被験者に単回経口投与した際に得られたデータである．採血ポイントは，投与後0.27, 0.52, 1, 1.92, 3.5, 5.02, 7.03, 9, 12, 24.3時間の10点である．テオフィリン血中薬物濃度の時間推移を図2.5に示す．

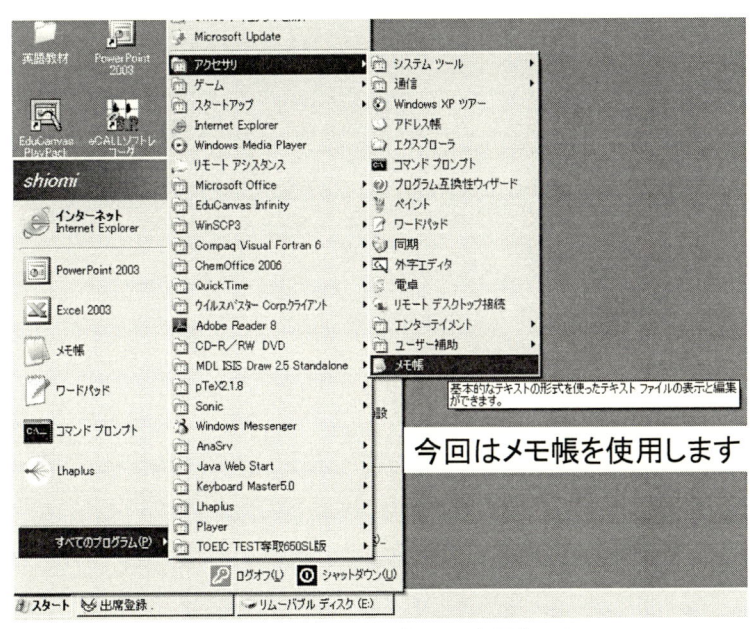

図 2.3 コントロールファイルを開くには

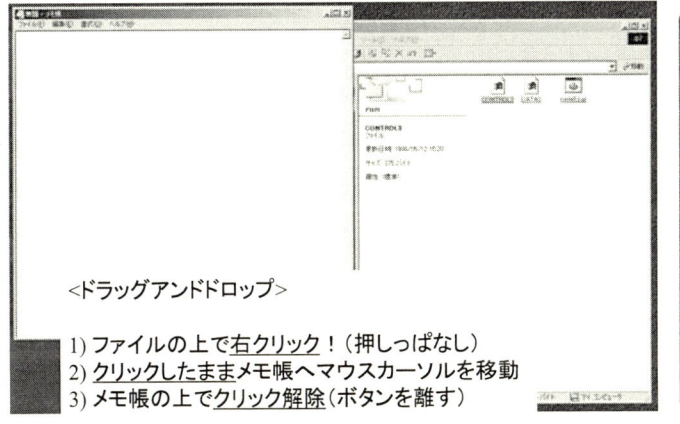

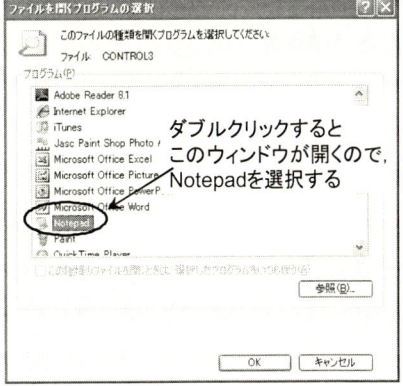

図 2.4 コントロールファイル (CONTROL3) を開く

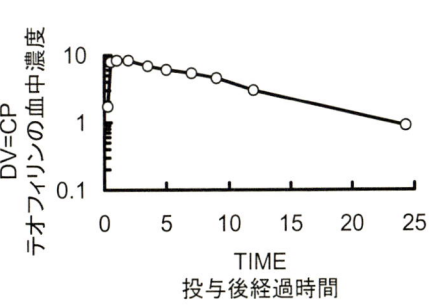

DOSE	TIME	DV=CP
320	0	.
.	0.27	1.71
.	0.52	7.91
.	1	8.31
.	1.92	8.33
.	3.5	6.85
.	5.02	6.08
.	7.03	5.4
.	9	4.55
.	12	3.01
.	24.3	0.9

図 2.5 DATA3 の内容

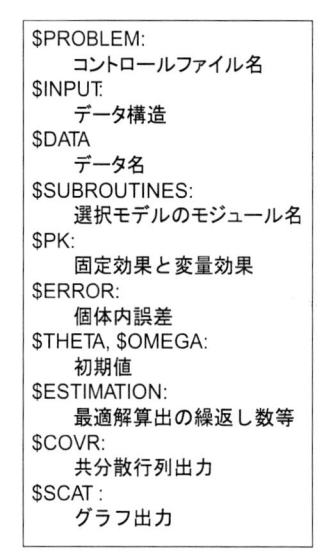

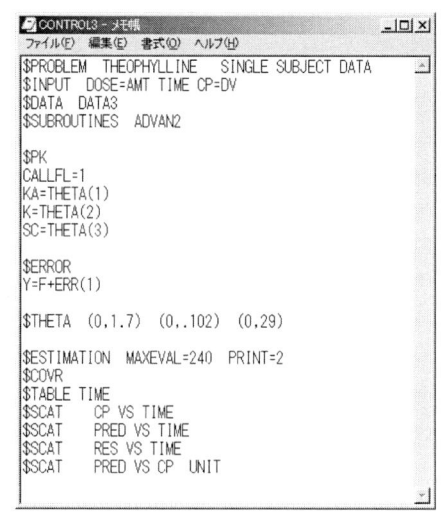

```
$PROBLEM:
    コントロールファイル名
$INPUT:
    データ構造
$DATA:
    データ名
$SUBROUTINES:
    選択モデルのモジュール名
$PK:
    固定効果と変量効果
$ERROR:
    個体内誤差
$THETA, $OMEGA:
    初期値
$ESTIMATION:
    最適解算出の繰返し数等
$COVR:
    共分散行列出力
$SCAT：
    グラフ出力
```

```
$PROBLEM  THEOPHYLLINE   SINGLE SUBJECT DATA
$INPUT  DOSE=AMT TIME CP=DV
$DATA DATA3
$SUBROUTINES  ADVAN2

$PK
CALLFL=1
KA=THETA(1)
K=THETA(2)
SC=THETA(3)

$ERROR
Y=F+ERR(1)

$THETA  (0,1.7)  (0,.102)  (0,29)

$ESTIMATION  MAXEVAL=240  PRINT=2
$COVR
$TABLE TIME
$SCAT    CP VS TIME
$SCAT    PRED VS TIME
$SCAT    RES VS TIME
$SCAT    PRED VS CP  UNIT
```

図2.6 CONTROL3の内容

c. CONTROL3 の中身

後にコントロールファイルの内容は詳述するため，ここではおおよその内容のみ述べる．CONTROL3 は，テオフィリンの単回経口投与時の血中濃度データを解析するためのコントロールファイルである．血中濃度の対数値の時間に対する推移図から，吸収過程のある 1-コンパートメントモデルで表現できることが推察される．ファイルを開いて，図 2.6 に示されている内容と同じかどうかを確認すること．

2.2.2 コマンドプロンプトの起動と NONMEM の実行

NONMEM の実行は，Windows のシェルである CMD のコマンド（シェルコマンド）を用いて行う（**図 2.7**）．起動方法は，メモ帳を起動するときと同様に，Windows スタートメニューから「すべてのプログラム」-「アクセサリー」-「コマンドプロンプト」の順

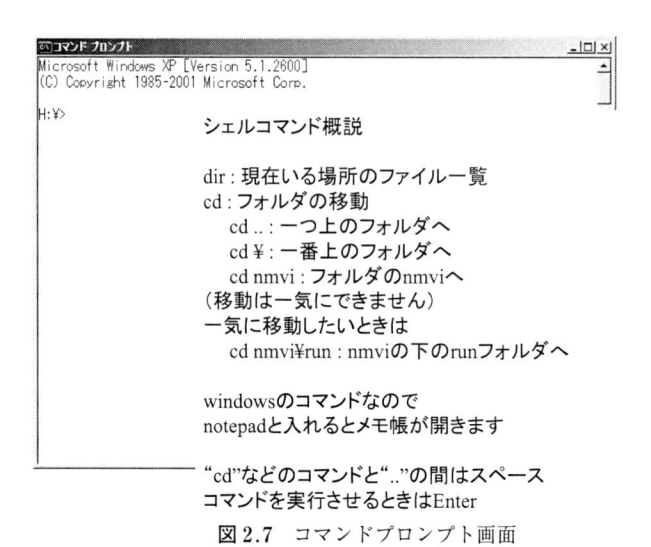

```
コマンド プロンプト
Microsoft Windows XP [Version 5.1.2600]
(C) Copyright 1985-2001 Microsoft Corp.

H:¥>
            シェルコマンド概説

            dir：現在いる場所のファイル一覧
            cd：フォルダの移動
               cd..：一つ上のフォルダへ
               cd¥：一番上のフォルダへ
               cd nmvi：フォルダのnmviへ
            （移動は一気にできません）
            一気に移動したいときは
               cd nmvi¥run：nmviの下のrunフォルダへ

            windowsのコマンドなので
            notepadと入れるとメモ帳が開きます

           "cd"などのコマンドと".."の間はスペース
           コマンドを実行させるときはEnter
```

図 2.7 コマンドプロンプト画面

に選択する．黒い画面のDOS画面が開くことを確認する．ファイル操作やフォルダ操作はシェルコマンドからも可能である．汎用するシェルコマンドを簡単に図にまとめた．さらに詳細なシェルコマンドについては，インターネット等の情報を参照されたい．

a． NONMEMの実行

DOS画面で，シェルコマンドを用いてNONMEMのコントロールファイル等の存在する場所を指定する．なお，以下の説明で「_」はスペースを，「　」内はコマンドとしてタイプ入力することを示している．また，入力はすべて半角英数字で入力し，全角文字は使わないこと．入力が終了したら必ずEnterキーを押すことも忘れないこと．図2.8にDOS画面での入力例を示した．

①まず，「cd_¥」：NONMEMがインストールされているCドライブの先頭へ．

カーソルが点滅している行に注目し，c:¥Documents and Settings¥…となっていればCドライブが選択されているため，「cd_¥」と入力し，Enterキーを押す（「cd_..」を繰り返しても同じ）．C:¥>の表示を確認する．なお，カーソルが点滅している行がH:¥>のようにC以外で始まっている場合は，「c:」と入力する．

②次に「cd_¥nmvi¥run」：nmviのrunフォルダの中へ．c:¥nmvi¥run>の表示を確認．

③最後に「nmfe6_control3_rep3.wri」：NONMEMによる解析計算を実行する．

NONMEMは，「nmfe6_コントロールファイル名_アウトプットファイル名」の順に指定し，実行する．今回のコントロールファイル名はcontrol3，アウトプットファイル名はrep3.wriとした．

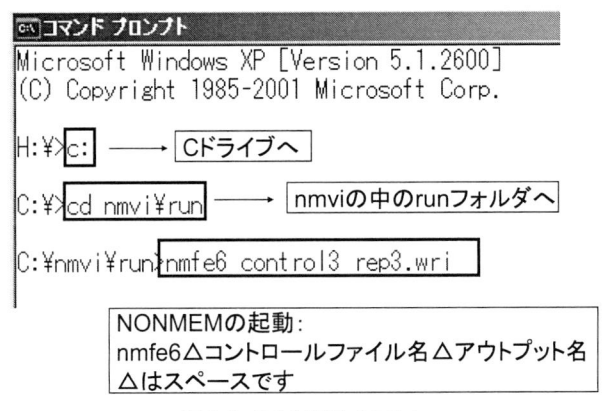

図2.8　DOS画面での入力

これで計算が開始する（図2.9）．2～3秒後，カーソルが点滅し，コマンド入力が可能になったら（c:¥nmvi¥run>が表示されたら），解析の成功・失敗にかかわらず，計算終了である（図2.10）．

```
コマンド プロンプト
Microsoft Windows XP [Version 5.1.2600]
(C) Copyright 1985-2001 Microsoft Corp.

H:¥>c:

C:¥>cd nmvi¥run

C:¥nmvi¥run>nmfe6 control3 rep3.wri

 WARNINGS AND ERRORS (IF ANY) FOR PROBLEM    1

 (WARNING  1) NM-TRAN INFERS THAT THE DATA ARE SINGLE-SUBJECT.
        1 個のファイルをコピーしました。
Starting nonmem execution ...

 MONITORING OF SEARCH:

0ITERATION NO.:    0    OBJECTIVE VALUE:  0.11570E+02    NO. OF FUNC. EVALS.: 5
 CUMULATIVE NO. OF FUNC. EVALS.:    5
 PARAMETER:  0.1000E+00  0.1000E+00  0.1000E+00  0.1000E+00
 GRADIENT:   0.1690E+01 -0.1883E+02 -0.5120E+02  0.2000E-02
0ITERATION NO.:    2    OBJECTIVE VALUE:  0.93779E+01    NO. OF FUNC. EVALS.: 7
 CUMULATIVE NO. OF FUNC. EVALS.:   19
 PARAMETER:  0.1469E+00  0.1407E+00  0.1515E+00  0.6393E-01
 GRADIENT:  -0.5499E+00 -0.4359E+01 -0.1415E+02  0.2943E+01
```

図 2.9　計算中の画面

```
コマンド プロンプト
 PARAMETER:  0.2174E+00  0.1308E+00  0.1804E+00 -0.3298E-01
 GRADIENT:   0.1173E+01  0.2575E+00 -0.5075E+01 -0.1443E+00
0ITERATION NO.:    6    OBJECTIVE VALUE:  0.89407E+01    NO. OF FUNC. EVALS.: 8
 CUMULATIVE NO. OF FUNC. EVALS.:   46
 PARAMETER:  0.2363E+00  0.9438E-01  0.2007E+00 -0.2771E-01
 GRADIENT:   0.1119E+00  0.4343E-01  0.2865E+00  0.1523E+00
0ITERATION NO.:    8    OBJECTIVE VALUE:  0.89401E+01    NO. OF FUNC. EVALS.: 6
 CUMULATIVE NO. OF FUNC. EVALS.:   58
 PARAMETER:  0.2320E+00  0.9747E-01  0.1988E+00 -0.3124E-01
 GRADIENT:   0.1489E-01  0.2146E-01  0.4007E-01  0.1226E-01
0ITERATION NO.:   10    OBJECTIVE VALUE:  0.89401E+01    NO. OF FUNC. EVALS.:10
 CUMULATIVE NO. OF FUNC. EVALS.:   79
 PARAMETER:  0.2324E+00  0.9687E-01  0.1991E+00 -0.3155E-01
 GRADIENT:   0.8438E-03 -0.5187E-03  0.2126E-02 -0.2217E-02
0ITERATION NO.:   11    OBJECTIVE VALUE:  0.89401E+01    NO. OF FUNC. EVALS.: 0
 CUMULATIVE NO. OF FUNC. EVALS.:   79
 PARAMETER:  0.2324E+00  0.9687E-01  0.1991E+00 -0.3155E-01
 GRADIENT:   0.8438E-03 -0.5187E-03  0.2126E-02 -0.2217E-02
rep3
CONTROL3
OUTPUT
        1 個のファイルをコピーしました。
C:¥nmvi¥run>_
```

図 2.10　計算終了の画面

2.2.3　解析結果の確認

a.　出力ファイルの確認；アウトプットファイルが作成されているか

計算結果は，解析に用いたコントロールファイルのあるフォルダ，今回は c:¥nmvi¥run 内に出力されている（**図 2.11**）．起動時に指定したアウトプットファイルと同名のファイル；今回は rep3. wri が作成されているのを確認する．ダブルクリックで開く．

b.　アウトプット内容確認（1）；正常に計算が収束しているか

ファイルの冒頭に解析した日時が印字され，次に，解析に用いたコントロールファイル control3 の内容が出力されている．NONLINEAR MIXED EFFECTS MODEL PROG-

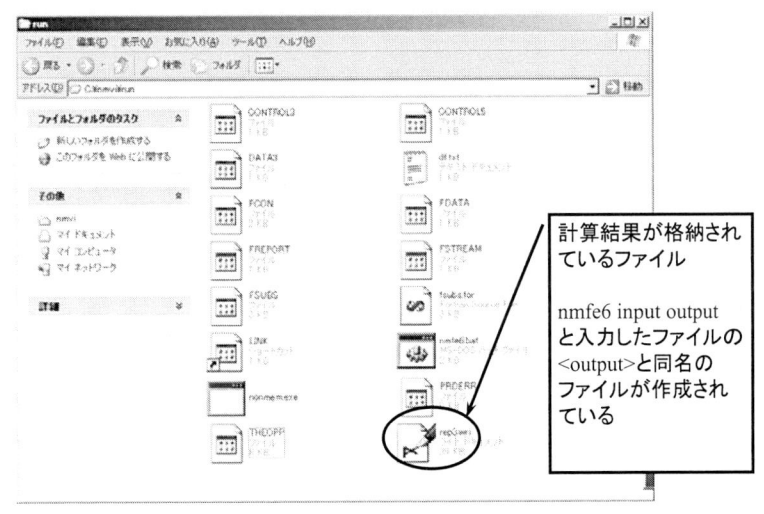

図 2.11　計算結果ファイル

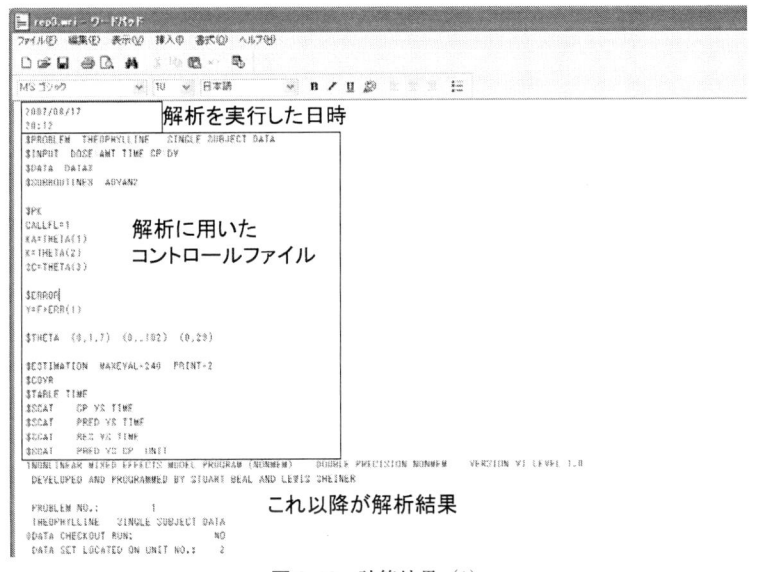

図 2.12　計算結果（1）

RAM（NONMEM）DOUBLE PRECISION NONMEM　VERSION VI LEVEL 1.0 以降が解析結果に相当する（**図 2.12**）．コントロールファイル名，データセットおよび使用モデルの情報と続き，1/3 くらいのところに MONITORING OF SEARCH とあり，目的関数の最適化計算の中間結果が表示されている．そのすぐ下に MINIMIZATION（最適化計算）の結果があるので，確認してほしい（**図 2.13，図 2.14**）．MINIMIZATION SUCCESSFUL となっていれば正常に計算が収束している．

c.　アウトプット内容確認（2）；目的関数，薬物動態（PK）パラメータの確認

収束結果のさらに下に「MINIMUM VALUE OF OBJECTIVE FUNCTION」がある．真ん中の数字，8.940 が計算された目的関数の値（objective function value，OBJ 値）で

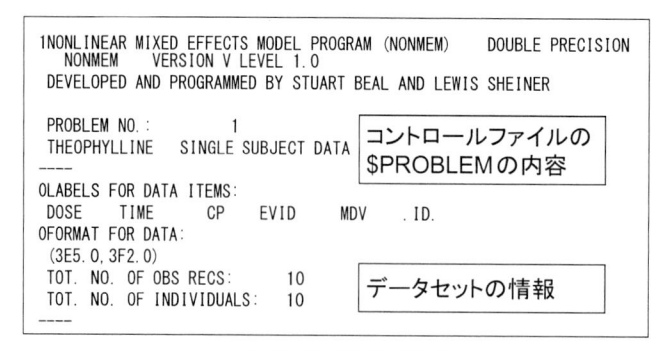

```
1NONLINEAR MIXED EFFECTS MODEL PROGRAM (NONMEM)    DOUBLE PRECISION
   NONMEM    VERSION V LEVEL 1.0
 DEVELOPED AND PROGRAMMED BY STUART BEAL AND LEWIS SHEINER

 PROBLEM NO.:       1
 THEOPHYLLINE    SINGLE SUBJECT DATA         コントロールファイルの
 ----                                        $PROBLEMの内容
 0LABELS FOR DATA ITEMS:
  DOSE   TIME   CP   EVID   MDV   .ID.
 0FORMAT FOR DATA:
  (3E5.0,3F2.0)
    TOT. NO. OF OBS RECS:    10          データセットの情報
    TOT. NO. OF INDIVIDUALS: 10
 ----
```

図 2.13　計算結果 (2)-1

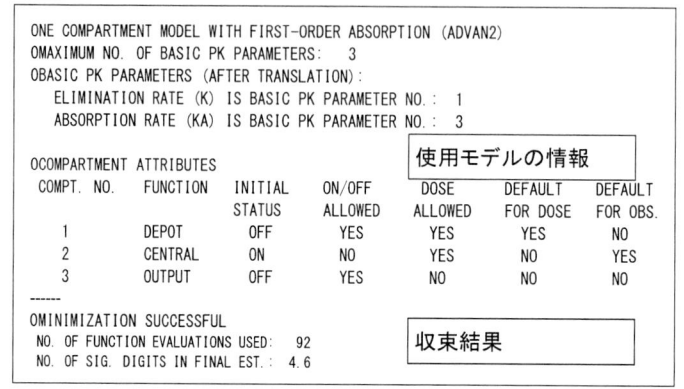

```
 ONE COMPARTMENT MODEL WITH FIRST-ORDER ABSORPTION (ADVAN2)
0MAXIMUM NO. OF BASIC PK PARAMETERS:   3
0BASIC PK PARAMETERS (AFTER TRANSLATION):
   ELIMINATION RATE (K) IS BASIC PK PARAMETER NO.:  1
   ABSORPTION RATE (KA) IS BASIC PK PARAMETER NO.:  3

0COMPARTMENT ATTRIBUTES                   使用モデルの情報
 COMPT. NO.   FUNCTION   INITIAL   ON/OFF   DOSE    DEFAULT    DEFAULT
                         STATUS   ALLOWED  ALLOWED  FOR DOSE  FOR OBS.
    1         DEPOT       OFF      YES      YES      YES       NO
    2         CENTRAL     ON       NO       YES      NO        YES
    3         OUTPUT      OFF      YES      NO       NO        NO
 ------
0MINIMIZATION SUCCESSFUL
 NO. OF FUNCTION EVALUATIONS USED:  92       収束結果
 NO. OF SIG. DIGITS IN FINAL EST.:  4.6
```

図 2.14　計算結果 (2)-2

図 2.15　計算結果 (3)；目的関数値の出力

ある（**図 2.15**）．OBJ 値はモデル当てはめの統計的指標であり，モデルどうしを相対比較する際に用いる．絶対値そのものの大きさは意味を有しない．比較し，値が小さいモデルほど，統計的に実測値とモデルから推定した予測値との乖離が小さいモデルとされる．た

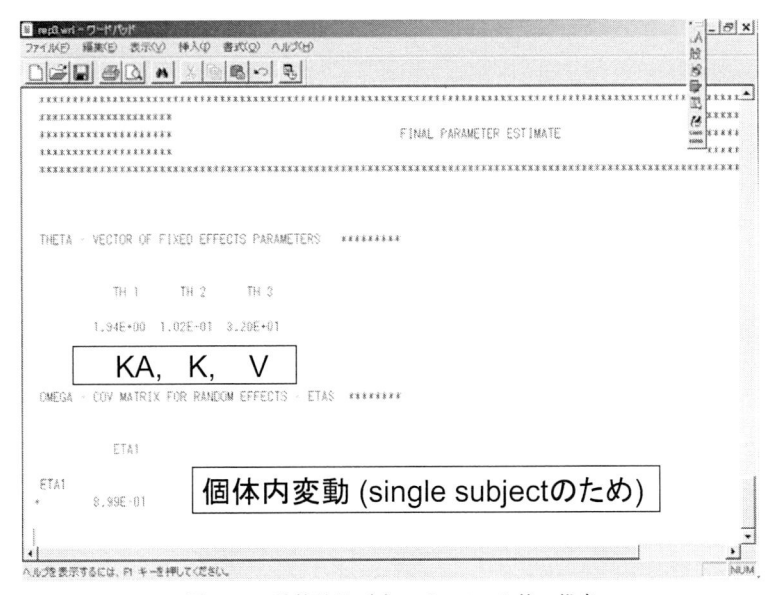

図 2.16　計算結果（4）：パラメータ値の推定

だし，妥当なモデルであることは統計的な情報のみでは判断しない（モデル選択については p.52 で述べる）．薬物動態パラメータの平均値は，「FINAL PARAMETER ESTIMATE」に出力される（図 2.16）．コントロールファイルで指定した THETA の番号順に，THETA 1, KA（吸収速度定数，K_a/hr）＝1.94，THETA 2, K（消失速度定数，K_{el}/hr）＝0.102，THETA 3, V（分布容積，V_d L）＝32 であることを確認する．

d.　**アウトプット内容確認（3）：モデルから得られた予測値と実測値の比較結果は妥当か**

　コントロールファイルの $SCATTERS（$SCAT）で指定すると，アウトプットファイルの最後に「SCATTERS」としてグラフが出力される．今回のアウトプットファイル rep3.wri 内では，次に示す4枚のグラフが描かれている（図 2.17）．グラフ1「CP VS TIME」は，データセット DATA3 内の実測値（DV＝CP 値）と時間（TIME），グラフ2「PRED VS TIME」は，モデル内で指定した薬物動態パラメータの平均値から推定された値（予測値，PRED）と時間，グラフ3「RES VS TIME」は，実測値 DV から予測値 PRED を引いた差（残差，RES＝DV-PRED）と時間，グラフ4「PRED VS CP」は予測値と実測値との関係をそれぞれ図にしたものである．

　そのうちの最後に表示されている予測値と実測値グラフ「PRED VS CP」に着目し，予測の程度を視覚的に判断する（図 2.17）．両者がほぼ1:1の関係であれば，予測値と実測値の差が小さい，つまりモデルからの予測性が良好であることを示す．これらの手順は，p.49 の診断プロットの項で説明する．NONMEM アウトプットではグラフが少々見づらいので，Excel など別のグラフィカルツールを用いてプロットしなおすとよい（図 2.18）．

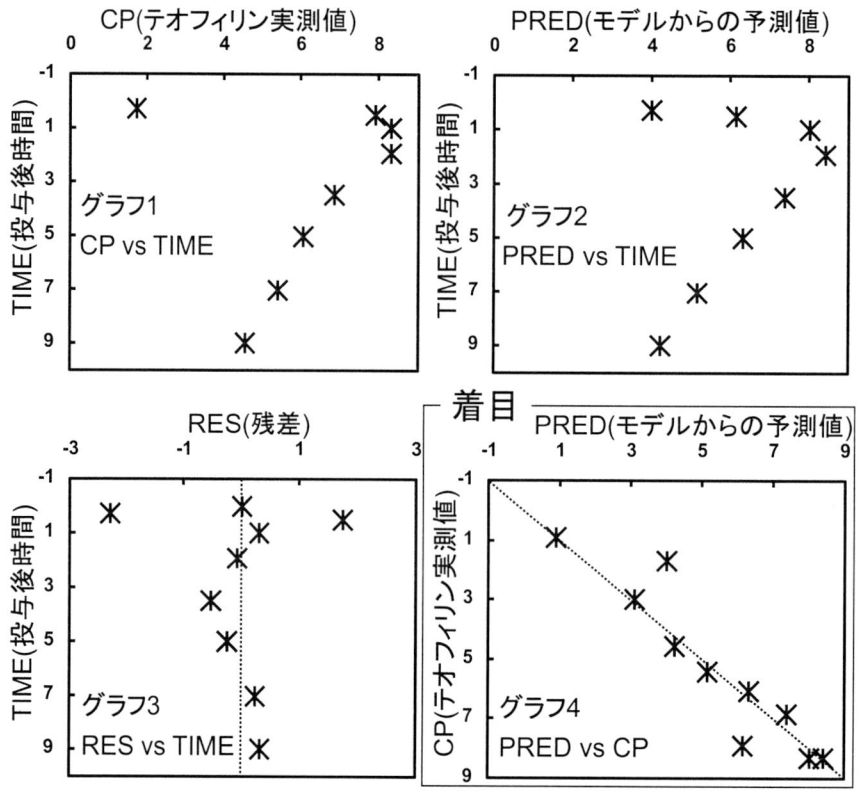

図2.17 出力される4枚のグラフ：実際の出力は，グラフ1～4が縦に並ぶ

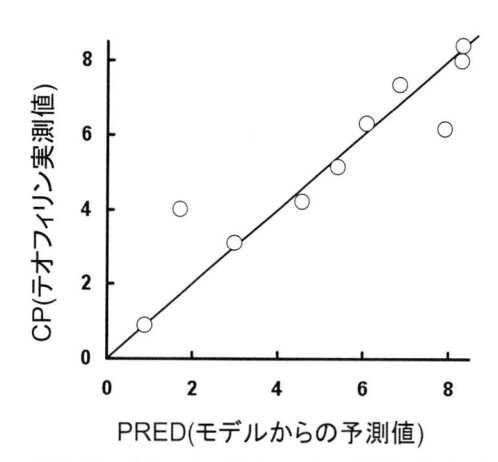

図2.18 グラフ4の再プロット：実測値（CP）とモデルからの予測値（PRED）の比較

2.3 演習2：薬物動態パラメータの平均値と分散および個体内変動の推定

到達目標；
- データに基づいて妥当なモデルが選択できる
- 基本的なコントロールファイルが作成できる

- 薬物動態パラメータと個体間・個体内変動が算出できる
- 解析結果が吟味できる

　解析には，データとコントロールファイルが必要であることを前章で説明した．この章では，臨床薬物動態試験を想定したテストデータを用いて，実際に自分で薬物動態モデルの選択を行う．選択した薬物動態モデルのコントロールファイルを作成し，NONMEMを実行して，薬物動態パラメータの平均値と個体間および個体内変動の推定を行う．さらに結果の評価も行う．

2.3.1 解析データの背景情報

　開発中の医薬品Pの臨床第I相試験（Phase I試験）が終了し，健康成人での血中薬物濃度が得られた．このデータから薬物Pの薬物動態平均パラメータ値と個体間・個体内変動を推定したい．検討した投与量で薬物動態は線形であった．Phase I試験の背景情報を以下に示す．

　　試験デザイン　　　：オープンラベル，単回経口投与，用量漸増試験
　　対象　　　　　　　：健康成人男子
　　投与量　　　　　　：250, 500, 1000 mg 単回経口投与
　　被験者数　　　　　：各用量群12名
　　採血時点　　　　　：0, 0.25, 0.5, 1, 1.5, 2, 3, 4, 5, 6, 8, 12, 24 hr
　　血中薬物濃度測定法：HPLC法，検出限界値50 ng/mL
　　　　　　　　　　　　なお検出限界付近では測定のCV%は他より大きな値を示していた

ひとりひとりのデータの血中薬物濃度データを一次吸収過程のある1-コンパートメントモデルに当てはめて算出したパラメータは以下のとおりであった．

　　k_a：　　　0.9±　0.72（/hr）　　　%CV：　　80%
　　V_d/F：　15.0±　4.65（L）　　　　%CV：　　31%
　　CL/F：　　4.5±　1.23（L/hr）　　 %CV：　　25%

解析用のデータセットは，朝倉書店のホームページよりダウンロードする．データセット名はPKdat01.csvである．

解析の流れ

以下の4つのステップを経て解析を行う．

　Step. 1：データの吟味
　Step. 2：使用するコンパートメントモデルの決定とコントロールファイルの作成
　Step. 3：NONMEMによる解析
　Step. 4：結果の妥当性の確認
　　　　　4-1　結果が得られているかの確認
　　　　　4-2　解析結果の妥当性の評価

結果が不適切であれば，モデル選択あるいはコントロールファイルの作成に戻り，再度

解析・検討を行う．妥当な結果が得られるまで，これを繰り返す．

各ステップに設問を設定した．データ PKdat01.csv を使用し，取り組むこと．

2.3.2 Step. 1：データの吟味

今回は，演習用にテストデータを準備したが，自分でデータを作成する場合の注意事項も合わせて説明する．

a. データセットの作成

NONMEM のデータセットには，被験者番号，服薬状況，服薬後の経過時間，血中薬物濃度のみでなく患者背景などの因子情報が含まれる．服薬状況の入力や血中薬物濃度データと臨床検査値データの結合など，S-PLUS[11] や SAS[12] などのプログラムを用いると，データセット作成の流れが説明しやすく手入力によるミスを防ぐことができ，便利である．作成のもととなったデータセットの名前，保存した時間などを明記しておく．データをキーボードより手入力した場合は，原データとの読み合わせを行い，確認した記録を残す．

b. 変数名

NONMEM で解析するデータセットは独特の形式があり，データの変数名も規定されたもの（予約語）を使用する必要がある．自分で決定する際は，英字 4 文字以内にすること．なお一度に読み込める変数名の数は 20 である．ここでは，今回の解析用データ「PKdat01.csv」を例に，データセット・予約語の内容について解説する．予約語の詳細は NONMEM ユーザーズガイドを参照のこと．

c. 今回の解析用データセット

ID：Identification data，1 症例分のデータ範囲を示す（データセット内では C_PTID と表記している）．通常は被験者番号を入力する．

TIME：イベントが発現した時間を入力する．今回は血中薬物濃度測定時間を示す．

AMT：Dose Amount Data Item，投与量を入力する．

DV：Dependent Variables，血中薬物濃度やバイオマーカの測定値を入力する．今回は血中薬物濃度データが入力されており，単位は $\mu g/mL$．

EVID：Event Identification Data Item，投与や採血等イベントを区別するためのフラグ．たとえば，薬物投与のイベントなら「1」，血中薬物濃度のイベントは「0」．

MDV：Missing Dependent Variables，欠測値の指定を行う．測定値あり「0」，測定値なし「1」．

CMT：そのイベントに関連するコンパートメント番号を指定する．

表 2.2 に示した例は被験者番号 1 番の場合で，250 mg を単回投与し 0.25〜24 時間まで 12 点採血され，血中薬物濃度データに欠測値はない．

d. データセットファイルの保存形式

データ作成は，Excel（拡張子は xls）でも可能であるが，NONMEM は ASCII 形式のテキストファイルでないとデータを読み込めないため，ファイルの保存は text（拡張子は txt）や Comma Separated Values（拡張子は csv で，CSV 形式ともいう）形式で行

表2.2 データの内容：被験者番号1番の場合

C PTID	TIME	AMT	DV	EVID	MDV	CMT
1	0	250	0	1	1	1
1	0.25	.	1.542	0	0	2
1	0.5	.	2.697	0	0	2
1	1	.	4.157	0	0	2
1	1.5	.	4.854	0	0	2
1	2	.	5.086	0	0	2
1	3	.	4.841	0	0	2
1	4	.	4.233	0	0	2
1	5	.	3.571	0	0	2
1	6	.	2.963	0	0	2
1	8	.	1.999	0	0	2
1	12	.	0.893	0	0	2
1	24	.	0.079	0	0	2

う．なお，扱える情報は数値データだけであり，文字データは扱えない．したがって，解析データは数字のみにすること．プロトコル番号JP16001なら16001に，男性M，女性Fなら，男性＝1，女性＝0とする等工夫する．

e. **解析に入る前に**：解析データの吟味および視覚化を行う

NONMEMを用いた解析に限ったことではないが，解析に入る前に，解析対象となるデータの特性を把握しておくことが重要である．まず得られた血中薬物濃度の全データを経過時間に対してプロットし，視覚的にデータを眺め，データの質をチェックし，構築するモデルのヒントを得る．データチェックの際，今回のデータのように，1人当たり血中薬物濃度が多く得られているときは，全体プロットでは個々の被験者のデータがわかりにくくなるため，個々の被験者別に経時推移を確認する．個々の被験者ごとのデータ数が多くない場合は，全被験者を一度にプロットし，全体の傾向を把握する．

f. **設問1**

データセット内の被験者の血中薬物濃度の時間推移を図にせよ．全体の推移の傾向を把握する意味で，全被験者の時間推移を1枚のグラフに片対数プロットすること．異なる3用量が投与されているので，用量ごとに全被験者の時間推移を片対数プロットにも図示する．またデータチェック用に，被験者1人ひとりの血中薬物濃度の時間推移を普通軸のプロットおよび片対数プロットにより示せ．

データのチェックと取り扱い

グラフ化にはExcelでもよいが，S-PLUS（TIBCOソフトウェア社），R（The R Foundation，フリーウエア）やWinNONLIN（Pharsight社）のグラフィカルソフトなどを活用すると便利である．このグラフ化する作業により，経時的に減少していた血中薬物濃度が，ある時点のみ，急上昇・急降下し，次の時点ではもとの推移に戻るなどの「異常値」や，他被験者と比較してその被験者のみ10倍以上高い/低い血中薬物濃度の推移を示す等の異なる特徴をもつ被験者を検出できる．これらが生じた原因が試験実施上生じたデータの転記ミスか，血中薬物濃度の測定に起因する問題か，被験者のコンプライアンスに

問題があるのか，あるいは医薬品の特性上生じる（たとえば被験者の代謝能の差異による）個体差でこのような推移をするのか等，原因を精査する．

　ある時点のみ，急上昇・急降下しているデータは，転記ミスや濃度測定の失敗であることが多く，再チェックによって，その点が明らかになった場合は，正しいデータへ訂正する，あるいは，再測定結果に代える．1被験者の全ポイントが他と大きく異なる場合は，患者が決められた用法・用量で服用していないことも考えられるので，実際に服用した投与量・服用時刻，採血された時刻と，解析データ内容とが一致しているかどうかも確認する．

　一般に，体内動態解析では，血中薬物濃度の誤差は仮定しているが，投与量や服薬時間，採血時間の誤差は仮定していない．NONMEMも例外ではない．正確な投与量，投与/採血時刻が不明の場合は，解析から除外する．このように濃度測定や試験実施上の問題で「異常値」の原因が特定できれば，データの訂正または除外を行う．ただし，外れているから，モデルで説明できないから，という理由でデータ・被験者を安易に除外してはいけない．決められた用法・用量で服用していて，試験実施上も誤りはないが，他の被験者と異なる推移をしているのであれば，それも事実である可能性があるので，データへ組み入れるべきである．

　さらに片対数プロットを行えば，視覚的に消失相の評価ができる．一相性の消失であれば，1-コンパートメントモデル，一相性の消失以外であれば血中薬物濃度と平衡に到達するのに時間を要する別のコンパートメントを一つ以上仮定する多-コンパートメントモデルで表現する．

　用量を変えた試験が同時に行われている場合，個々の用量では，それぞれ，コンパートメントモデルで表現できることが認められた場合にも，それぞれに，コンパートメント数が異なるモデルが採用となるケースや，用量によって薬物動態パラメータ値が変化する場合がある．前者の場合には，薬物の臨床上の適用量などを加味して，統合した解析によって，最も妥当なモデルを採用することが必要である．後者の場合，全体を統合したモデルで評価が可能か，臨床上の適用量の範囲をベースに判断する．また，非線形モデルで全体を統合することも考える．

2.3.3　Step.2：使用するコンパートメントモデルの決定とコントロールファイルの作成

a.　設問2

　血中薬物濃度の推移から，使用するモデルを決定せよ．

1)　初期検討

　モデリングに入る前に，STS法で解析できるデータがあれば，薬物動態パラメータの平均値と分散を算出しておく．これらの値が得られれば，初期値設定に有用である．とくに算出するパラメータ数の多い複雑なモデルほど，正しく初期値を設定しないと正しい結果が得られないことがある．一方，解析するデータが，まばらな（sparse）データ中心の場合には，全データを対象としたNPD法で予備的な解析を行い，おおよその薬物動態パラメータ値と統計パラメータ値を得ておく．

2) モデルの決定

2.1.7項でも触れたが，コントロールファイル内に記述するモデルはユーザーが定義する．血中薬物濃度の推移から，使用モデルを選択・決定する．NONMEMでは汎用する薬物動態速度論モデルのライブラリが用意されており，これを利用すれば，微分式を定義することなく解析できる．もちろんユーザーが自由に微分式を定義することも可能であるが，本編では，ライブラリに含まれている代表的な薬物動態速度論モデルであるコンパートメントモデルについて説明する．

最もシンプルなモデルが1-コンパートメントモデルであり，血中薬物濃度の対数値は，時間に対し1本の直線で減少する場合に用いる．これは，体内に薬物が投与された後，ただちに体内のすべての部分と血液との間で薬物が平衡状態に達し，体内のすべての部分の薬物濃度の対数値の時間推移が血中薬物濃度の対数値の時間推移と同じ勾配で推移する．一方，血中薬物濃度の対数値の時間経過が，2つ以上の直線の和として表現される挙動をとる場合，構成する直線の数だけ，コンパートメントを仮定する．血中薬物濃度の対数値の時間推移が，2本の直線の和として表現できるなら，血液との平衡が速やかであり血中薬物濃度と平行に推移するコンパートメントと，血液中の推移より時間的に遅れて薬物が分布する臓器コンパートメントの2つで成り立っていると考え，2-コンパートメントモデルで解析する．

コンパートメントモデルについては解説書[13]を参照してほしい．

3) 誤差の構造とモデル指定

NONMEMによる解析の大きな特徴として，薬物動態パラメータ値の平均値とともに，同時に，個体間と個体内の誤差を分離して推定することを挙げることができる．個体間変動は薬物動態パラメータに，個体内変動は血中薬物濃度に，誤差を設定することで算出できる．この誤差モデルの構造と特徴について説明する．誤差が生じる仕組みを考慮し，適切なものを選択する．

個体間変動　個体間変動を表現する誤差モデルは以下の3種類がある．個人ごとのパラメータ（たとえばクリアランスなら$CL_{Individual}$）は，平均パラメータ（$CL_{Population}$）とそこからのズレ（誤差η）で表現できる．式はクリアランスの例で示したが，他の薬物動態パラメータも同様である．

付加誤差モデル（additive error model）；

$$CL_{Individual} = CL_{Population} + \eta$$

比例誤差モデル（proportional error model）；

$$CL_{Individual} = CL_{Population} + CL_{Population} * \eta = CL_{Population} * (1+\eta)$$

指数誤差モデル（exponential error model）；

$$CL_{Individual} = CL_{Population} * \exp(\eta), \ \ln CL_{Individual} = \ln CL_{Population} + \eta$$

ここで平均パラメータ（$CL_{Population}$）は定数，個体間変動ηは，平均0，分散ω^2の正規分布に従う確率変数として定義されている．これら3種類の誤差モデルのうち，薬物動態パラメータの誤差を説明するには，指数誤差が適している[14]．その理由として，まず薬物動態パラメータは常に正の値を取るため，分布が左右対称にならない可能性があり，し

かも，薬物動態パラメータも含めた生体反応の数値は，その対数値が正規分布に従う例が少なくないことを挙げることができる．したがって，とくに理由がない限りは，指数誤差モデルの使用をお薦めする．正規分布の比例誤差モデルと指数誤差モデルを偏微分したとき，同じ解が得られるため，この二つのモデルは NONMEM では区別できない．

個体内変動　血中薬物濃度など，測定値の誤差を個体内変動として設定する．y_i は被験者 i のある時点の観測値，F_i は薬物動態パラメータ値に基づいた推定値とする．誤差モデルは以下の3つがよく用いられる．

付加誤差モデル（additive error model）；

$y_i = F_i + \varepsilon_{i1}$

比例誤差モデル（proportional error model）あるいは指数誤差モデル（exponential error model）；

$y_i = F_i * (1 + \varepsilon_{i2})$　or　$y_i = F_i * \exp(\varepsilon_{i2})$

比例-付加混合誤差モデル（combined proportional and additive error model）；

$y_i = F_i * (1 + \varepsilon_{i1}) + \varepsilon_{i2}$

付加誤差モデルで表現した個体内変動 ε_1，あるいは相対（指数）誤差モデルで表現した個体内変動 ε_2 はともに，平均 0，分散 σ^2 の正規分布に従う確率変数である．比例-付加混合誤差モデルは，薬物濃度によって主要な誤差モデルが変化することを想定している．

この3つのモデルの各濃度における誤差と濃度に対する相対的な誤差の値（CV%）の関係を視覚的に表現した（**図 2.19**）．図 2.19 の a)-1 の付加誤差は，どの濃度域でも同じ大きさの誤差が生じる場合を表現し，a)-2 の CV% は，低濃度域ほど大きくなる．図 b)-2 の比例誤差は，低濃度域も相対的には同じ誤差（CV%）で見積もる．図 2.19 の c グ

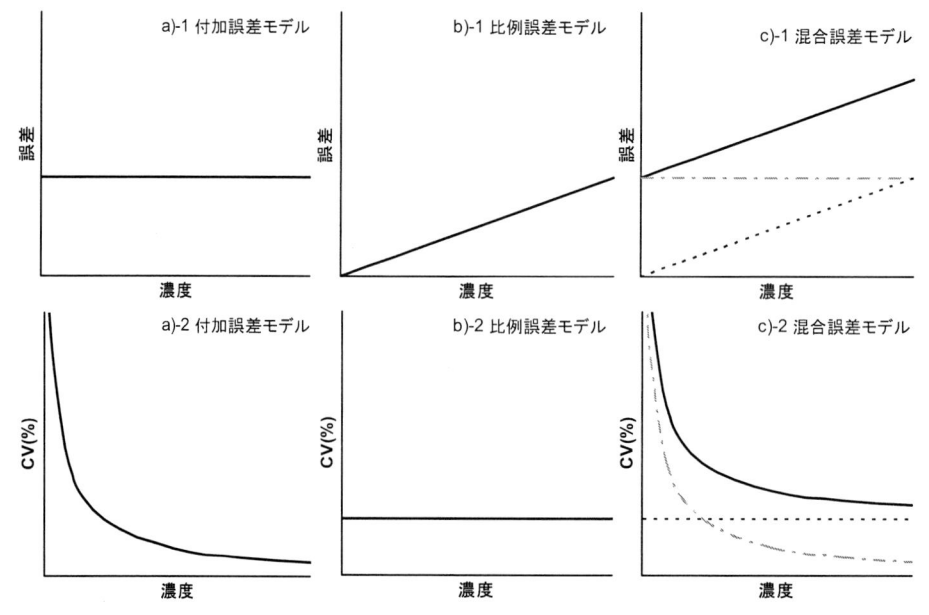

図 2.19　付加誤差モデル，比例誤差モデルおよび混合誤差モデルの濃度に対する誤差と CV（%）の関係
なお，図中 c)-1 で，付加誤差は—・—，比例誤差は……，混合誤差は——で示した．

ラフは，これらを組み合わせた混合誤差である．混合誤差モデルの図からもわかるように，濃度範囲によっても影響を与える誤差が異なり，低濃度域では付加誤差，高濃度域では比例誤差が支配的となる[15]．

この個体内変動には，測定により生じる誤差のみでなく，原因不明の，たとえば，解析に用いた薬物動態モデルが不適切であることからの誤差や，被験者そのものが引き起こす血中薬物濃度のゆらぎも含まれる．誤差のタイプは，測定で生じる誤差に基づいて決定する．血中薬物濃度の測定方法は，HPLC（高速液体クロマトグラフィ）法やELISA（enzyme-linked immunosorbent assay）法が用いられることが多い．これらの測定法で定量したデータは，一般的に比例誤差であることが知られている．

上記3つの誤差モデルを機械的にモデルに組み入れ，実測値と推定値の差を検討する方法もあるが，説明したい濃度範囲の誤差構造は別の検討結果から推定できる場合には，対応する個体内誤差モデルを設定する．統計的な判断が最優先されるというスタンスは取らなくてもよい．

b. 設問3

可能性のある個体内変動の誤差構造を考えて，選択される可能性のあるモデルのコントロールファイルを作成せよ．コントロールファイルの項目のみを入力したテンプレートctl01.txtを作成したので，朝倉書店のホームページからダウンロードし，このファイルに必要な内容を順次入力していくとよい．なお，コントロールファイルの各項目の内容については以下に記載したので，参考にされたい．

1) **コントロールファイル作成上の注意**

①全角文字（日本語フォント）入力，Tabキーは使用しない

NM-TRANが英数字対応なので，コントロールファイル入力は英数字で入力する．日本語は読み込めないので，全角かな変換はしないこと．文字を揃えるときは，面倒でもスペースキーを用いること．Tab文字もNM-TRANが処理できないので，使用した場合はエラーとなる．また英数字やスペースの場合でも全角文字（日本語フォント）を使用すると，NM-TRANが処理できないことからNONMEMは動作しない．

②コントロールファイルの1行あたりの文字数制限に注意する

半角英数字で160字以上は読み込めないため，1行当たりの字数はそれ以下にする．データの入力$INPUTや出力$TABLE等，1行の入力が長くなる場合には，改行すること．

③初期値の単位に注意する

データの時間，投与量および血中薬物濃度の単位から算出されるパラメータの単位が決定する．入力した初期値の単位と統一がとれているかを確認する．

④ファイル名，保存形式を工夫する

NONMEMで解析する際，コントロールファイル名を入力するので，コントロールファイル名は英数字で，作業の簡便性という観点からなるべく簡略なものにする．拡張子はテンプレートにあるようにメモ帳で開ける．txtが便利であるが，NONMEMの利便性を向上させるソフトウエア（Wings for NONMEMやPerl Speaks NONMEM等）によって

は規定の拡張子が指定されている場合がある．その際には，それぞれのソフトウエアの規定に従わないと解析が実行できない．それらの利便性を向上するソフトウエアの使用法詳細はマニュアルを参照されたい．

2) コントロールファイルの作成

各項目について説明する．コントロールファイル予約語は表2.3 にまとめた．省略形がある場合には（ ）内に記載した．コントロールファイルの記述には省略形を用いてもよい．

表2.3 コントロールファイル予約語のまとめ

予約語	意味	入力例
$PROBLEM	出力時に印字されるタイトル	$PROBLEM Op01
$INPUT	データ構造	$INPUT ID AMT TIME CP = DV
$DATA	データ名	$DATA Dat01.csv
$SUBROUTINES	ライブラリ中のサブルーチン指定	$SUBROUTINES ADVAN2 TRANS1
$PK	固定効果と変量効果	$PK TVCL=THETA(1) CL=TVCL*EXP(ETA(1))
$ERROR	個体内誤差	$ERROR Y=F+EPS(1)
$THETA	THETAの初期値	$THETA (0, 0.1)
$OMEGA	ETAの初期値	$OMEGA 0.25 0.25
$SIGMA	ERRの初期値	$SIGMA 0.25
$ESTIMATION	最適解算出の繰返し数等	$EST MAXEVAL=9999 PRINT=5 NOABORT
$COVR	共分散行列出力	$COVR
$TABLE	解析結果出力	$TABLE ID TIME DV NOPRINT FILE=01.txt
$SCAT	グラフ出力	$SCAT PRED VS CP UNIT

● $PROBLEM（$PROB）

コントロールファイル（解析のタイトル）の特定を行う．コントロールファイルの内容等を簡潔に入力するとよい．ここで指定したタイトルは，結果のファイルに出力される．セミコロン「；」以降はコメントとみなされ，無視されるので，タイトル以外に解析した日付やコメントを書き込んでおくとよい．

例）$PROB OPC01a
　　；1-COMPARTMENT MODEL；AUG 21 2009

● $INPUT

データセット内のデータアイテムを指定する．データセットと同じ順番で入力しなければならない．予約語が存在する（例：ID, TIME, DV, AMT, EVID, MDV, CMT）．被験者の背景データ等自分で定義する場合，データ名は4文字以内にする（例：AGE WT）．一度に読み込めるデータ数は20までである．ここで，たとえばDV=CPとすれば，DVをCPと読み替えることができる．

例）$INPUT ID TIME DV=CP AMT=DOSE EVID MDV CMT

● $DATA

データファイル名を指定する．データファイル名に続けて読み飛ばしのルールを規定す

ることができる．IGNORE=C1（C1 は文字，C，#，@ など）とすれば，データ内の行頭にC1がある場合はその行を読まない．データファイル内のデータラベル行に用いると便利である．

今回のデータのラベル行頭はCであるので，IGNORE='C' とする．

例）$DATA PKdat01.csv IGNORE='C'

● $SUBROUTINES（$SUB）

ライブラリ中のサブルーチン，つまり使用モデルと出力パラメータを指定する．ADVAN は薬物動態モデルを，TRANS はパラメータ出力の組み合わせを指定する．今回使用する可能性のあるものを表2.4にまとめた．

例）$SUBROUTINES ADVAN1 TRANS1

● $PK

薬物動態パラメータと個体間誤差構造を記述する．予約語で指定すること．変数名を勝手に変更してはいけない．たとえばADVAN2ならKA，K，CL，Vなどがある．各パラメータの平均値はTHETA，個体間変動ηはETAとし，パラメータごとに番号で表現する．ここでScaling parameter；SnはNONMEM独特の設定である．推定するパラメータの単位は，投与量と血中薬物濃度からおのずと決定するが，これを希望する単位に「Scaling」し換算するために使用する（例；Sn＝V/1000）．また，どのコンパートメントをセントラルコンパートメントのVにするかをnの部分に，コンパートメント番号で指定する．一次吸収過程のある1-コンパートメントモデルの例を図2.20に示した．吸収過

表2.4　NONMEM 中の薬物動態モデルのライブラリ（一部）

	ADVAN	TRANS	パラメータセット	CMT
1-コンパートメントモデル	1	1	K	1=Central
		2	CL, V	2=Output
1次吸収過程のある 1-コンパートメントモデル	2	1	KA, K	1=Depot 2=Central
		2	KA, CL, V	3=Output
2-コンパートメントモデル	3	1	K, K12, K21	1=Central 2=Peripheral
		4	CL, V, (Q), V2	3=Output
1次吸収過程のある 2-コンパートメントモデル	4	1	KA, K, K23, K32	1=Depot 2=Central 3=Peripheral
		4	KA, CL, V, (Q), V2	4=Output

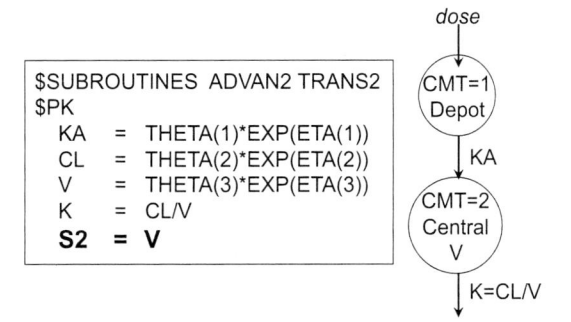

```
$SUBROUTINES  ADVAN2 TRANS2
$PK
  KA  =  THETA(1)*EXP(ETA(1))
  CL  =  THETA(2)*EXP(ETA(2))
  V   =  THETA(3)*EXP(ETA(3))
  K   =  CL/V
  S2  =  V
```

dose → CMT=1 Depot → KA → CMT=2 Central V → K=CL/V

図2.20　吸収過程のある1-コンパートメントモデルの例，対数誤差モデルを使用

程を組み込んだ場合，消化管のコンパートメントが1で，体循環コンパートメントが2であるので S2=V とする．

● $ERROR（$ERR）

個体内変動の誤差モデルの記述を行う．誤差モデルを，付加，比例・指数，混合のいずれかを選択し，予約語で指定する．個体内変動は EPS（ERR としても可）で記述し，番号をつけること．また Y は指定した個体内変動の統計モデルから算出された値，F は薬物動態パラメータの変動 η に基づいて，ベイズ法を用いて計算された個々の被験者の値として予約されている．なお推定された薬物動態パラメータの平均値に基づく血中薬物濃度の予測値は PRED で定義されているが，ここでとくに指定する必要はなく，$TABLE で指定した出力ファイル内に自動出力される．

例）$ERROR
  Y = F+EPS(1) ：付加誤差の例
  IPRED = F ：個々の被験者の血中薬物濃度の推定値
  IRES = DV-IPRED ：個々の被験者の血中薬物濃度の推定値の差（残差）

● $THETA

薬物動態パラメータの初期値と範囲の指定ができる．$PK で指定した順に，パラメータの個数分必要になる．括弧書きで（下限，初期値，上限）とし，上限，下限は省略できる．上限，下限を省略する際は，括弧で括らなくてよい．範囲を指定しない場合，±1,000,000 の範囲が自動で設定される．'値 FIXED' で固定することもできる．とくに薬物動態パラメータは，原則として負の値をとる可能性がないので，下限0を設定する．

例）CL（クリアランス）の初期値 3.0，下限 0 と設定，KA（吸収速度定数）は 1.2 で固定した場合

 $THETA (0, 3) ：CL
     1.2 FIXED ：KA

● $OMEGA：ETA，$SIGMA：ERR

ETA，EPS の初期値を設定する．初期値は分散（ω^2, σ^2）で指定する．変動係数（CV）が 38% のときは，$38/100=\sqrt{0.144}$，0.144 と入力する．

例）$OMEGA 0.144

● $ESTIMATION（$EST）

母集団パラメータを推定する際の近似法等を指定する．

PRINT=n；n は計算過程の中間ログの出力頻度

METHOD=0：First order approximation method（FO 法）

METHOD=CONDITIONAL：First order conditional estimation method（FOCE 法）

POSTHOC：ベイズ推定により，個体間変動パラメータの各個人の値を推定させる．

FO 法のオプション

 MAXEVAL=n；n は計算の繰り返し回数の上限．強制終了させる際に用いる．最大値は 9999

 NOABORT

例）$EST MAXEVAL=9999 METHOD=0 POSTHOC PRINT=5

FO 法，FOCE 法については，今井[13)] や竹内ら[15)] の解説に詳しい．

- $COVARIANCE（$COV，$COVR）

パラメータの標準誤差（SE），分散共分散列，相関行列，相関行列の逆行列の出力を指定する．

例）$COV

- $TABLE

モデルから得られた薬物動態パラメータを含む予測値を出力させるために必要である．

FILE=text：出力するファイル名を指定する．拡張子を .txt にしておくと便利．

NOPRINT：output に TABLE 部分の出力を禁止する．

NOHEADER：Table 出力のヘッダー（データアイテム名等も含む）の出力禁止．Table は数値だけになる．

ONEHEADER：1 行目だけヘッダーが入る．

FIRSTONLY：各 ID の 1 行目だけ出力される．

NOAPPEND：PRED，RES，WRES の出力禁止．このオプションがなければ自動的に出力される．

例）$TABLE ID DV AMT EVID MDV IPRED IRES CL V
　　　　NOPRINT ONEHEADER FILE=result.txt

2.3.4　Step.3：NONMEM による解析

a. 設問 4

いくつかの薬物動態モデル，誤差モデル（主に個体内変動）のコントロールファイルを作成し，NONMEM で解析して，最もよく実測値を推定するモデルを選択せよ．そのときの薬物動態パラメータと個体間・個体内変動を推定せよ．また各パラメータの妥当性も判断すること．

1）解析する環境設定

C ドライブに解析するフォルダーを作成する．フォルダー名は何でもよいが，日本語のかな入力だとシェルコマンドで認識できないため，半角英数字で入力する．今回は解析用のフォルダとして C ドライブに user¥OPC フォルダを作成した．コントロールファイルは OPC01a.txt，データセットは PKdat01.csv とした場合の例を示す．解析用フォルダ内（user¥OPC）にデータセット；PKdat01.csv と作成したコントロールファイル；OPC01a.txt をコピーする．さらに同じフォルダ内に，NONMEM の nmvi¥run フォルダより nmfe6.bat をコピーする．これで解析用フォルダ内に 3 つのファイル（コントロールファイル，データセット，nmfe6.bat）が準備できた（**図 2.21**）．

演習 1 で実施したように，Windows スタートメニューから「すべてのプログラム」-「アクセサリー」-「コマンドプロンプト」で，コマンドプロンプトを立ち上げる．コマンドプロンプト画面での入力と画面のイメージを**図 2.22** に示した．「C:」で解析フォルダのあるドライブである C ドライブまで移動し，「cd_user¥OPC」で解析フォルダ OPC をカ

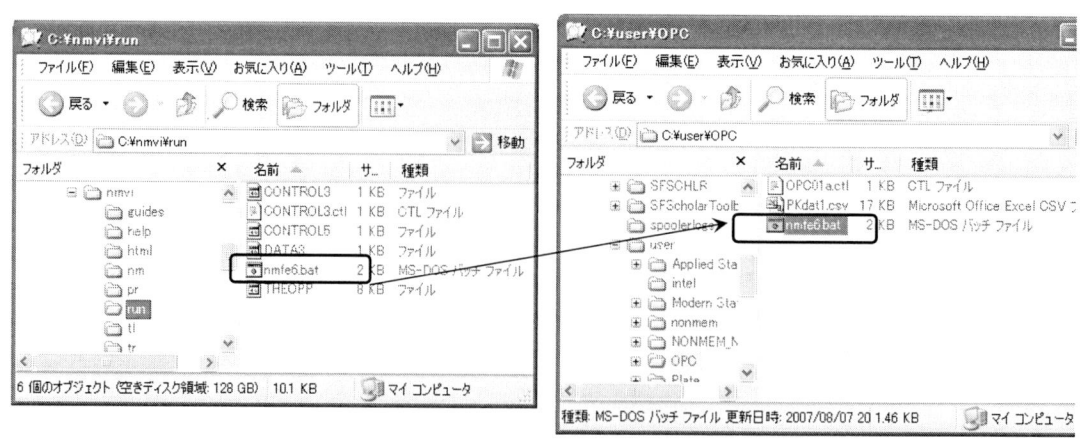

図 2.21　解析環境の設定

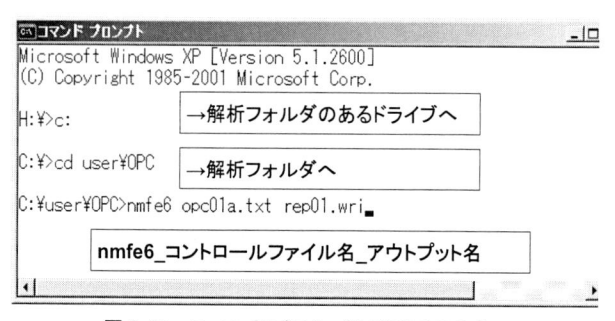

図 2.22　コマンドプロンプト画面での入力

レントフォルダとする（表示が C:¥user¥OPC >となっていることを確認）．次に，「nmfe6_コントロールファイル名_アウトプットファイル名（_はスペース）」を入力してNONMEM を実行する．アウトプットファイル名はどのような名前でもよいが，モデルを変更，コントロールファイルを変えて解析する場合，解析した数だけアウトプットファイルが作成されるため，解析に用いたコントロールファイルと関連のある簡潔な名前を付すと特定しやすくなる．拡張子は.txt や.wri としておくとファイルを簡単に開くことができる．例では，アウトプット名を rep01.wri とし，「nmfe6_OPC01a.txt_rep01.wri」と入力し，エンターキーを押すと解析が開始する．

2）　解析が始まらないときは

エラーの内容が英語で表示されているので，丁寧に読み解いて対応する．なお，解析直後に現れる

　　WARNINGS AND ERRORS（IF ANY）FOR PROBLEM 1，
　　（WARNING　2）NM-TRAN INFERS THAT THE DATA ARE POPULATION．
は，NM-TRAN からデータが1人以上の集団を扱うデータであることを知らせているだけでエラーではない．起こりやすいエラーを以下に述べる．

①コントロールファイルが存在しない場合

OPC01a.txt does not exist；コントロールファイル OPC01a.txt が解析フォルダにない

対策：解析実行フォルダにコントロールファイルがない，コントロールファイル名がNONMEM実行の入力名と違う，コマンドプロンプトの「cd：フォルダの移動」操作時，解析フォルダへ行っていない等が考えられるので，訂正する．

②データファイルに問題がある場合

AN ERROR WAS FOUND IN THE CONTROL STATEMENTS. コントロールファイル内に誤りがある

THE CHARACTERS IN ERROR ARE： 　　　　　　　エラーの文字は：

PKdat01.csv 　　　　　　　　　　　　　　　　　DATA01 です

33　INPUT DATA FILE DOES NOT EXIST OR CANNOT BE OPENED. データファイルが存在しないか，開くことができない

対策：$DATAで入力したデータファイルが解析を実行するフォルダに存在しない可能性があるので，正しくデータファイルを解析フォルダにコピーする．またデータファイルがエクセル等で開かれたままだと解析できないので，解析前には必ず閉じること．

③データ構造に問題がある場合

（DATA ERROR）　RECORD　2, DATA ITEM　7, CONTENTS：2

INVALID MDV FIELD. MDVに無意味な数字が入っている（これがデータ行の分だけ出る）

MAXIMUM NUMBER OF ERRORS EXCEEDED-NO MORE DATA RECORDS WILL BE PROCESSED.

NM-TRAN TERMINATED ABNORMALLY BECAUSE OF DATA ERRORS.

対策：$INPUTで入力したデータ構造と，実際のデータファイルの構造（入力順序）が一致していないので修正すること．

2.3.5　Step. 4：結果の妥当性の確認1；結果が得られているかの確認

計算が終了し，アウトプットファイルおよび$TABLEで指定したテキストファイルが解析フォルダに作成されている場合，とりあえず解析は実行できたことになる．ここでは，結果を確認するポイントについて述べる．アウトプットファイルを開いてほしい．

a.　計算が正常に収束しているか

収束結果「MINIMIZATION SUCCESSFUL」の表示を確認する．これが出ていれば正常収束している．これ以外のメッセージが表示されている場合の主な対応を示す．

1) MINIMIZATION

✓　MINIMIZATION TERMINATED

最適化計算が正常収束せず，途中で終了してしまったことを示す．この理由としては，設定した初期値が不適当，あるいは決定したモデルが悪いことが考えられ，これらを変更する必要がある．

✓　DUE TO ROUNDING ERRORS（ERROR=134）

初期値を変えて再計算するなどの対処が必要．ただし，output中のSIG. DIGITSが小さい（2未満）のような場合にはモデルが不適切な場合があるので注意する．例として，

データ数に対してパラメータ数が多すぎる場合がある．

2) COV step

✓ PARAMETER ESTIMATE IS NEAR ITS BOUNDARY THIS MUST BE ADDRESSED BEFORE THE COVARIANCE STEP CAN BE IMPLEMENTED

収束値がNONMEMのコントロールファイルで設定した初期値の上限値あるいは下限値に抵触している．上限値あるいは下限値を指定していない場合には，初期値から10^2以上離れた収束値が得られた場合にもこのエラーが表示される．また，個体間あるいは個体内変動値が非常に小さい値になり，推定できていない場合に出ることが多い．初期値や上限値，下限値が問題の場合にはこれらの値を変更する．個体間あるいは個体内変動の推定が原因と考えられるときには，その推定値を算出しないようにして再計算する．

✓ R MATRIX ALGORITHMICALLY SINGULAR AND ALGORITHMICALLY NON-POSITIVE-SEMIDEFINITE COVARIANCE STEP ABORTED

収束した値がSaddle Point（鞍点）である可能性があることを示す．収束値が真の最小値ではない可能性が高いので，初期値を変えて再計算するなどの対処が必要である．

✓ R MATRIX ALGORITHMICALLY SINGULAR COVARIANCE MATRIX UNOBTAINABLE S MATRIX ALGORITHMICALLY SINGULAR

分散共分散行列を求める前段階の行列が特異（逆行列をもたない）になってしまい，パラメータのSEを算出できていないことを示す．モデルに何らかの無理があることを示唆している．

b. 目的関数，薬物動態パラメータ，個体間・個体内変動は計算されているか

回帰結果のすぐ下にMINIMUM VALUE OF OBJECTIVE FUNCTION（目的関数の最小値）とFINAL PARAMETER ESTIMATE（最終のパラメータ推定値）が出力される．図2.23の例では，目的関数は6440.733である．パラメータの平均値は，コントロールファイルで指定した番号順にTH1（THETA(1)）から表示される．

c. 各パラメータ推定値のSEが得られているか

COVステップが正常に終了していれば，FINAL PARAMETER ESTIMATEのすぐ下

```
***********   6440.733   *************************
    THETA - VECTOR OF FIXED EFFECTS PARAMETERS  *********
      TH 1    TH 2    TH 3    TH 4    TH 5    TH 6
    1.53E+00 9.92E+00 4.67E-01 1.01E+00 1.43E+00 7.91E-01

   OMEGA - COV MATRIX FOR RANDOM EFFECTS - ETAS ********
         ETA1    ETA2    ETA3
    ETA1
    +   2.59E-02
    ETA2
    +   0.00E+00 3.23E-02
    ETA3
    +   0.00E+00 0.00E+00 1.03E-01

   SIGMA - COV MATRIX FOR RANDOM EFFECTS - EPSILONS ****
         EPS1    EPS2
    EPS1
    +   9.33E-03
    EPS2
    +   0.00E+00 1.52E+00
```

図2.23　目的関数，薬物動態パラメータ，個体間・個体内変動の推定結果の出力例

```
THETA - VECTOR OF FIXED EFFECTS PARAMETERS  *********
       TH 1     TH 2     TH 3     TH 4     TH 5     TH 6
     5.29E-02 2.56E-01 3.01E-02 1.33E-01 1.57E-01 7.61E-02

OMEGA - COV MATRIX FOR RANDOM EFFECTS - ETAS  ********
         ETA1     ETA2     ETA3
 ETA1
  +     1.05E-02
 ETA2
  +    ........  8.17E-03
 ETA3
  +    ........ ........  1.07E-02

SIGMA - COV MATRIX FOR RANDOM EFFECTS - EPSILONS  ****
         EPS1     EPS2
 EPS1
  +     5.06E-04
 EPS2
  +    ........  1.68E+00
```

図 2.24　薬物動態パラメータ標準誤差の推定結果の出力例

に STANDARD ERROR OF ESTIMATE（推定値の標準誤差）が算出されている．標準誤差もコントロールファイルで指定したパラメータの番号順に出力される．これは信頼区間等，PK パラメータの母集団推定値の信頼性の検討時に役立つ．図 2.24 に薬物動態パラメータの推定の標準誤差の出力例を示した．図 2.23 と同様，コントロールファイルで指定したパラメータの番号順に出力される．

2.3.6　Step. 4：結果の妥当性の確認 2；妥当性の判断

a.　結果の妥当性の判断

1)　得られた推定値の妥当性確認

薬物動態パラメータ値を STS 法あるいは NPD 法で概略，推定できるとき，母集団解析で得られた推定値と比較し，著しく（たとえば 10 倍以上）かけ離れている場合は，薬物動態モデルが不適切である可能性がある．設定した初期値の上限あるいは下限近傍の推定値になっている場合，本来得られるべき最適な推定値が上・下限外である可能性があるので，上・下限の幅（範囲）を広げて再解析を行う．

2)　実測値と予測値の比較；予測値を取り出し，実測値と比較プロットを行う

①得られたデータの取り出し

コントロールファイル内のテーブルへの出力指定（$TABLE）で，モデルから得られた予測値，解析結果を取り出すことができる．たとえば，$TABLE ID TIME CL V IPRE NOPRINT ONEHEADER POSTHOC FILE=0101.txt とした場合，ファイル名 0101.txt に，指定した内容が出力される．表 2.5 に出力例を示す．$TABLE で指定した順に出力され，DV（実測値，ここでは CP），PRED, RES, WERS は指定しなくとも自動出力される．ここで PRED はモデルから得られた血中薬物濃度平均推定値を示し，同投与量，同時刻の値はすべて同じ値である（0101 の出力表の ID1, 2 の PRED 参照）．また RES は推定値と実測値との差（残差），WRES は重み付き残差である．$ERROR で IPRED=F，$EST METHOD=0 POSTHOC または $EST METHOD=1 と指定すると，ベイズ推定により，個々の被験者のパラメータや血中薬物濃度を計算，出力させることもできる．表の例

表2.5 出力ファイル例0101.txt

ID	TIME	CL	V	IPRE	CP	PRED	RES	WRES
1	0	0.13647	37.604	0	0	0	0	0
1	8	0.13647	37.604	1.8757	0.73067	2.8322	−2.1016	−0.99155
1	24	0.13647	37.604	2.2142	1.5965	2.8276	−1.2311	−0.71859
1	48	0.13647	37.604	2.0477	2.4706	1.9688	0.50176	0.11776
1	72	0.13647	37.604	1.877	2.075	1.3549	0.72014	−0.00079
1	84	0.13647	37.604	1.797	1.7554	1.1238	0.63156	−0.14336
2	0	0.14964	15.92	0	0	0	0	0
2	8	0.14964	15.92	4.3046	3.0974	2.8322	0.26517	−0.43304
2	24	0.14964	15.92	4.6852	5.4255	2.8276	2.5979	1.0977
2	48	0.14964	15.92	3.7776	4.6453	1.9688	2.6765	0.87581
2	72	0.14964	15.92	3.015	3.9245	1.3549	2.5696	0.79131
2	84	0.14964	15.92	2.6934	2.7701	1.1238	1.6463	0.028905

では，パラメータはCLやV，血中薬物濃度推定値はIPREが該当する．IPREは，データ名が4文字までしか出力されないため最後の'D'が落ちているがIPREDのことで，ベイズ推定により得られた個々の被験者のパラメータから予測した血中薬物濃度値である．

②予測値の視覚化，診断プロット

次に母集団平均パラメータを用いて計算した予測平均血中薬物濃度値PREDは，実測値DVを説明できているかを確認する．実測値DVと予測値PREDおよびDVとPREDの差（残差）とPREDとの関係をそれぞれ図（診断プロット，diagnostic plotと呼ばれる）に描くと予測不十分な血中薬物濃度の有無が，視覚的に特定でき，予測の良し悪しをチェックできる．まずPREDとDVの関係をプロットし，実線で示した1：1の直線との対応を見る．図2.25に，予測が悪い例として解析Aと良好な例として解析Bを示した．解析Bは，Aと比較し，薬物濃度の分布の中心が1：1の直線上にあることから，予測性が良好であると判断する．

もう一つの比較は，DVとPREDの差（残差）を取り，この残差の分布は平均0で左右対称に分布していれば予測は良好であると判断する．指標に重み付き残差WRESを用いると便利である．WRESはDVからPREDを引いた差RESベクトルをその標準偏差に該当する分散共分散行列の平方根で標準化して算出される[9,16,17]．重みで補正していない測定値から予測値をそのまま引いたRESの場合，値の絶対値の大小に左右され，予測性の目安がわかりにくいが，WRESなら測定値の大きさに関係なく，絶対値で3以上なら残差が大きいと判断できる[9]．PREDと，このWRESをプロットすることで，濃度依存的なWRESの変化が確認できる．WRESが0を中心にプラスマイナス均等に分布しているかをチェックする．同様に例を示した（図2.26）．解析Bは，解析AよりWRESが濃度非依存的に0を中心に均等に分布しており，WRESの絶対値もほぼ3以下である．

このように重みが不均一あるいは残差の大きい測定点を発見した場合は，被験者ごとの実測値DV，PREDを時間TIMEに対してプロットするとどの被験者のどのポイントが外れているか，比較的容易に特定でき，血中薬物濃度推移から，モデルで変更が必要な点の手がかりが得られることが多い．

ここでIPREDの取り扱いについて説明しておく．診断プロットの際，PREDではなく

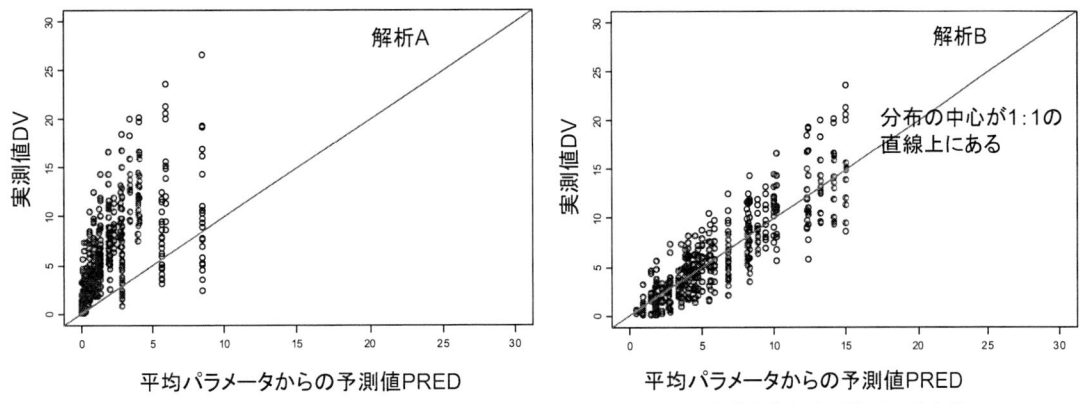

図 2.25 診断プロット1：平均パラメータからの予測平均血中薬物濃度値と実測値間の対応性

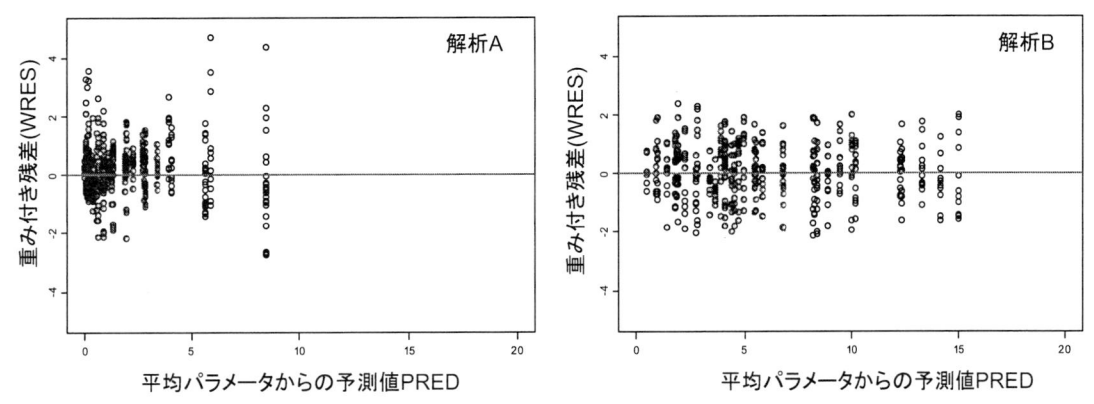

図 2.26 診断プロット2：平均パラメータからの予測血中薬物濃度値と重み付き残差の関係

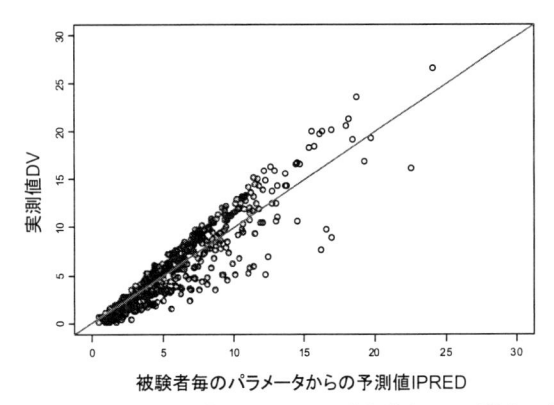

図 2.27 解析 A での実測値と個別の血中薬物濃度の予測値との比較

IPRED と実測値を比較している例を見かける．しかし IPRED は，得られた平均パラメータからベイズ推定した個々の被験者のパラメータに基づいて予測した値で，母集団平均パラメータから予測した PRED より，推定値が確実に改善する．そのため，かえって解析上の良し悪しを判断しづらくする．たとえば，上記の解析結果 a の IPRED と DV をプロットしたものを示すが（**図 2.27**），これだけ見るとよく合っているような印象を与え

る．したがってモデル選択の診断プロットには，ベイズ推定した結果の IPRED は用いない．

b. よりよいモデルへの変更；モデル選択の手順

　数式をあてはめて事象を説明するモデルの場合，誰もが瞬時に納得する「絶対的なモデル」は存在しない．そのため解析者は，薬物動態学上矛盾がなく，よりよく実測値を説明できる可能性のあるモデルをいくつか挙げ，それらを相対比較し，選択する必要がある．検討するモデルの挙げ方にも留意点があるが（後述），ここではモデル選択の手順について説明する．

1) 統計的な根拠付け；尤度比検定を行う

　ここまでは視覚的に予測性を判断してきたが，モデル選択の統計的な判断方法についても触れておく．モデル選択の統計的基準のひとつとなるのが，最尤法を基礎とする目的関数 OBJ 値である．NONMEM では，全被験者データを薬物動態モデルと個体間および個体内の誤差モデルをあらかじめ想定したモデル式に当てはめ，目的関数値が最小になるような，薬物動態パラメータの母集団平均値，個体間および個体内変動の分散を同時に推定する[1,2]．

$$S(\theta, \sigma) = \sum_{i=1}^{m} \left\{ \frac{[y_i - f_i(\theta)]^2}{u_i(\theta, \sigma)} + \ln[u_i(\theta, \sigma)] \right\}$$

ここで，y_i は測定値，m は測定数，$f_i(\theta)$ はモデルによる予測値，$u_i(\theta, \sigma)$ は分散モデルを示す．仮定した分散モデルのもとに，誤差が正規分布すると仮定し，尤度関数 L を得る．

$$L = \prod_{i=1}^{m} \left(\frac{1}{2\pi u_i(\theta, \sigma)} \right)^{1/2} \exp\left[\frac{(y_i - f_i(\theta))^2}{2u_i(\theta, \sigma)} \right]$$

異なるモデルに当てはめたとき，二つのモデルの $-2\log(L)$ の比は，近似的に，二つのモデルのパラメータの差を自由度とした χ^2 分布に従う[18]．すなわち二つのモデルの OBJ 値を相対比較することで χ^2 検定を行うことになる．たとえば二つのモデルのパラメータ数の差が 1 であれば，自由度が 1 となり，新たなモデルの目的関数が 3.84 以上減少していれば，$p<0.05$ で有意に変化（改善）したとみなすとされる．しかし，混合効果モデルでは用いた個々のパラメータの独立性が明確ではなく，そのため，パラメータの差が 1 であれば，自由度が 1 と割り切れない点がある．あくまで，一つの目安と考えて取り扱うべきであり，統計的な視点からは，有意な関係があると見積もる規準を $p<0.005$ や $p<0.001$ におくなど，保守的に目的関数の差に対応することが必要と考えられる．

　①目的関数を用いる際の注意

　目的関数は，同一のデータを異なるモデルで解析したとき，値を相対比較して初めて意味をもつ．つまり演習 1 で得られたテオフィリンの解析の目的関数 8.940 に絶対的な意味はなく，また異なるデータセットで解析して得られた演習 1 の目的関数とは，比較できない．

　また目的関数は，回帰計算が成功すれば，一部で成功しなくても，自動出力される値であり，モデル選択の根拠として安易に使用されやすいが，目的関数値の低下は，実測値と推定されたパラメータ値による推定値の乖離がより小さいことを示しているのみであり，

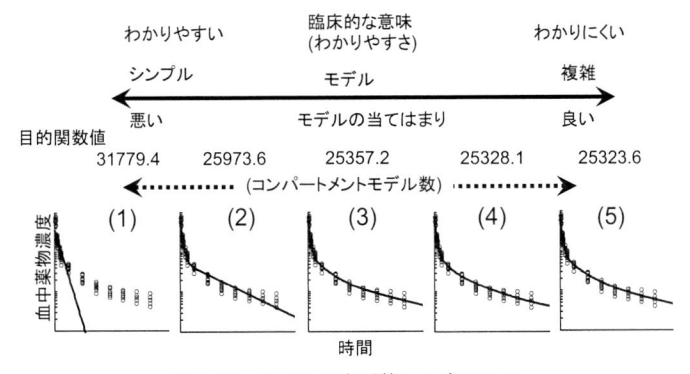

図 2.28 モデルの実測値への当てはめ

それがそのままモデルの妥当性を表現するわけではない．図 2.28 に 1- から 5- コンパートメントモデルで解析した血中薬物濃度推移の実測値を○で，推定されたパラメータ値による推定を実線で示した．確かに 1- コンパートメントモデルから 2- コンパートメントモデルまでは，当てはまりの改善とモデルの妥当性は比例するが，3- コンパートメントモデルを超えるとそれ以降は「過剰当てはめ」である．一般に，多くのパラメータを組み込み，高次式にするほど実測値との乖離は小さくなり，目的関数は低下する傾向を有する．その結果，目的関数のみで考えれば，最も低い目的関数値 25323.6 である 5- コンパートメントモデルが選択されてしまうが，臨床的には無意味なパラメータが増えただけ，ということになりかねない．モデルは，何よりシンプルでわかりやすい方がよい．目的関数のみ，予測性のみを追い求めていると「過剰当てはめ」に陥る可能性があるので，常にそのモデルの臨床的な意味を考えて解析を進めるべきである．

②情報量規準 AIC[19]) について

目的関数以外で，モデルの相対的な選択基準として用いられるのが，情報量規準 AIC（Akaike information criteria）である．これは，最大対数尤度 $\log(L)$ とモデル内の推定パラメータ数 m のバランスで表現され，小さい値を示すモデルを妥当とする．

$$AIC = -2\log(L) + 2m$$

ここで $-2\log(L)$ は目的関数（OBJ）であるので，以下のように表される．

$$AIC = OBJ + 2m$$

AIC を使用すれば，目的関数が低下しても，その目的関数を得るためにパラメータ数を増やした高次のモデルを使用したのであれば，第 2 項の自由パラメータ数が増加する．上記の図で，目的関数が示す予測性とモデルの妥当性が一致しない例を示したが，目的関数をそのまま使用するよりは，AIC の方がモデルの妥当性を表現している可能性がある．しかし，この場合も，パラメータの独立性が明確でない場合には，原則として用いられない．

2) 得られた母集団パラメータの評価 1；パラメータの区間推定を行い，推定精度を評価する[14])

仮に平均値が推定できたとしても，その信頼性が低い場合には，有用性が低いことになる．これは，推定したパラメータ値の区間推定を行うことによって確認できる．前述の

$COVARIANCE（$COV, $COVR）を指定することにより，推定した薬物動態パラメータの母集団平均値（θ），個体間変動（η）および個体内変動（ε）の推定値に加えて，それぞれに標準誤差（standard error, SE）が出力される．標準誤差とは推定したパラメータの分散の平方根であり，パラメータ推定の信頼性の尺度となる．期待値の分散である個体間変動や個体内変動にも標準誤差があるので混同しないようにする．ある薬物の解析例を表 2.6 に示した．標準誤差から 95% 信頼区間（95% confidence interval；推定値 ±1.96× 推定値の SE）を計算しておくと，パラメータの推定精度がイメージしやすい．被験者 1 人当たり 1 点しか採血点が得られなかったため，個体内変動は 31.6% に固定して推定されていない．吸収相に採血ポイントが得られなかったので吸収速度定数（k_a）も 1（/hr）で固定し，推定そのものは行われていない．クリアランス，分布容積の平均値とその分散が示されているが，平均値，分散の標準誤差から算出した 95% 信頼区間は，いずれも広い幅を示し，得られたパラメータの推定精度が低いことを示している．こうした場合でも，解析のアウトプットは，「MINIMIZATION SUCCESSFUL」となっており，成功・不成功のみに注目していると一見問題がないように思えるので注意が必要である．出てきたアウトプットに飛びつかず，結果として採用できるかの十分な吟味が重要である点を強調したい．

表 2.6 母集団薬物動態パラメータの解析結果

パラメータ	平均	標準誤差	95% 信頼区間
k_a(/hr)	1		—
CL(L/hr)	75.7	13.2	49.8, 102
V_d(L)	716	133	455, 977
個体間変動(%)			
ω_{ka}	—	—	—
ω_{CL}	128	96.6	−61.4, 317
ω_{Vd}	79.9	34.4	12.4, 147
個体内変動(%)			
σ_{Cp}	31.6	—	—

3) 得られた母集団パラメータの評価 2：血中薬物濃度の分布で示す

母集団解析では，薬物動態パラメータの平均値とその分散が推定されるため，これらのパラメータに基づいてモンテカルロシミュレーションを行い，時間に対して数百〜数千点の血中薬物濃度を発生させれば，予測血中薬物濃度の分布を得ることができる．この分布を経過時間推移に対してプロットし，実測値の分布を比較する方法を，posterior predictive check または visual predictive check と呼ぶ[20]．ある薬物 A，B の母集団パラメータに基づき 1,000 例分の血中薬物濃度をそれぞれ発生させ，その中央値と 5% タイル，95% タイルを図 2.29 にした．A では 5%〜95% タイルの幅が広く，平均パラメータの分散が大きいことが，一方 B は分散が小さいことが視覚的に示された．サンプリングされたデータの周辺の予測性が高いことが読みとれる．母集団パラメータの値だけではわかりづらいが，分布を図にすることで，分散の大きさがイメージしやすくなる．解析結果が得られたことのみに安心せず，さまざまな面から解析の妥当性を確認してほしい．

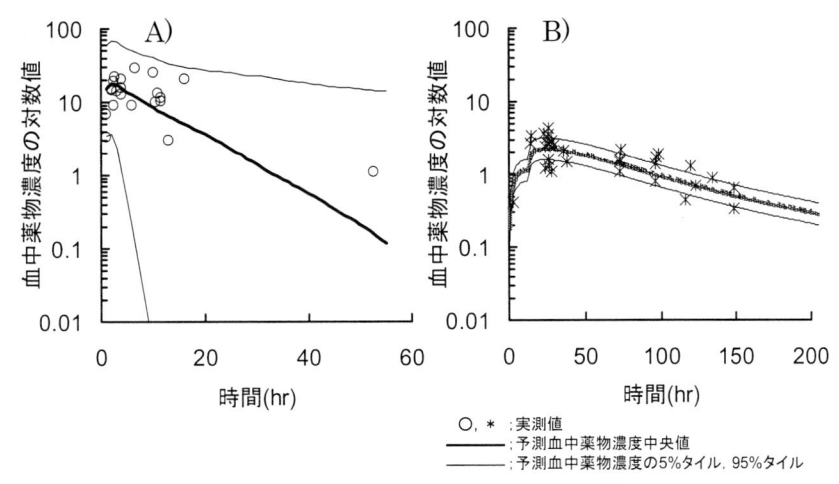

図2.29 モンテカルロシミュレーション例

○, ＊：実測値
――：予測血中薬物濃度中央値
――：予測血中薬物濃度の5%タイル，95%タイル

c. モデル化を行う際の留意点

①貧弱なデータを「解析法の力」で十分なデータにすることはできない．

NONMEMは実行さえできれば，薬物動態パラメータの平均値と個体間変動，個体内変動の推定値が得られるが，注意が必要なのはパラメータがコンピュータ上で算出されたということと，そのパラメータ値が，統計的評価に耐えられるものであるか，薬物動態学的に妥当なものであるかということとは別問題だという点である．

たとえば1-コンパートメントモデルに従う薬物を繰り返し急速静脈内投与した場合，分布容積V_dの推定には，初回投与時の投与直後の血中薬物濃度が，全身クリアランス（CL_{tot}）の推定には，定常状態時の血中薬物濃度が重要である（**図2.30**）．逆にいえば，該当する血中薬物濃度が十分に得られていない場合，推定するパラメータは初期値の影響を強く受け，結果として，信頼性の低いパラメータ値が得られる．つまり定常状態時のデータしか得られていなくても，V_dの推定値は，コンピュータの当てはめの結果，「推定される」が，このV_d値は信頼性を加味して評価することが必要である．

②モデルは，解析目的と得られたデータの性質に応じて，決定する．

「経口投与を行ったデータのため，必ず経口投与のモデルを選択しなければならない」ということはない．吸収相に十分な採血ポイントが得られていない場合，むしろ吸収速度

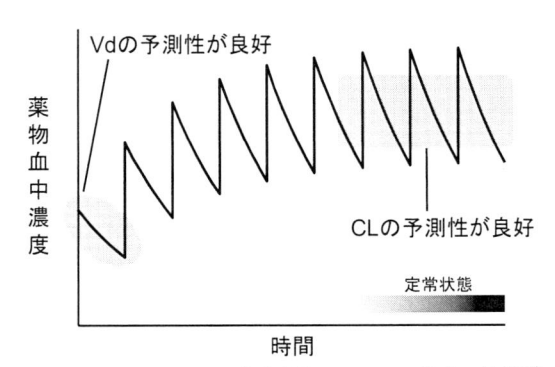

図2.30 データによる体内動態パラメータ推定の特徴[13]

定数 k_a は推定対象とせずに解析すると，CL や V_d の推定精度が上がると報告されている[21]．消失過程と比較し，吸収が非常に速やかな場合は，急速静脈内投与のモデルに近似してもよい．したがって，放出が制御される製剤や最高血中薬物濃度が臨床的に重要な意味をもつ薬剤以外であれば，吸収相を厳密に評価し，モデル化する必要性は低い．

解析を行う前に，何を明らかにしたいか，どの動態パラメータを対象としたいのかを明確にすることが重要であり，そのためのサンプリング計画を立案し，データ収集を行う．得られたデータから，おのずと推定範囲が決定されるので，算出されてきたアウトプットを十分に吟味，評価することが必要である．

2.3.7 演習2の解答例

a. 設問1

データセット内の被験者の血中薬物濃度の時間推移を図にせよ．全体の推移を把握する意味で，全被験者の時間推移を1枚のグラフに片対数プロットすること．またデータチェック用に，被験者1人ひとりの血中薬物濃度の時間推移を普通軸のプロットおよび片対数プロットとによって示せ．

b. 解答1

まず全体を把握する意味で，全被験者の血中薬物濃度の時間推移を1枚のグラフにして**図2.31**に示した．ほとんどの被験者の消失は1相性で，数名の被験者では低投与量において，やや2相性が認められている．また個々の被験者ごとのプロットも**図2.32**に示す．

突然血中薬物濃度が上昇あるいは低下している等の異常値は認められなかった．また血中薬物濃度が全ポイントで検出されない被験者は存在しなかったため，服薬コンプライアンスは良好であることがわかる．

c. 設問2

血中薬物濃度の時間推移から，使用する薬物動態モデルを決定せよ．

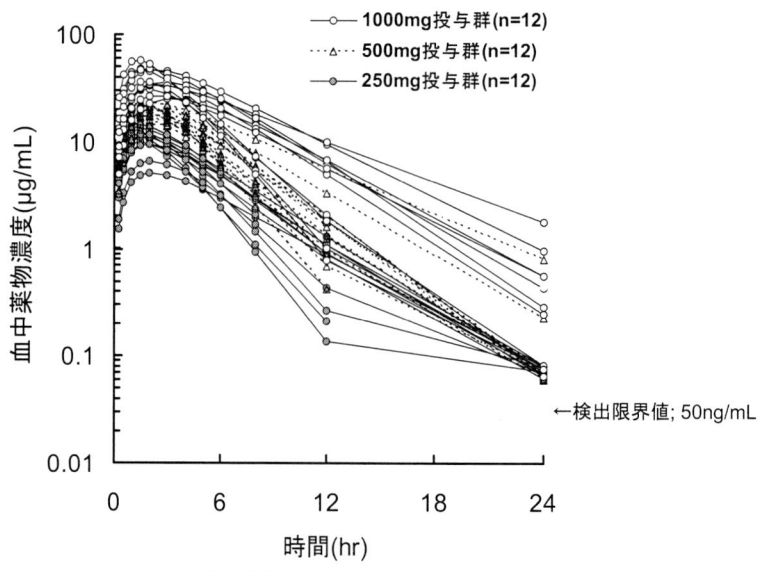

図 2.31 全被験者における血中薬物濃度の片対数プロット

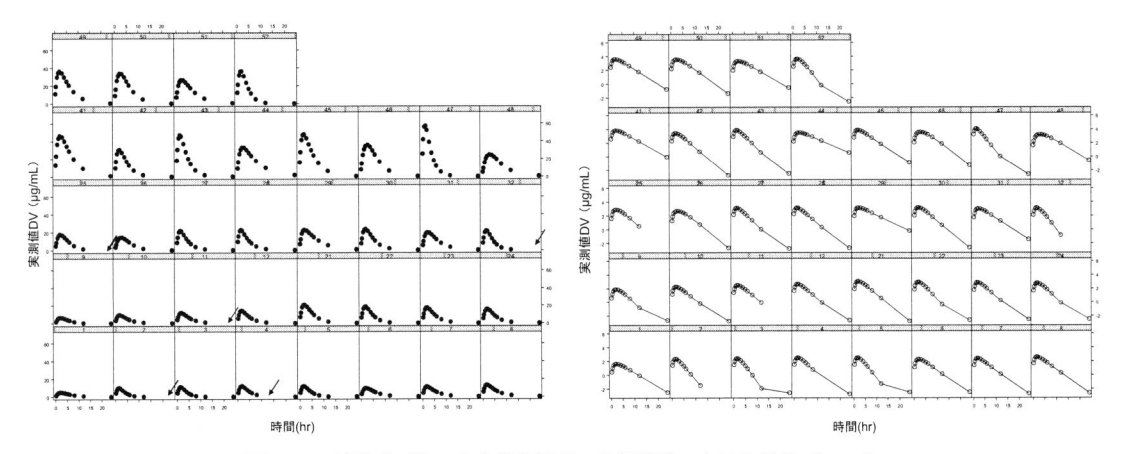

図 2.32　被験者ごとの血中薬物濃度の時間推移；右は片対数プロット

d. 解答 2

片対数プロットを行った血中薬物濃度の推移を見ると，ほとんどの被験者は一相性の消失を示しているが，低濃度域ではやや二相性の消失のように見える被験者も数名存在する．つまり検討するモデルは 1-コンパートメントモデルか，あるいは 2-コンパートメントモデルである．しかし，測定された血中薬物濃度の範囲が大きく，最大約 100 倍の違いがあり，とくに 12～24 時間付近の低濃度域は臨床的な意味が乏しく，この濃度域を詳細にモデル化する必要性は低いかもしれない．また 50 ng/mL が検出限界値であり，この付近の測定の CV% は他濃度より大きくなることがわかっている．誤差モデルの選択の際にこの点を考慮することも考える．吸収過程について，吸収相が評価できる採血ポイントは得られているため，吸収速度定数も推定できる．したがって今回検討するモデルは，一次吸収過程のある 1-コンパートメントモデルとする．また比較対象として 2-コンパートメントモデルでも解析し，結果を比較してみる．

e. 設問 3

可能性のある個体内変動の誤差構造をおおよそ決定し，決定したモデルのコントロールファイルを作成せよ．

f. 解答 3

まず，薬物動態モデルは一次吸収過程のある 1-コンパートメントモデルとし，NONMEM の PK ライブラリは ADVAN2 を使用する．$PK での個体間変動は，前述の通り対数誤差モデルでよい．$ERROR で指定する個体内変動は，HPLC 法で測定されているので比例誤差モデルか，あるいは定量限界値付近では測定の CV が大きくなるという情報から付加誤差モデルの可能性が考えられる．よってこれら 2 つを検討する．血中薬物濃度にこれらの誤差モデルを組み込んだコントロールファイルをそれぞれ作成する．比例誤差モデルおよび付加誤差モデルのコントロールファイル例を示す．$SIGMA の初期値の単位が比例誤差の場合は 0.1（CV に換算すると 32.6%），付加誤差は 1（μg/mL）にする点に注意する．

血中薬物濃度に比例誤差モデルを組み込んだ1-コンパートメントモデルのコントロールファイル（ダウンロードファイル：OPC01a.txt）

```
$PROB OPC01b
$INPUT ID TIME AMT DV=CP EVID MDV CMT
$DATA PKdat01.csv IGNORE='C'
$SUBROUTINES ADVAN2 TRANS2

$PK
  KA = THETA(1)*EXP(ETA(1))
  V  = THETA(2)*EXP(ETA(2))
  CL = THETA(3)*EXP(ETA(3))
  S2 = V
  K  = CL/V
$ERROR
  Y = F*(1+ERR(1))
  IPRED=F
  IRES =DV -IPRED
$THETA
  (0, 0.9) ;KA (1)
  (0, 15.0);V  (2)
  (0, 4.5) ;CL (3)
$OMEGA 0.5 0.1 0.1
$SIGMA 0.1

$TABLE ID TIME EVID MDV CMT IPRED IRES
       KA V CL K
       NOPRINT FILE=01b.txt
$EST MAXEVAL=9999 PRINT=5 NOABORT POSTHOC
$COV
```

血中薬物濃度に付加誤差モデルを組み込んだ1-コンパートメントモデルのコントロールファイル（ダウンロードファイル：OPC01b.txt）

```
$PROB OPC01a
$INPUT ID TIME AMT DV=CP EVID MDV CMT
$DATA PKdat01.csv IGNORE='C'
$SUBROUTINES ADVAN2 TRANS2
$PK
  KA = THETA(1)*EXP(ETA(1))
  V  = THETA(2)*EXP(ETA(2))
  CL = THETA(3)*EXP(ETA(3))
  S2 = V
  K  = CL/V
```

```
$ERROR
  Y = F+ERR(1)
  IPRED=F
  IRES=DV-IPRED
$THETA
  (0, 0.9)  ;KA (1)
  (0, 15.0) ;V  (2)
  (0, 4.5)  ;CL (3)
$OMEGA 0.5 0.1 0.1
$SIGMA 1
$TABLE ID TIME EVID MDV CMT IPRED IRES
       KA V CL K
       NOPRINT FILE=01a.txt
$EST MAXEVAL=9999 PRINT=5 NOABORT POSTHOC
$COV
```

また2-コンパートメントモデルはADVAN3を使用する．コンパートメント番号は，peripheral（末梢）コンパートメントが「3」となり，新たにK23，K32およびV3の平均値と個体間変動を定義する（図2.33）．よって$PK内で指定するパラメータは，1-コンパートメントモデルと比べて6から12へと増加する．

コントロールファイル例を以下に示した．

```
$SUBROUTINES ADVAN3 TRANS1
$PK
  KA  = THETA(1)*EXP(ETA(1))
  CL  = THETA(2)*EXP(ETA(2))
  V2  = THETA(3)*EXP(ETA(3))
  K23 = THETA(4)*EXP(ETA(4))
  K32 = THETA(5)*EXP(ETA(5))
  V3  = THETA(6)*EXP(ETA(6))
  K = CL/V2
  S2 = V2
```

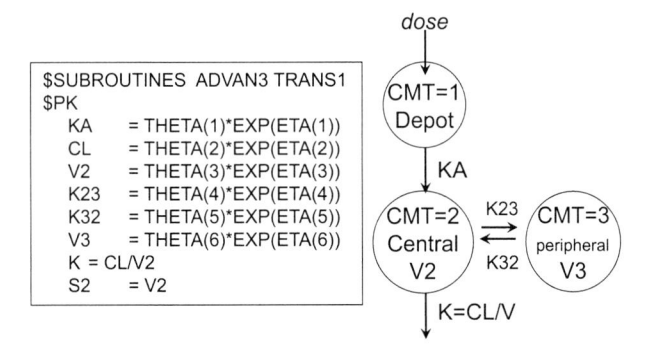

図2.33 吸収過程のある2-コンパートメントモデルの概略

血中薬物濃度に付加誤差モデルを組み込んだ2-コンパートメントモデルのコントロールファイル

```
$PROB OPC02c
$INPUT ID TIME AMT DV=CP EVID MDV CMT
$DATA PKdat01.csv IGNORE='C'
$SUBROUTINES ADVAN4 TRANS1

$PK
  KA = THETA(1)*EXP(ETA(1))
  CL = THETA(2)*EXP(ETA(2))
  V2 = THETA(3)*EXP(ETA(3))
```

```
    K23 = THETA(4)*EXP(ETA(4))
    K32 = THETA(5)*EXP(ETA(5))
    V3  = THETA(6)*EXP(ETA(6))
    K   = CL/V2
    S2  = V2

$ERROR
  Y = F+ERR(1)
  IPRED=F
  IRES=DV-IPRED

$THETA
    (0, 1.08)     ; KA (1)
    (0, 4.73)     ; CL (2)
    (0, 14.3)     ; V2 (3)
    (0, 0.03086)  ; K23 (4)
    (0, 0.247)    ; K32 (5)
    (0, 2.79)     ; V3 (6)
$OMEGA 0.1 0.1 0.1 0.1 0.1 0.1
$SIGMA 1

$TABLE ID TIME EVID MDV CMT IPRED IRES
    KA V2 CL K
    NOPRINT FILE=OO.txt
$EST MAXEVAL=9999 PRINT=5 NOABORT POSTHOC
$COV
```

g. 設問4

いくつかの薬物動態モデル，誤差モデル（主に個体内変動）のコントロールファイルを作成し，NONMEMで解析して，実測値に最もよく合った薬物動態パラメータと個体間・個体内変動を推定せよ．

h. 解答4

1) **1-コンパートメントモデルで，血中薬物濃度の誤差は比例誤差か付加誤差か**

①計算結果の確認

薬物動態モデルとして，1次吸収の1-コンパートメントモデルを採用し，血中薬物濃度（個体内変動）の誤差モデルに付加誤差と比例誤差を組み込んだモデルを用いてデータ解析し，結果を比較してみる．どちらのモデルも解析の実行そのものは成功する．アウトプットを開き，計算値が得られているかを確認する．出力例を参照のこと（**図2.34**）．ダウンロードファイルにも解答例を示した．推定された薬物動態パラメータは，モデル間で大きな乖離は見られず，STSで算出した平均値である k_a 0.9（/hr），V_d/F 15（L），CL/F 4.5（L/hr）と比較しても，大きな相違は認められなかった．目的関数は，付加誤差 −442.590，比例誤差 132.194 であった．なお目的関数は，今回の例のようにマイナスをとることもありえる．

付加誤差モデル

```
***************************** ***      -442.590
******************  FINAL PARAMETER  ESTIMATE
THETA - VECTOR OF FIXED EFFECTS PARAMETERS    *********
        TH 1   TH 2   TH 3
       9.15E-01 1.63E+01 4.07E+00
OMEGA - COV MATRIX FOR RANDOM EFFECTS - ETAS  ********
        ETA1   ETA2   ETA3
 ETA1
+     9.39E-02
 ETA2
+     0.00E+00 4.33E-02
 ETA3
+     0.00E+00 0.00E+00 5.58E-02
SIGMA - COV MATRIX FOR RANDOM EFFECTS - EPSILONS  ****
        EPS1
 EPS1
+     2.61E-02
```

比例誤差モデル

```
***************************** ***      132.194
******************  FINAL PARAMETER  ESTIMATE
THETA - VECTOR OF FIXED EFFECTS PARAMETERS    *********
        TH 1   TH 2   TH 3
       7.09E-01 2.01E+01 3.93E+00
OMEGA - COV MATRIX FOR RANDOM EFFECTS - ETAS  ********
        ETA1   ETA2   ETA3
 ETA1
+     9.05E-01
 ETA2
+     0.00E+00 5.00E-02
 ETA3
+     0.00E+00 0.00E+00 5.22E-02
SIGMA - COV MATRIX FOR RANDOM EFFECTS - EPSILONS  ****
        EPS1
 EPS1
+     2.25E-03
```

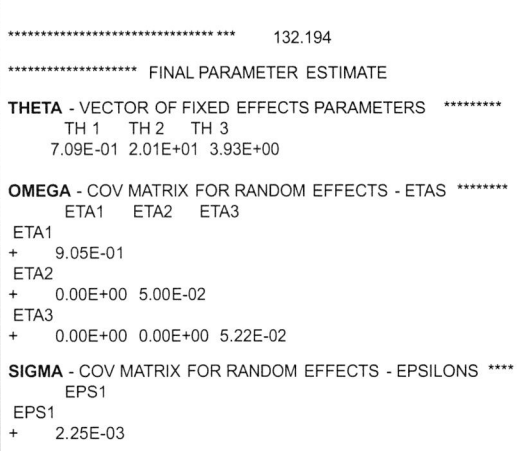

図 2.34　1-コンパートメントモデルでの解析結果

②モデル選択

得られた母集団パラメータの評価；パラメータの区間推定

推定された薬物動態パラメータの平均値は，どちらのモデルでも妥当であった．推定精度はどうであろうか．COVステップの標準誤差から，各パラメータの信頼区間を算出する（**表 2.7**）．これもモデル間でほぼ同様の精度で推定されていた．

表 2.7　付加誤差モデルおよび比例誤差モデルの母集団パラメータと信頼区間

パラメータ	付加誤差モデル 平均	95% 信頼区間	比例誤差モデル 平均	95% 信頼区間
k_a(/hr)	0.915	0.811, 1.02	0.709	0.658, 0.760
CL(L/hr)	4.07	3.65, 4.49	3.93	3.62, 4.24
V_d(L)	16.3	14.7, 17.9	20.1	18.3, 21.9
個体間変動(%)				
ω_{Ka}	30.6	19.5, 41.0	95.1	47.5, 116
ω_{CL}	23.6	10.7, 28.0	22.8	10.6, 27.2
ω_{Vd}	20.8	11.5, 26.3	22.4	9.6, 26.1
個体内変動				
σ_{Cp}(ng/mL)	26.1	8.89, 43.3	—	—
σ_{Cp}(%)	—	—	4.74	2.36, 5.78

実測値と予測値の比較；診断プロット

予測の程度を視覚的に把握するために，結果のグラフ化を行う．$TABLE の file で指定したファイルに，各測定時点の残差ベクトルをその分散共分散行列で補正した重み付き残差（WRES）と母集団平均値からの予測値（PRED）が出力されているので，PRED と WRES，PRED と実測値をそれぞれ比較する．コントロールファイルの例では，付加誤差のファイルは，01a.txt，比例誤差のファイルは 01b.txt に出力されている．両モデルの診断プロットを図 2.35，図 2.36 に示す．演習データの血中薬物濃度は前述のように血中

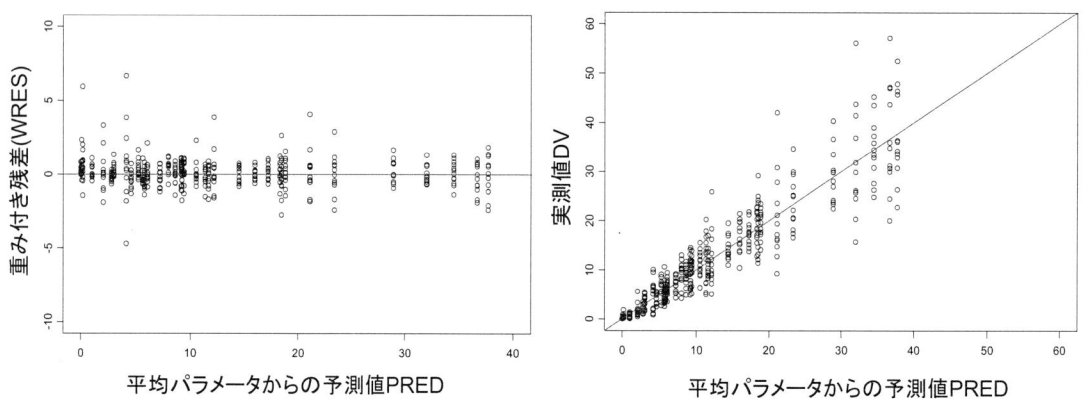

図2.35 付加誤差モデルにおける診断プロット

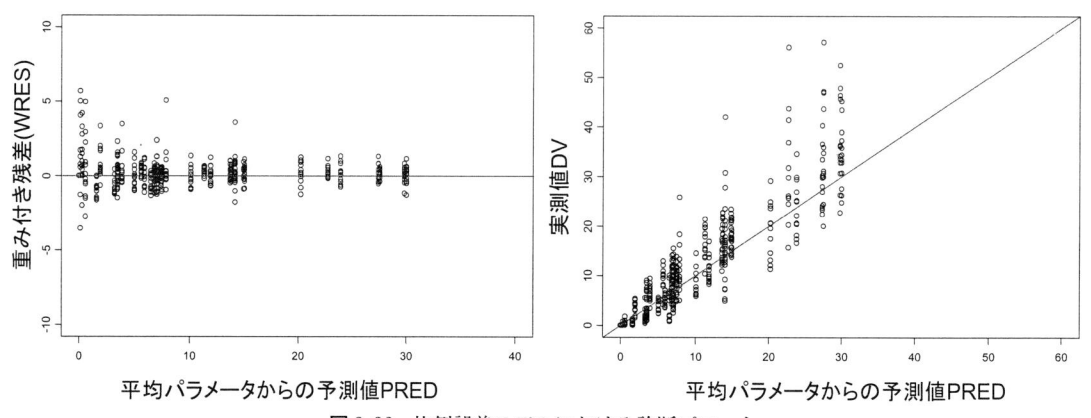

図2.36 比例誤差モデルにおける診断プロット

薬物濃度域の範囲が最大値と最小値で100倍近く離れており，広い範囲に分布する．濃度域に関係なく一定の誤差を表現する付加誤差モデルでは，高濃度域データを重視し，低濃度域データを相対的に軽視することによって当てはめを行う．一方，比例誤差モデルの場合は，低濃度域も高濃度域も相対的に同じ重みでデータを取り扱う．付加誤差モデルでは，高濃度域は良いが，低濃度域の誤差が正しく見積もられていない可能性がある．一方，比例誤差の場合は，高濃度域をやや過小評価する結果になっている．両モデルの母集団のパラメータの平均値から予測した血中薬物濃度の経時推移を実測値と比較した（**図2.37**）．

付加誤差モデルでは高濃度のデータを中心に，一方比例誤差モデルでは，一律の重みであてはめを行っているので，低濃度データにも引っ張られる形で，それぞれ当てはめがなされたのがわかる．測定値は低濃度でCV％が大きいことがわかっているので，$ERRORの薬物血中濃度の誤差モデルは，付加誤差モデルを選択する．

得られた母集団パラメータの評価；予測血中薬物濃度分布の視覚化

血中薬物濃度の誤差に付加誤差モデルを組み込んだ1-コンパートメントモデルから得られた薬物動態パラメータ平均値とその分散を用いて，モンテカルロシミュレーションを

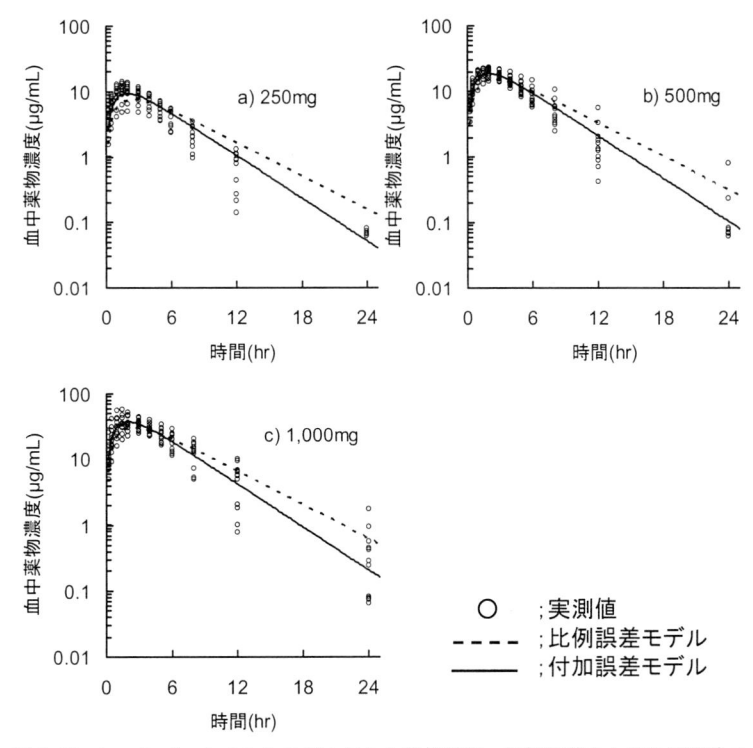

図 2.37 1-コンパートメントモデルによる解析結果：付加誤差および比例誤差の母集団パラメータから予測した血中薬物濃度推移と実測値の比較

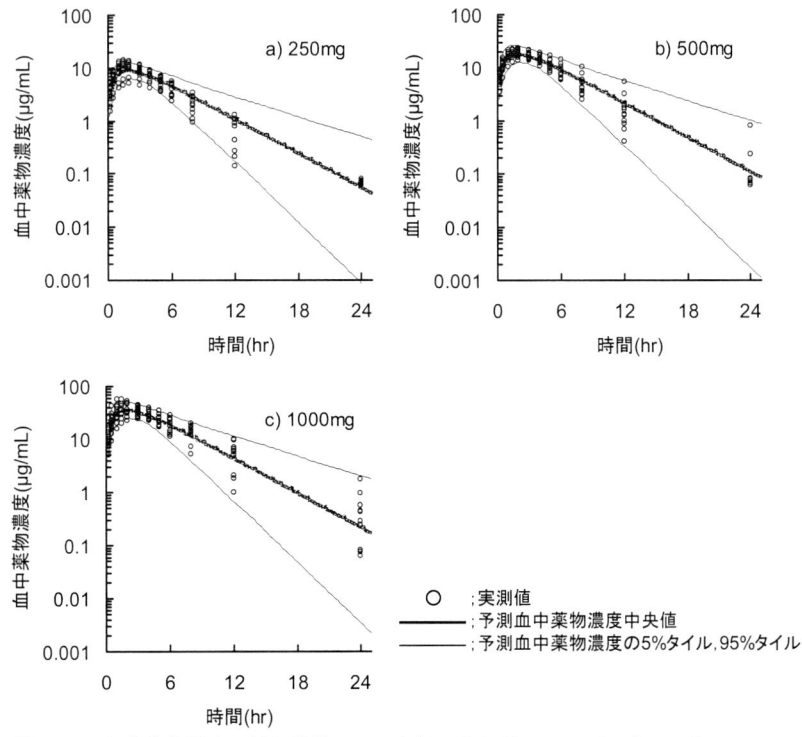

図 2.38 血中薬物濃度に付加誤差モデルを組み込んだ1-コンパートメントモデルの母集団パラメータに基づいて予測した薬物血中濃度（$n=1,000$）の分布と実測値の比較

行い,時間ごとに1,000例分の予測血中薬物濃度を得た.そして各時点での中央値と5%タイル,95%タイルを,実測値とともにプロットした(図2.38).この結果からも,高濃度域では推定精度はよいが,低濃度域の予測薬物血中濃度範囲は大きな幅を示し,推定精度が低いことが示された.低濃度測定値は信頼性が低いとして,付加誤差モデルを選択した結果が反映している.

2) 1-コンパートメントモデルか,2-コンパートメントモデルか

2-コンパートメントモデルでも検討してみると,解析のうえで,収束そのものは成功し

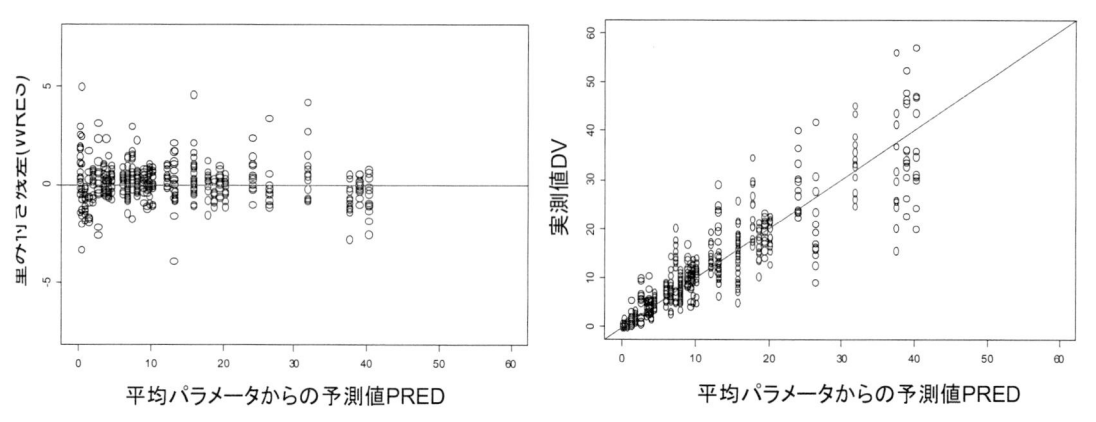

図2.39 2-コンパートメント,付加誤差モデルにおける診断プロット

○ ;実測値
―― ;1-コンパートメントモデル
---- ;2-コンパートメントモデル

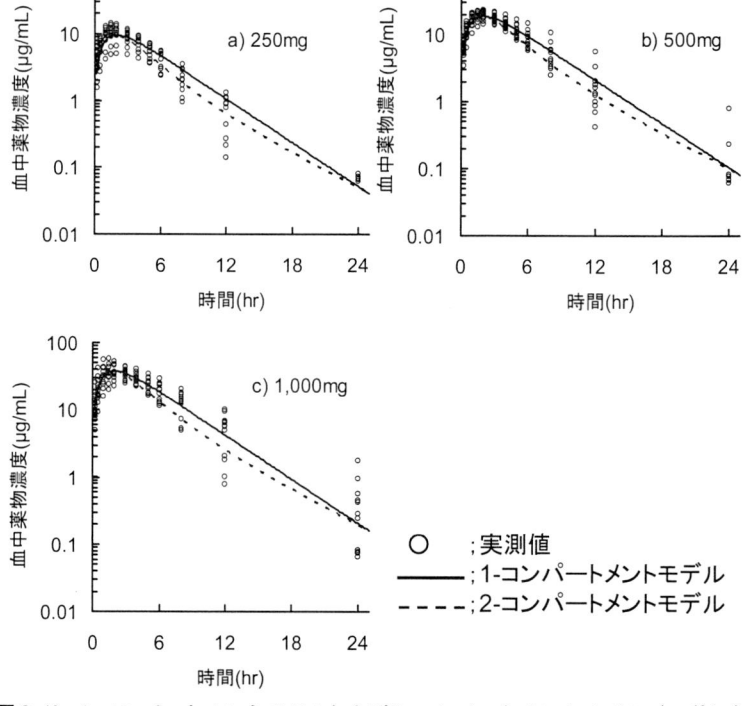

図2.40 1-コンパートメントモデルおよび2-コンパートメントモデル(いずれも個体内変動は付加誤差モデルで表現)の母集団パラメータから予測した血中薬物濃度推移と実測値の比較

たが，推定するパラメータ数が多すぎるため，COV ステップが発散し，パラメータ推定の標準誤差が得られなかった*．目的関数が個体内変動の付加誤差モデルで，−1564 と 1-コンパートメントモデルより低下した．2-コンパートメントモデルの診断プロットおよび 1-コンパートメントモデルと経時的推移を比較した（図 2.39，図 2.40）．診断プロットから，予測性は 1-コンパートメントモデルと比較しても大幅に改善したとはいえず，経時推移からも積極的に 2-コンパートメントモデルを選択する理由が見つからない．1-コンパートメントモデルで十分説明が可能である．

　　*：K23, K32 を inter-compartmental CL（Q）にまとめ，推定するパラメータ数を 10 から 8 に減らすと COV ステップは成功するが，K23, K32 を用いて解析した場合と目的関数や予測性はほぼ同じであった．

2.3.8　モデルバリデーション；解析結果の安定性・再現性の確認[14)]

　演習では，一つのモデルが選択されつつあり，血中薬物濃度の予測性やパラメータの信頼性も確認された．しかし解析結果そのものが，たまたま得られたローカルミニマム（局所解）であるかもしれない．さらに NONMEM のアルゴリズムにはさまざまな仮定や近似があり，対象のデータや解析がそれらの仮定・条件を満たしていない可能性がある．したがって構築したモデルに，ある程度の妥当性（validity）があることを確認しておく必要がある．この過程がモデルバリデーション（model validation）と呼ばれる．
モデルバリデーションに関しては，FDA ガイダンス[5)] や「母集団薬物動態試験法」の解説[7)] に言及がある．バリデーションでは，モデル構築に用いたデータセットではなく，バリデーション用のデータセットを用いて解析を行い，そのモデルがデータを正確に記述できているかを評価する．それには外部データ法と内部データ法がある．外部データ法は，解析時データをランダムに分割し，テストデータとバリデーションデータに分けるか，あるいはモデル構築に使ったテストデータと比較可能性のある新しいデータとで再度解析し結果を比較する．

　データ数に限りのある臨床試験では，得られたデータをテストデータとバリデーションデータに分割すると例数低下に伴い，検出力やパラメータの推定精度の低下を招く可能性がある．その場合，内部データ法であるブートストラップ法が実用的である．ブートストラップ法は，得られたオリジナルデータからくり返しを含んだ抽出（リサンプリング）を行い，オリジナルデータ数と同数のデータセットを複数得て，それらを構築したモデルで解析し，オリジナルデータから得られた結果と比較する方法である．ブートストラップの結果で示すパラメータの信頼区間は，前述した SE から求めるのではなく，ブートストラップで複数回解析を行ったパラメータそのもののパーセンタイルから算出する．前者は異なるデータセットを用いるため，妥当性のデータ背景の範囲を広げられるかの評価であり，後者は同一データ内での局部的偏りの影響度からの評価である．

　今回の付加誤差モデルを組み込んだ 1-コンパートメントモデルと解析用データ（オリジナルデータ）PKdat01.csv を用い，オリジナルデータセットの 427 点と同数のリサンプリングを 1,000 回実施した．得られた 1,000 データセットをバリデーションデータと

し，1,000回同一のモデルで解析した結果を表に示した．表2.8の右に，リサンプリング1,000回の平均と95%信頼区間を示した．ブートストラップの収束成功回数，1,000回中何回正常収束したかで安定性を，ブートストラップ結果で得られた平均とパーセンタイルをオリジナルデータセット結果と比較することで再現性を確認する．バリデーションデータ解析は1,000回中すべて正常収束し，またオリジナルデータの結果（表2.7の左と同一）と比較したところ，1,000回のパラメータ平均値と信頼区間の幅はほぼ等しかった．表2.8では信頼区間を確認したが，ブートストラップで得られたパラメータの分布をグラフ化すると，外れ値や分布の形状が視覚的に判断できるのでわかりやすい．図2.41にPKパラメータのブートストラップ結果の確率密度分布とオリジナルデータの平均値を比較した．外れ値は認められず，オリジナルデータの平均値と分布のズレは見られなかった

表2.8 ブートストラップの結果

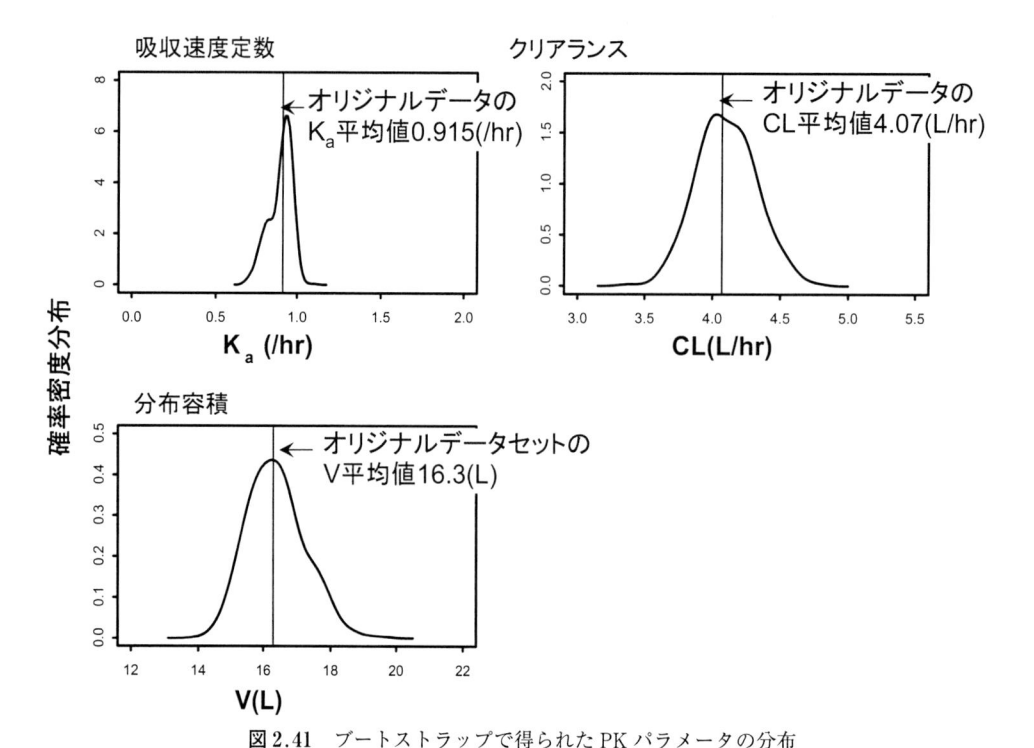

パラメータ	オリジナルデータ		ブートストラップ	
	平均	95% 信頼区間	平均	95% 信頼区間
k_a(/hr)	0.915	0.811, 1.02	0.900	0.746, 1.00
CL(L/hr)	4.07	3.65, 4.49	4.10	3.69, 4.54
V_d(L)	16.3	14.7, 17.9	16.4	14.8, 18.2
個体間変動(%)				
ω_{Ka}	30.6	19.5, 41.0	33.6	20.6, 57.2
ω_{CL}	23.6	10.7, 28.0	23.4	18.3, 28.4
ω_{Vd}	20.8	11.5, 26.3	20.5	14.9, 27.1
個体内変動				
σ_{Cp}(ng/mL)	26.1	8.89, 43.3	14.3	8.7, 20.0

図2.41 ブートストラップで得られたPKパラメータの分布

ため，今回構築したモデルの再現性・安定性が確認された．

なおリサンプリングは，NONMEM のみでは実行できない．Parke らは MS-DOS のバッチ処理により簡単に実施できる方法を紹介している[22]．他にも NONMEM の利便性を向上するソフトウエア（Perl-speaks-NONMEM[23] や Wings for NONMEM[24]）を用いても簡単に実施できる．

2.4 演習3：変動要因の探索

到達目標
- 変動要因探索時の留意点を列挙できる
- 臨床的に意味のある変動要因が検出できる
- 背景因子の薬物動態パラメータへの寄与が推定できる

2.1節で述べたとおり，混合効果モデルは，個体の血中薬物濃度から，具体的な薬物動態パラメータによって説明できる部分（固定効果，fixed effect）と個体内変動，個体間変動として表現される未知の部分（変量効果，random effect）を同時的に推定する方法である．個体間変動とは，その被験者の値と平均値との間のズレで表現される．その際，そのズレを被験者特有の背景によって説明できる部分を探索するというのが「変動要因推定」の目的である．ズレの部分を特定の変動要因で説明することによって個々の被験者と平均とのズレである個体間変動の未知の部分が小さくなり，血中薬物濃度の把握を容易にすることができる．要因推定のしくみは，多変量解析である．

NONMEM の解析において変動要因の探索は，時間を費やす部分のひとつである．検討する要因数が k 個あった場合，2^k 個のモデルを検討しなければならない[25]．つまり変動要因が増えれば増えるほど，検討する組み合わせも増加する．したがって変動要因の探索では，いかに効率よく，臨床的に意味のある要因を検出できるかがポイントである．

2.4.1 データの収集

薬物動態の変動要因を探索的に検討する場合，検討対象となる要因は，幅広く収集する．収集したデータが非常に狭い範囲あるいは正常値に集中している場合，たとえば，腎機能の指標であるクレアチニンクリアランスが 90～110 mL/min 内にあった場合，腎機能の関与は，実際上，検討できない．こうした理由から，一般的に健康成人のみを対象とした試験データの変動要因は，性別，体重，民族といったレベルの検討に留まる．

変動要因の検討において，健康成人を対象に STS 法あるいは混合効果モデルによる解析によって，基本的な薬物動態パラメータが得られていれば，その値から，限定的にしても，その薬物動態を決定している因子を絞り込むことができる．詳しくは，成書[13]を参照されたい．表2.9に，クリアランス，分布容積に関する決定因子で表現した式を示す．

そのため，探索的に変動要因を検討する場合，薬物動態の決定因子に影響を及ぼす可能性のある項目を中心に検討することが求められる．やみくもに多くの要因を検討するのは非効率的であり，しかも，統計上，意味のない因子が有意な因子として検出される可能性

表 2.9 薬物動態の決定因子の一覧表[13]

		総濃度を決定する因子	遊離形濃度を決定する因子
		表現する式	
分布容積	大（>50L）	$(fuB/fuT)V_T$	V_T/fuT
	小（<20L）	V_p	V_p/fuB
臓器クリアランス	$E_x<0.3$	$fuB \cdot CL_{intx}$	CL_{intx}
	$E_x>0.7$	Q_x	Q_x/fuB
経口クリアランス	肝代謝	$fuB \cdot CL_{intH}/F_a$	CL_{intH}/F_a
	腎排泄 $E_R<0.3$	$fuB \cdot CL_{intR}/F_a$	CL_{intR}/F_a
	$E_R>0.7$	Q_R/F_a	$Q_R/(F_a \cdot fuB)$

fuB；血漿遊離形分率，fuT；細胞液内遊離形分率，V_T；細胞内液容量，V_p；血液・細胞外液容量，E_x；臓器抽出比，CL_{intx}；臓器 x の固有クリアランス，Q_x；臓器 x の血流速度，CL_{intH}；肝固有クリアランス，F_a；吸収率，E_R；腎抽出比，CL_{intR}；腎固有クリアランス，Q_R；腎血流速度

は否定できず，薬物動態の特徴を把握する上で，かえって混乱をもたらすことにもなる．統計解析のみからは，ノイズが多く拾われることが多い．推定された因子とその寄与率は，薬物動態上，理解できるものでなくてはならない．いうまでもなく，影響因子を有する対象被験者数が十分に得られていることも，変動因子を明らかにする場合には重要な条件になる．逆にいうと，無方針に可能な範囲で被験者データを収集し，その集団において要因の影響の有無を検討しても，その結果は限定的となる．検討した被験者の背景のもとでの解析結果であるというスタンスを堅持すべきである．また研究レポートなどに解析結果が報告された場合，最終結果のみが一人歩きし，一般化されてしまう危険性がある．解析に用いた仮定や背景条件を必ず付記する「良識」が必要である．

a. 患者背景の確認 1；基本統計量や度数の把握

収集された背景データが，要因解析可能なデータかどうかを確認する必要がある．まず肝機能や腎機能などの連続変数である患者背景は，平均値やその標準偏差，得られたデータの範囲や分布の形，性別や人種差など離散変数は，母集団全体に占める割合を把握しておく．こうしておくと，収集した被験者のデータの背景因子の全体像を把握することができる．

b. 患者背景の確認 2；要因間の相関関係の確認

多変量解析では，検討する要因が互いに独立していることが原則である．要因間の関連は，連続変数であれば，相関係数の算出や対散布図のプロットを行い，離散変数であれば，他の要因と箱ひげ図で比較する等で，容易に確認できる．**図 2.42** にデータの対散布図の例を示したが，年齢（AGE）と腎機能の指標であるクレアチニンクリアランス（CCR）が相関していることが視覚的にも明らかである．ここではどの要因が互いに相関しているかをつかんでおく．

2.4.2 変動要因の探索方法

変動要因探索は，多変量解析の手法に従った以下のステップを経てモデル構築を進める．しかし，臨床的に無意味な要因や，相関（交絡）した要因が，単に統計解析結果とし

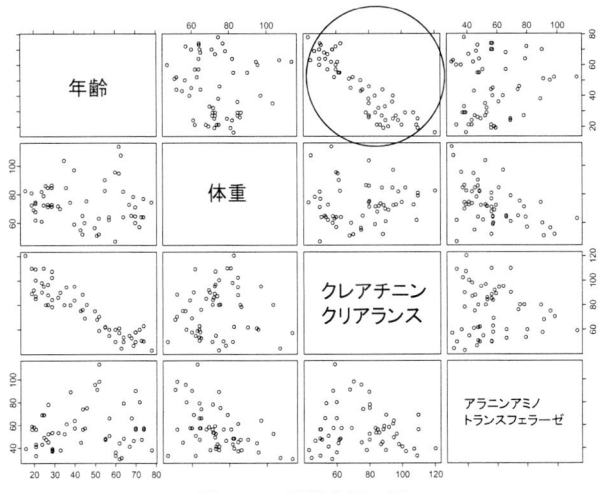

図 2.42 対散布図の例
AGE：年齢，WT：体重，CCR：クレアチニンクリアランス，
ALT：アラニンアミノトランスフェラーゼ

て，最終モデルに組み込まれることは避けなければならない．

1. 予備検討（screening step）
2. 抽出した要因をすべて組み込んだモデル（full model）の構築
3. deletion step
4. 最終モデルの構築

1. で薬物動態パラメータの決定因子や変動要因の交絡を考慮し，検討するべき要因を抽出する．次にこれらの要因を一旦すべて組み込んだモデル（full model）を構築する．3. では，この full model から要因を一つ削除（deletion）して，削除前の full model との間の当てはまり度を目的関数等を参考に比較し，パラメータへの要因の寄与を判断する．最後に意味のある要因を組み込んだ最終モデルを決定する．

上記の方法以外に，full model を作成せず，要因を一つずつ組み込んでいき，あてはまり度の指標としての目的関数，パラメータの分散の改善等が変化しなくなるまで繰り返す変数増加（forward selection）法もある．

a. 予備検討（screening step）

得られた患者背景データから，検討するべき要因を抽出する過程である．健常被験者を対象とした薬物動態パラメータ値から，V_d や CL_{tot} あるいは経口クリアランス（CL_{po}）の決定因子の推定を行う．血漿たん白結合との結合性，未変化体の尿中排泄率のデータも重要である．これらのデータに基づいて，患者における病態要因をおおよそ推定し，それを反映すると推定される臨床検査値は検討要因に入れる．また，これらの直接的な影響因子以外に，明らかになっていない影響因子として，人口学的背景因子も把握することは，患者の個体間変動を事前に把握する上では有用であるので，検討因子に入れる．

これらの収集した要因データの中で，明らかに交絡が認められる要因は，このステップにおいて検討対象から外す．それらを見極める際に便利なのが，患者個人ごとに推定した

薬物動態パラメータ値と被験者背景の散布図である．患者個人ごとに推定した薬物動態パラメータ値は，p.49 の得られたデータの取り出しの項で触れたとおり，$ERROR で IPRED=F，$EST METHOD=0 POSTHOC または $EST METHOD=1 と指定すると，ベイズ推定により，得られた平均推定値から，個々の被験者のパラメータを計算することができる．ただしこのベイズ推定は万能ではなく，各薬物動態パラメータ値を推定するのに必要な採血時点のサンプルが得られていない場合には，個々の被験者のパラメータ推定値が母集団平均値を示す傾向があるので[26]，注意が必要である．

1) 予備検討の例

ある薬物のクリアランス（CL）への変動要因（年齢（AGE），体重（WGT），クレアチニンクリアランス（CCR），性別（SEX））の寄与を検討している場合を考える．連続変数の要因である年齢，体重およびクレアチニンクリアランスと離散変数の性別に分けて考える．この薬物は腎排泄型であり，消失能依存のクリアランスを示す．血漿たん白結合率は小さいとする．

検討対象となる影響因子には，生体機能や構造から考えて，より直接的に，薬物の消失や分布に関与する因子と，生体機能からするとさらに高次の総括的意味を有する民族，年齢，性別，体重などの因子に分けられる．クリアランスや分布容積の影響因子の探索は，通常，具体的な，より直接的な臓器機能のマーカーを対象にする．この解明が進めば，原則的には，高次の総括的要因は必要とならなくなる．しかし，臓器機能では特定できないズレの説明要因として高次の総括的要因が組み込まれるケースは多い．そのため，年齢，体重などの人口学的要因の視点からクリアランスを説明することを目的とした場合の年齢要因の寄与率と，解析的に臓器機能などの関与を規定した後にさらに組み込まれた年齢や体重などの要因の寄与率は意味合いが異なってくる．解析の目的と視点から，両者のどちらを重視するかを選択しなければならない．

まずベイズ推定を用いて患者個人ごとに推定した薬物動態パラメータ値と連続変数である被験者背景の散布図を示す（図 2.43）．ここで確認すべきは，まず背景因子の変化に伴

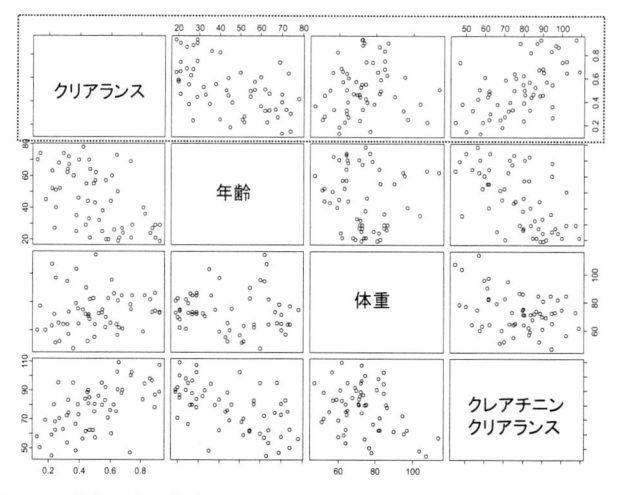

図 2.43　患者ごとに推定したクリアランスと連続変数の患者背景の関係

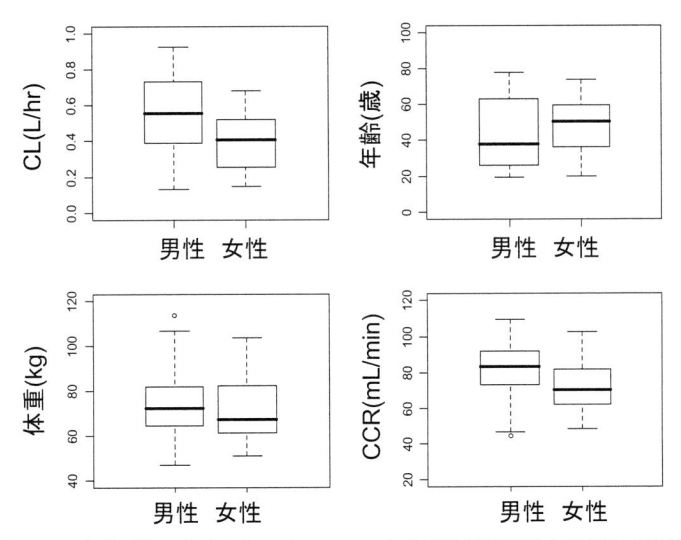

図 2.44 患者ごとに推定したクリアランスおよび他連続変数と性別との関係

うクリアランスの変化である．グラフの最上段がクリアランスと各要因の関連を示したグラフである．図よりクリアランスは，年齢の増加に伴って低下傾向，クレアチニンクリアランス低下に伴って低下傾向にある．また体重の増加に伴ってクリアランスは上昇した後，緩やかに低下している傾向がある．要因を組み込む際，比例的な増加か，累積的な増加か等によって組み込む式を変えるため，変化の性質をつかんでおく．次に要因間の交絡を確認する．ここでは，年齢とクレアチニンクリアランスが関連しているため，どちらかの要因を組み込むかを選択する．薬物の消失の機構から考えて，より直接的に関与すると推定できる因子とその寄与度を特定していくことが解析目的であるので，まず，臓器機能要因であるクレアチニンクリアランスを選択する．

次に離散変数の関係を箱ひげ図で示した（図2.44）．これらには，いずれも偏りは認められなかった．

2）screening step；base model との比較

ここでは，予備検討で決定した要因に対して，統計的な検討を加え，薬物動態パラメータへの寄与の程度を検討する．そのために，目的関数値を用いた χ^2 検定を実施する．

まず base model を実行し，目的関数（OBJ）値を得る．例ではモデル a で示し，OBJ 値は 2490.75 である．予備検討で選択した年齢以外の要因，体重（WGT），クレアチニンクリアランス（CCR）および性別（SEX）をクリアランスに対し，ひとつ組み込んだモデル（covariate model）を3種類，モデル b, c, d を作成し，それぞれ目的関数値を得る．組み込み方については後述する．表2.10 に結果をまとめた．要因を組み込んだモデルの

表 2.10 screening step の結果

model	#	covariate model	OBJ	ΔOBJ	p
base	a		2490.75		
WGT	b	体重のクリアランスへの影響	2482.45	8.30 ↓	0.003965
CCR	c	CCR のクリアランスへの影響	2474.89	15.9 ↓	0.000068
SEX	d	性別のクリアランスへの影響	2481.60	9.15 ↓	0.002487

目的関数値は，base model のそれより，すべてのモデルで3.84以上低下した．p.52 の尤度比検定で述べたように，自由度1で $p<0.05$ を有意水準とするなら，すべて「有意」な要因である．下記の例では，有意水準を $p<0.001$ と厳しくし，残った「クレアチニンクリアランス」のみを有意な要因と決定する．なお，この段階で変動要因は1つであったので，full model へ進む必要はない．CCR を組み込んだモデル c が最終モデルである．

3） 結果の集計

各解析で得られた目的関数値の結果は Excel 等の表計算ソフトウエアを用いて集計すると，誤りが少ない．Excel を使用した例（**表2.11**）を挙げると，base model の目的関数値が 432.135 で，要因をひとつ組み込んだモデルの目的関数値が 431.442 のとき，目的関数の差（ΔOBJ）は 6.639 である．このときの p 値は，χ^2 分布の片側確率を計算するエクセル内蔵の関数 CHIDIST を用いると簡単に算出できる．CHIDIST（目的関数値の差，自由度）と入力する．例の場合は ΔOBJ が 6.639 でパラメータ数がひとつ違うことから自由度は1となり，CHIDIST(6.639, 1)=0.0097 である．

表2.11 目的関数の χ^2 検定例（Excel イメージ）

	A	B	C	D	E
1			目的関数		
2		base	要因を組み込んだモデル	ΔOBJ	p 値
3		438.12	431.44	6.68	0.00975
4	Excel での式指定			=B3-C3	=CHIDIST(D3,1)

b. full model の構築

screening step で有意であった要因が複数存在した場合は，これらの中に，さらに交絡した要因が含まれていないかを確認するために，full model へ組み込む検討へ進む．base model に，有意であった要因をすべて組み込み，目的関数値を得る．要因が多くなると正常収束が困難になる傾向がある．要因の影響を表現する係数の初期値は，パラメータに対して極端に大きく影響を与える値にしない方がよい．**表2.12** には，screening step で体重，クレアチニンクリアランスおよび性別が検出された例を示す．モデル e が full model に該当し，体重，クレアチニンクリアランスおよび性別を一度に組み込み，目的関数値は 2461.9 であった．

c. deletion step；full model との比較

次に，full model と full model から要因をひとつだけ削除したモデル（reduced model）を比較し，同様に目的関数値で χ^2 検定を行い（deletion step），目的関数値が有意に上昇した要因は，統計的に意味のある変動要因とする．交絡によってたまたま検出されたような，薬物動態パラメータへの寄与がわずかである要因は，削除しても目的関数値の変化は少なくなる．この場合は，他の削除していない要因で十分説明できるため「なくてもいい」と判断されることから，モデルから削除する．一方，寄与の大きな要因は，削除すると「その要因がないと説明できない」状態になり，目的関数値が大きく上昇することから，変動要因として決定する．ここで最終的に残った要因を組み込み，最終モデル（final model）とする．表2.12 に deletion step の例を示した．体重のみ，クレアチニンクリア

表 2.12 deletion step の集計例

step	model	#	covariate model	OBJ	ΔOBJ	p
	full	e	体重，CCR，性別を組み込んだモデル	2461.9		
deletion step	体重削除	f	CCR，性別を組み込んだモデル	2473.3	+11.4	0.0007
	CCR 削除	g	体重，性別を組み込んだモデル	2479.6	+17.7	0.00003
	性別削除	h	体重，CCR を組み込んだモデル	2463.1	+1.2	0.2733

ランスのみを削除したモデル f，g では有意に目的関数値が上昇したが，性別を削除したモデル h では，有意な上昇がみられなかった．そこで，性別は削除しても目的関数値が変化しない要因であるとし，最終モデルを，体重，クレアチニンクリアランスを含むモデル h とする．

2.4.3 演習 3：クリアランスの変動要因の推定

a. 解析データの背景情報

薬物 C は，検討した投与量範囲で薬物動態は線形であった．健康成人を対象とした研究で，尿中未変化体排泄量は 80% であり，血漿たん白結合率は 10% 未満である．

臨床第 I 相試験

試験デザイン	：オープンラベル，単回経口投与，用量漸増試験
対象	：健康成人男子
投与量	：250，500，1000 mg 経口投与
被験者数	：各用量群 6 名
採血時点	：0, 0.25, 0.5, 1, 1.5, 2, 3, 4, 5, 6, 8, 12, 24 hr
血中薬物濃度測定法	：HPLC 法，検出限界値 50 ng/mL
	なお検出限界付近では測定の CV% は他より大きな値を示していた

臨床第 II 相試験

試験デザイン	：オープンラベル，単回経口投与，用量比較試験
対象	：腎機能障害患者
投与量	：250，500 mg 経口投与
被験者数	：各用量群 20 名
採血時点	：0, 0.5, 1, 2, 3, 4, 8, 12, 24 hr
血中薬物濃度測定法	：HPLC 法，検出限界値 50 ng/mL
	なお検出限界付近では測定の CV% は他より大きな値を示していた

得られた背景因子は次のとおりであった．連続変数は，年齢，体重，クレアチニンクリアランス，アスパラギン酸アミノトランスフェラーゼ，離散変数として性別および民族の情報が得られている．なおクレアチニンクリアランスは，24 時間尿中クレアチニン量と血清クレアチニン値から算出した．

健康成人データから STS 法により，一次吸収過程のある 1-コンパートメントモデルに

当てはめて算出したパラメータは以下のとおりであった.

k_a;　　0.9± 0.35 (/hr),　　％CV；　39％
V_d/F　20.0± 2.10 (L),　　％CV；　31％
CL/F;　3.0± 0.75 (L/hr),　　％CV；　25％
B/P=1.0

なおB/Pは全血中薬物濃度/血漿中薬物濃度比である．V_d/F値が20Lであり，B/P=1.0であることから，V_d値は20L以下の値であることは確かである．そのことより，V_dは以下の式で表すことができる（V_p：細胞外液容量）．

$V_d = V_p$

CL/F値が3L/hrであることから，CL値は3L/hr（50mL/min）以下の値であることは確かである．また，B/P=1.0であることより，CLは以下の式で表すことができる（fuB：薬物の血漿遊離形分率，CL_{intR}：腎固有クリアランス）．

$CL \fallingdotseq fuB \cdot CL_{intR}$

腎機能障害患者を対象としているので，V_pの増加による，V_dの増加の可能性はある．浮腫の生成のモニターが必要である．また，CL_{intR}の低下の可能性があり，腎機能の指標のモニターが必要である．薬物の遊離形分率は小さいので，血漿たん白結合に対するモニター項目は必要ない．これらの推論は，文献[13]を参考にしていただきたい．

表2.13　データセット「PKdat02.csv」内，被験者1, 2のデータ

C PTID	TIME	AMT	DV	EVID	MDV	CMT	AGE	WGT	CCR	SEX	ALT	RACE
1	0	250	0	1	1	1	21	67.7	85	1	31.3	1
1	0.25	.	1.311	0	0	2	21	67.7	85	1	31.3	1
1	0.5	.	2.318	0	0	2	21	67.7	85	1	31.3	1
1	1	.	3.659	0	0	2	21	67.7	85	1	31.3	1
1	1.5	.	4.385	0	0	2	21	67.7	85	1	31.3	1
1	2	.	4.726	0	0	2	21	67.7	85	1	31.3	1
1	3	.	4.788	0	0	2	21	67.7	85	1	31.3	1
1	4	.	4.484	0	0	2	21	67.7	85	1	31.3	1
1	5	.	4.069	0	0	2	21	67.7	85	1	31.3	1
1	6	.	3.643	0	0	2	21	67.7	85	1	31.3	1
1	8	.	2.875	0	0	2	21	67.7	85	1	31.3	1
1	12	.	1.769	0	0	2	21	67.7	85	1	31.3	1
1	24	.	0.409	0	0	2	21	67.7	85	1	31.3	1
2	0	250	0	1	1	1	29	72.7	107.4	1	32.1	1
2	0.25	.	3.157	0	0	2	29	72.7	107.4	1	32.1	1
2	0.5	.	5.269	0	0	2	29	72.7	107.4	1	32.1	1
2	1	.	7.391	0	0	2	29	72.7	107.4	1	32.1	1
2	1.5	.	7.853	0	0	2	29	72.7	107.4	1	32.1	1
2	2	.	7.489	0	0	2	29	72.7	107.4	1	32.1	1
2	3	.	5.904	0	0	2	29	72.7	107.4	1	32.1	1
2	4	.	4.276	0	0	2	29	72.7	107.4	1	32.1	1
2	5	.	2.988	0	0	2	29	72.7	107.4	1	32.1	1
2	6	.	2.053	0	0	2	29	72.7	107.4	1	32.1	1
2	8	.	0.95	0	0	2	29	72.7	107.4	1	32.1	1
2	12	.	0.2	0	0	2	29	72.7	107.4	1	32.1	1
2	24	.	.	0	1	2	29	72.7	107.4	1	32.1	1

b. データセット

解析用データセット「PKdat02.csv」は,朝倉書店のホームページよりダウンロードすること.表2.13に被験者1,2のデータを示した.AGEより右のカラムが背景データに相当する.性別(SEX)で,1は男性,2は女性,人種差(RACE)では,1は日本人,2は白人である.たとえば被験者1は,データから年齢(AGE)21歳,体重(WGT)67.7 kg,クレアチニンクリアランス(CCR)85 mL/min,アラニンアミノトランスフェラーゼ(ALT)31.3 IU/L の日本人男性であることがわかる.

ここで背景データに関する一般的な注意を述べる.NONMEM では血中薬物濃度(DV)は経時的変化が表現できるが,背景因子の経時的変化は通常,表現できないため,背景因子データは,投与直前あるいは投与直近値,かつ同一被験者内では同じ値を入力する.

背景因子を含むデータは,ソースデータが多岐に渡ることが多い.たとえば,被験者番号や年齢,体重は診療録や症例報告書,血清クレアチニン,ALT,アスパラギン酸アミノトランスフェラーゼ(AST)データは検査伝票,薬物動態データである血中薬物濃度は血中薬物濃度測定報告書にある,といった具合である.多くの症例,多くの背景データをオフラインで入力するのでは,リソースも必要になり,何より入力ミスが生じやすい.そこで統計プログラムを利用し,これらソースデータからオンラインで該当情報を抽出,結合する方法を薦めたい.やむをえずオフラインで手入力する場合は,読み合わせを行うなど,正確なデータを得る工夫が必要である.

c. 設問 5

背景因子のデータ特性を把握したい.データファイルを開いて,連続変数である年齢(AGE),体重(WGT),クレアチニンクリアランス(CCR),アラニンアミノトランスフェラーゼ(ALT)を対象に,基本統計量(平均値,標準偏差,例数,最大値,最小値など)を算出せよ.離散変数の性別(SEX),民族(RACE)は各要因が検討するのに十分な必要な例数が得られているかを集計し,確認せよ.

連続変数は対散布図を作成し,各要因で明らかに交絡のある要因があれば,挙げること.たとえば,日本人と白人で体重に明確な差があるか等,離散変数は変数別に,連続変数に依存する偏りがないかを確認する.これらの情報から,検討する必要のある要因か,必要のない要因かを吟味せよ.

d. 設問 6

演習2で,習得したことを思い出しながら,base model(変動要因を組み込まないモデル)を構築してほしい.血中薬物濃度の時間推移データをプロットして確認し,使用する薬物動態モデル,誤差モデルを決め,コントロールファイルを作成し,NONMEM を実行する.血中薬物濃度の誤差モデルはいくつか検討し,モデル当てはめから得られた予測値(PRED)と実測値(DV)の比較,得られた薬物動態パラメータ値からモデルを吟味し,最も妥当だと考えられるモデルを決定すること.

e. 設問 7

screening step を実施せよ.設問6で作成した base model のクリアランス(CL)に,

設問5で把握した変動要因をひとつだけ組み込んだモデル（covariate model）を作成し，NONMEMを実行する．それぞれのモデルの目的関数，薬物動態パラメータおよび個体間・個体内変動を推定せよ．covariate modelの目的関数をそれぞれbase modelの目的関数値とでχ^2検定を行い，$p<0.001$で統計的に有意であった要因を決定せよ．

1）解析のヒント

作成するcovariate model数は，検討する変動要因の数と同じになる．そのとき，変動要因が連続変数と離散変数では，コントロールファイルの記述が若干異なるので，以下に示した図2.45を参考にすること．連続変数の例は図2.45（A）に示した．下式は，連続変数である年齢（AGE）の影響をクリアランス（CL）に組み込んだ例である．組み込んだ式は，クリアランスが年齢のべき乗になるようにした．

$$CL = CL_{mean} \cdot \left(\frac{AGE_{individual}}{AGE_{median}}\right)^{THETA_{AGE\_factor}}$$

$THETA_{AGE\_factor}$（図2.45（A）のコントロールファイル例では，THETA(4)に相当）

```
連続変数；AGEの例 (A)
$PK
AG1  =(AGE/45.5)**THETA(4)
KA  = THETA(1)*EXP(ETA(1))
TVV = THETA(2)
V   = TVV*EXP(ETA(2))
TVCL = THETA(3)*AG1
CL  = TVCL*EXP(ETA(3))
.....
$THETA
    (0, 0.9)   ;KA (1)
    (0, 20.0)  ;V (2)
    (0, 3.0)   ;CL (3)
    (1.1)      ;COV2 AG1
```

```
離散変数；RACEの例 (B)
$PK
 RAC1=0
 RAC2=0
 IF (RACE.EQ.1) RAC1=1
 IF (RACE.EQ.2) RAC2=1
   RACP = RAC1+RAC2*THETA(4)
KA  = THETA(1)*EXP(ETA(1))
TVV = THETA(2)
V   = TVV*EXP(ETA(2))
TVCL = THETA(3)*RACP
CL  = TVCL*EXP(ETA(3)
....
$THETA
    (0, 0.9)   ;KA (1)
    (0, 20.0)  ;V (2)
    (0, 3.0)   ;CL (3)
    (0, 1.1)   ;COV2 SEX
```

図2.45 クリアランスへの変動要因の組み込み例

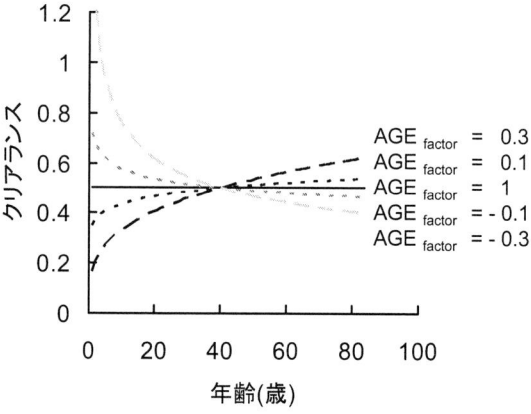

図2.46 べき乗モデルで表現したCLと年齢の関係

が，年齢のクリアランスへの影響を表現する係数である．ここで THETA$_{AGE\_factor}$ の初期値の設定には注意する．べき乗の係数であるため，負の値も取りうることから，初期値を指定する場合は下限を設けてはならない．図 2.46 に示したようにこの係数が負になるのは，年齢上昇に伴ってクリアランスが減少する場合である．

べき乗モデルについて，平均のクリアランス値は 0.5，メジアンの年齢は 40 歳の場合の，CL と要因（AGE）と THETA$_{AGE\_factor}$ の関係をべき乗モデルで表現した（図 2.46）．べき乗モデルで表現できるプロフィルをつかんでいただきたい．べき乗のモデルは，各被験者の中央値（メジアン）より年齢が低い範囲では，クリアランスは大きく変化するが，年齢が大きい場合には，変化が小さくなる傾向の曲線を表現している．しかし，対象とした被験者群の年齢幅が被験者の中央値から大きく離れない場合には，近似的には，以下に示す対数モデル（図 2.47）や比例モデル（図 2.48）と同等となる．

対数モデル

$$CL = CL_{mean} \cdot \exp(AGE_{individual})^{THETA_{AGE\_factor}}$$

比例モデル

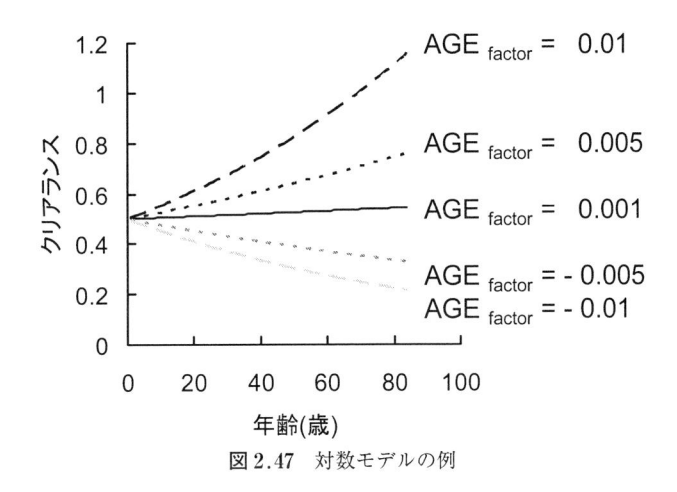

図 2.47 対数モデルの例

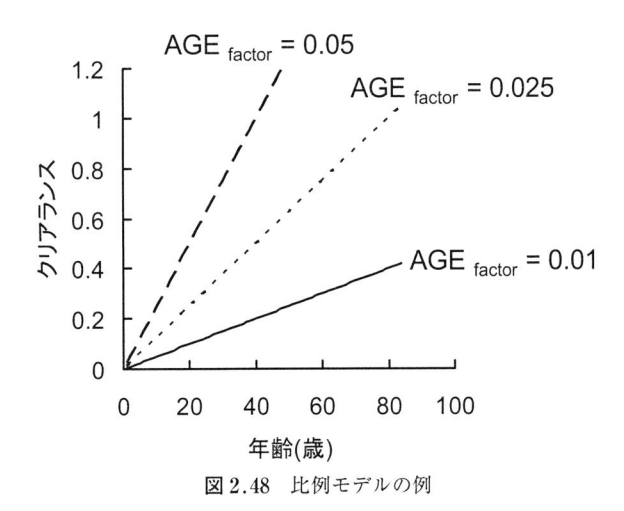

図 2.48 比例モデルの例

$$CL = CL_{mean} \cdot AGE_{individual} \cdot THETA_{AGE\_factor}$$

薬物動態パラメータと背景因子の関係のおおよその傾向を把握することにより，使い分けるとよい．

一方，離散変数は，人種差（RACE）を組み込んだ例を示した（図 2.45(B))．これは，白人のクリアランスは日本人の何倍になるかというように，二つ以上の集団を基準となる集団の倍数として表現するとわかりやすい．RACE が 1（日本人）のとき IF(RACE.EQ.1)RAC1=1 で，RAC1 係数は 1，RAC2 は 0 となり，日本人のクリアランスの平均値は THETA(3) で表される．一方，白人のクリアランスの平均値は IF(RACE.EQ.2)RAC2=1 で，RACE が 2（白人）のとき RAC2 係数は 1，RAC1 は 0 となり，日本人クリアランスの倍数（THETA(3)×THETA(4)）で表される．カッコ内 .EQ. は，フォートランの関係演算子（relational operator）と呼ばれるもので，二つの算術式の関係を表し，ここでは等しい（equal）の意味である．前後のピリオド ". " は必ず付けること．また要因の係数 THETA(4) は倍率を示すことから負の値は取らない．

f. 設問 8

full model を構築せよ．screening step で選別した変動要因をすべて base model に組み込み，目的関数，薬物動態パラメータ，個体間・個体内変動を得る．組み込む要因の数だけ THETA の数が増えるため，ナンバリングのミス，重複や番号の抜けに気をつけること．

g. 設問 9

CL に影響を与える要因とその寄与を説明せよ．設問 8 の full model から，要因を一つだけ取り除いたモデル（reduced model）を作成し，目的関数，薬物動態パラメータ，個体間・個体内変動を得る．full model に組み込んだすべての要因で検討する．full model から求めた目的関数値と reduced model から求めた目的関数値を χ^2 検定によって比較し，有意であった要因を最終的な要因にする．なお，最終的な要因を組み込んだモデル（final model）での薬物動態パラメータ，個体間・個体内変動，各要因の係数から，パラメータの妥当性や寄与を考察せよ．

2.4.4 演習 3 の解答

a. 解答 5；背景因子のデータ特性の把握

1) 基本統計量，分布，例数の把握

まず連続変数なら基本統計量，離散変数なら各群の例数を算出してみる．連続変数に関しては，最低値あるいは最高値が 1 点で飛び離れた値である可能性もあるため，分布も確認した．基本統計量を**表 2.14** に，度数分布を**図 2.49** に示す．連続変数の要因は，少数例ではあるものの，正常値の狭い範囲に集中している等，明らかな偏りは認められなかった．腎機能は，正常から中程度の腎機能低下患者が含まれており，肝機能の場合は，ほとんど正常か軽度の肝機能低下患者が存在する．離散変数の性別，人種差に関しては，各要因とも検討可能な症例数が得られた．

表 2.14 背景因子のまとめ

	年齢	体重	CL$_{CR}$*	ALT**	性別；n	人種；n
単位	yr	kg	mL/min	IU/L	人	人
変数名	AGE	WGT	CCR	ALT	SEX	RACE
Phase I	25.3±4.9 (19-36)	81.1±9.6 (66.2-101)	92.6±8.5 (80.0-109)	25.5±9.2 (9.8-40.6)	男性；18 女性；0	日本人；9 白人 ；9
Phase II	54.6±14.2 (24-78)	71.6±11.6 (51.0-103)	71.3±14.2 (44.7-103)	81.7±18.5 (46.8-122)	男性；20 女性；20	日本人；20 白人 ；20
ALL	45.5±18.2 (19-78)	74.5±11.8 (51.0-103)	77.9±16.1 (44.7-109)	64.3±30.8 (9.8-122)	男性；38 女性；20	日本人；29 白人 ；29

*CL$_{CR}$：クレアチニンクリアランス　　　　mean±S. D.
**ALT：アラニンアミノトランスフェラーゼ　（min-max）

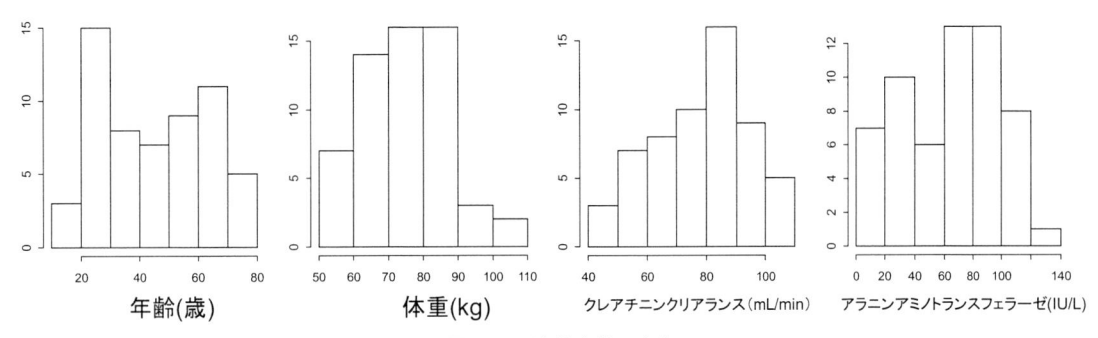

図 2.49 連続変数の分布

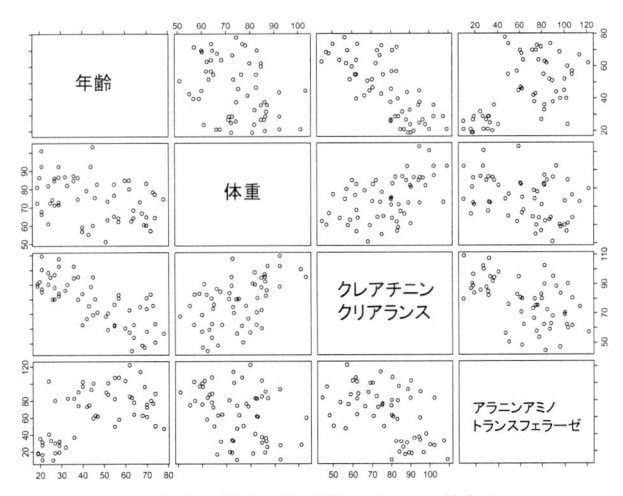

図 2.50 連続変数の背景因子の対散布図

2) 交絡の確認

要因間の交絡を確認するための対散布図を作成したところ（図 2.50），かなりの要因に交絡が認められることが示唆された．少なくとも，体重（WGT），年齢（AGE）とクレアチニンクリアランス（CCR）を同時に組み込むべきではない．離散変数の性別にWT，CCRでやや偏りが見られるが（図 2.51），人種には背景による偏りは認められなかった（図 2.52）．

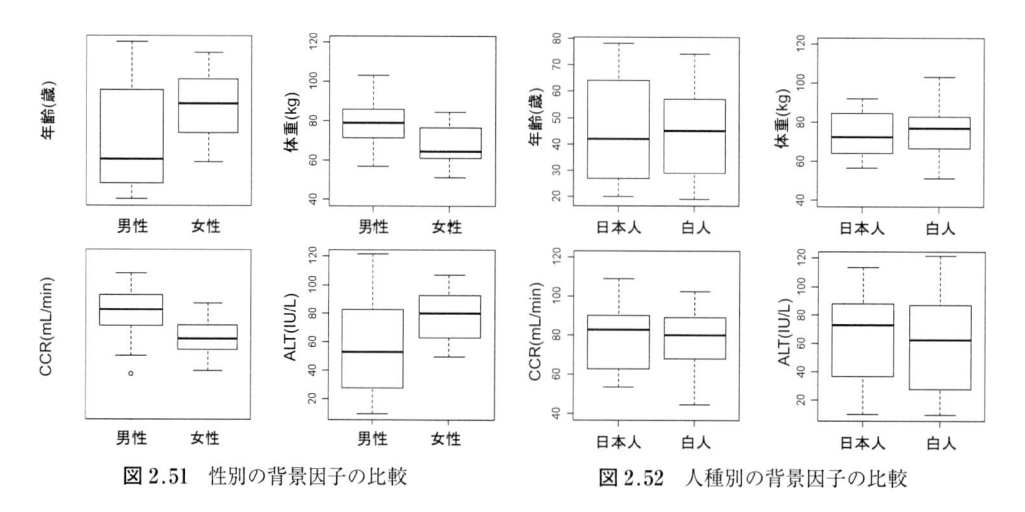

図2.51 性別の背景因子の比較　　　図2.52 人種別の背景因子の比較

b. 解答6；base model の構築
1) 血中薬物濃度推移の視覚化

前章で行ったように，被験者の血中薬物濃度の時間推移をグラフ化し，消失相をどのように表現するかを決定する．図2.53 に 58 人分の個別の推移を示したが，おおむねどの被験者も一相性の消失を示した．妥当なモデルは 1-コンパートメントモデルと考えられる．

2) 構造モデル（コンパートメントモデルと誤差モデル）の決定

血中薬物濃度のグラフから，おおよそ 1-コンパートメントモデルであろうと判断できるが，高次のコンパートメントモデルも合わせて解析し，比較すると検証できる．

血中薬物濃度の誤差モデルは演習 2 と同様，HPLC で測定していることから比例誤差モデル，または検出限界値付近では CV が大きくなるという情報より付加誤差モデルの可能性があるので，この二つを検討する．付加誤差モデルのコントロールファイル例を示した（ダウンロードファイル OPC02.txt も参照）．

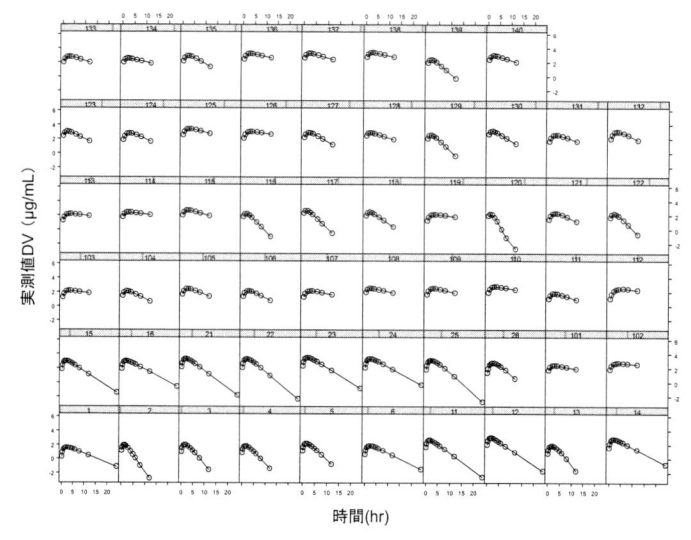

図2.53 個別の血中薬物濃度の時間推移；片対数プロット

base model；血中薬物濃度に付加誤差モデルを組み込んだ 1-コンパートメントモデルのコントロールファイル

```
$PROB OPC02
$INPUT ID TIME AMT DV=CP EVID MDV CMT
    AGE WGT CCR SEX ALT RACE
$DATA PKdat02.csv IGNORE='C'
$SUBROUTINES ADVAN2 TRANS2

$PK
  KA    = THETA(1)*EXP(ETA(1))

  TVV   = THETA(2)
  V     = TVV*EXP(ETA(2))

  TVCL  = THETA(3)
  CL    = TVCL*EXP(ETA(3))

  S2    = V
  K     = CL/V

$ERROR
  Y     = F+ERR(1)
  IPRED=F
  IRES=DV-IPRED

$THETA
  (0, 0.9)   ;KA (1)
  (0, 20.0)  ;V  (2)
  (0, 3.0)   ;CL (3)
$OMEGA 0.1 0.1 0.1
$SIGMA 0.1

$TABLE ID TIME EVID MDV CMT IPRED IRES CL V KA
       AGE WGT CCR SEX ALT RACE
       NOPRINT FILE=02.txt
$EST MAXEVAL=9999 PRINT=5 NOABORT POSTHOC
$COV
```

付加誤差モデルと比例誤差モデルで，それぞれ解析し，実測値と推定値の対応性の結果を，それぞれ図 2.54，図 2.55 に示した．どちらのモデルも予測性に著しい違いは認められなかった．低濃度域で CV が大きいことに基づき，付加誤差モデルを選択した．次の解答 7 以降で，この base model である血中薬物濃度に付加誤差モデルを組み込んだ 1-コンパートメントモデルをもとに，薬物動態パラメータの変動要因を探索する．

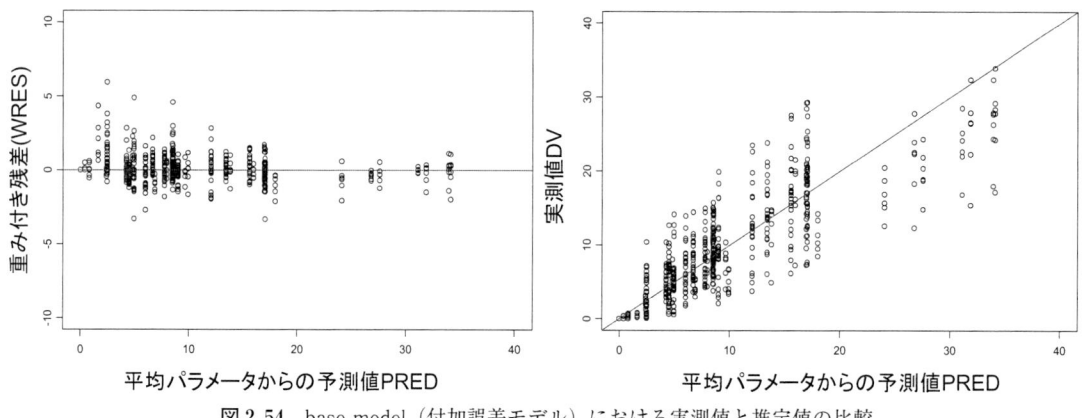

図2.54 base model（付加誤差モデル）における実測値と推定値の比較

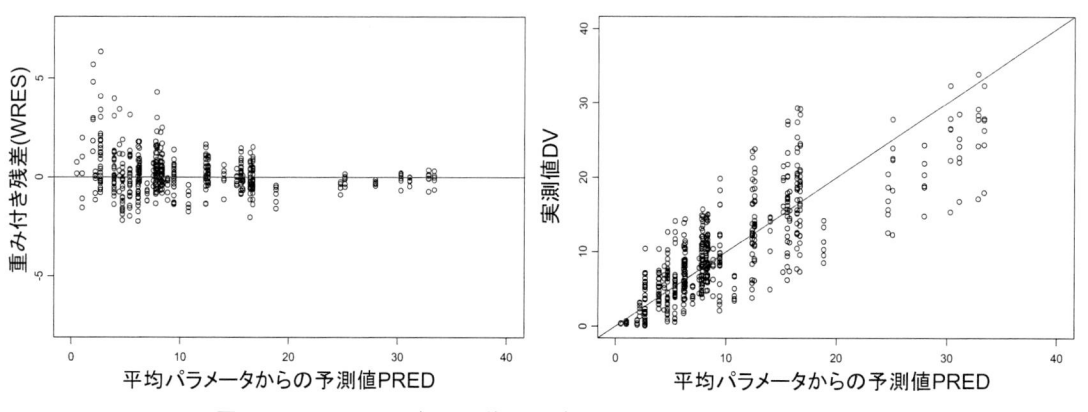

図2.55 base model（比例誤差モデル）における実測値と推定値の比較

c. **解答7；screening step**

1） 予備検討

base model を用いて，$ERROR で IPRED=F，$EST METHOD=0 POSTHOC または $EST METHOD=1 と指定し，ベイズ推定を用いて被験者ごとのクリアランスを推定する．各被験者から血中薬物濃度の時間推移を十分にフォロー可能なサンプルが得られていることから，ベイズ推定により推定される各被験者のクリアランス値には，推定上のエラーは小さいと考えた．$TABLE で指定したファイルにクリアランスが出力されているので，この値と，被験者背景をプロットすると（**図2.56**），クリアランスが各要因と関連が認められることが視覚的に判断できる．

解答5で背景因子の特性を把握した際の各要因の相関係数 r を**図2.57**にまとめた．まず年齢（AGE）とクレアチニンクリアランス（CCR）に有意な相関が認められた（$r=-0.746$）．そこで，AGE と CCR では前述の理由（p.69，予備検討の例参照）から CCR を採用し，AGE はこの時点で削除する．CCR は ALT，WGT，性別（SEX）とも相関があるので，同様の理由で ALT，WGT，SEX を削除する．とくに ALT については，薬物動態上の観点からもこの薬物は 80％ が腎から排泄されることから，肝機能の指標である ALT の寄与は小さいものと考えられる．人種の違いによる CCR の相違は，認めら

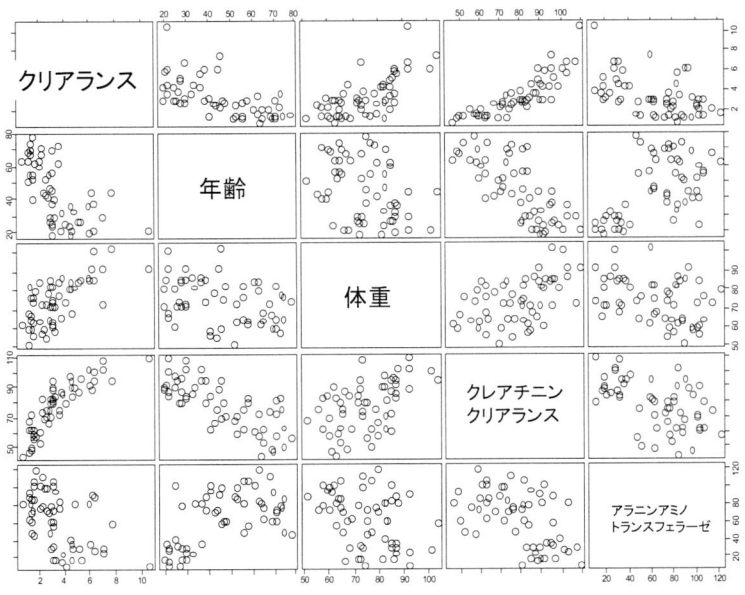

図2.56 クリアランスと被験者背景の関係

年齢			
-0.341^*	体重		
-0.746^*	0.497^*	CCR	
-0.576^*	-0.362^*	-0.520^*	ALT

$^*p<0.05$
CCR：クレアチニンクリアランス
ALT：アラニンアミノトランスフェラーゼ

図2.57 要因間の関係のまとめ，連続変数

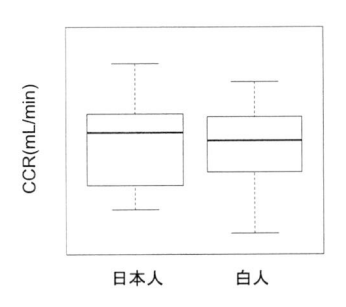

図2.58 人種差の違いによるCCRの分布

れなかった（図2.58）．したがって，screening stepで検討するべき要因はCCR，RACEとする．

2) screening stepの実施；covariate modelの作成と実行

解答7で決定したbase modelのクリアランスに，予備検討で抽出した変動要因をひとつだけ組み込んだモデルを作成し，目的関数を比較する．結果は目的関数の値のみでなく，得られたクリアランス値，他パラメータが生理的な範囲内か，変動要因を表現する係数の推定値が常識的な範囲に入っているかも確認すること．このチェックは，deletion

表2.15 screening step の結果

	model#	covariate model	OBJ	ΔOBJ	p	THETA				
						KA	V	CL	RACE$_{factor}$	CCR$_{factor}$
base	a		−414.62			0.884	20.1	3.01	—	
CCR	b	CCRのクリアランスへの影響	−824.853	410.233 ↓	3.3E-91	0.919	18.7	3.15	2.15	—
RACE	c	人種差のクリアランスへの影響	−431.386	16.766 ↓	4.2E-05	0.897	20.1	3.18	—	0.901

表2.16 CCR と RACE を組み込んだ full model と deletion step の結果

組み込んだ要因	model#		OBJ	ΔOBJ	p	THETA				
						KA	V	CL	RACE$_{factor}$	CCR$_{factor}$
CCR+RACE	d		−850.707			0.922	18.6	2.97	1.14	2.09
CCR	e	RACEは削除	−824.853	419.3 ↓	3.682E-07	0.919	18.7	3.15	2.15	—
RACE	f	CCRは削除	−431.386	25.85 ↓	3.430E-93	0.897	20.1	3.18	—	0.901

stepでも同様に行う．要因の選択は目的関数の低下を判断基準に用い，χ^2 検定にて有意差検定を行う．危険率は 0.1% とする．クリアランスに対する CCR の影響を，CCR の平均値を用いてべき乗で表現したモデルと，人種差の影響を検討したモデルの解析結果を**表 2.15** にまとめた．要因すべてに「有意な」目的関数の低下が認められた．screening step が終了した時点で，統計的に有意であった変動要因を再吟味し，意味のない要因や明らかに交絡のある因子を検出していないかを確認すること．要因間で相関が見られる場合には，メカニズムを考慮し，妥当であると考えられるものや，より目的関数が低下する要因を選択する．

d. 解答 8；full model の構築

base model に CCR および RACE を組み込み，NONMEM を実行する．

e. 解答 9；deletion step による full model から final model の構築

結果を**表 2.16** にまとめた．CCR，RACE を組み込んだ full model の目的関数は，モデル d で示したように −850.7 であった．このモデルから CCR，RACE は，削除すると目的関数はどちらのモデルも有意に上昇した．よって CL に影響を与える要因は，CCR，RACE であり，final model としては，full model のモデル d を採用する．final model のコントロールファイルを以下に示した．またダウンロードファイルに final model のコントロールファイルとその解析アウトプットファイルを掲載したので，参考にされたい．

最終モデル（final model）のコントロールファイル

```
$PROB OPC02i
$INPUT ID TIME AMT DV=CP EVID MDV CMT
       AGE WGT SCR CCR SEX ALT RACE
$DATA PKdat02.csv IGNORE='C'
$SUBROUTINES ADVAN2 TRANS2

$PK
  CR1 = (CCR/77.9)**THETA(5)
```

```
RAC1=0
RAC2=0
IF (RACE.EQ.1) RAC1=1
IF (RACE.EQ.2) RAC2=1
  RACP = RAC1+RAC2*THETA(4)

KA  = THETA(1)*EXP(ETA(1))
TVV = THETA(2)
V   = TVV*EXP(ETA(2))
TVCL= THETA(3)*RACP*CR1
CL  = TVCL*EXP(ETA(3))
S2  = V
K   = CL/V

$ERROR
Y=F+ERR(1)

$THETA
   (0, 0.9)   ;KA  (1)
   (0, 20.0)  ;V   (2)
   (0, 3.0)   ;CL  (3)
   (0, 1.1)   ;COV2 SEX
   (1.1)      ;COV2 CCR

$OMEGA 0.1 0.05 0.05
$SIGMA 0.1

$TABLE ID TIME EVID MDV CMT IPRED IRES CL V KA
       NOPRINT FILE=02fin.txt
$EST MAXEVAL=9999 PRINT=5 NOABORT
     POSTHOC
$COV
```

f. 検出された要因のインパクト

final model から求められた CL の平均値の推定値（THETA(3)）は，2.96（L/hr）であった．次に CL に対するそれぞれの要因の寄与を見積もってみる．検出された CCR は連続変数であり，べき乗の係数（THETA(5)）は 2.96 であった．CCR が 80 mL/min から半分の 40 mL/min に低下した場合，CL がこの低下に伴ってどの程度低下するかを計算してみる．日本人被験者（RACE=1）で CCR が 80 mL/min のとき CL は，2.96×(80/77.8)^2.1=3.14（L/hr）だが，40 mL/min のときは，2.96×(40/77.8)^2.1=0.73（L/hr）となり，実に 76% の低下が見られる．CL への影響は大きい．薬物動態上の視点からは，40〜50% の低下を示すことが妥当と考えられる．この点は，演習課題は演習用に模擬的に作ったデータであることによるものであり，ご容赦願いたい．

一方，人種差は離散変数であり，係数（THETA(4)）が 1.14 であった．この値の読み

方は，CCR が平均的な 77.8 mL/min の被験者で，日本人と白人の CL を比較してみるとよくわかる．日本人の CL が 2.96（L/hr）に対し，白人の CL は 2.96×1.14＝3.37（L/hr）となり，白人の方がわずかに上回っているにすぎない．人種は CCR よりは CL に対する影響が小さいことがわかった．

　変動要因の探索が目的である解析でも，前章で説明した最終モデルから推定されたパラメータの信頼性および構築した最終モデルの安定性，頑健性のチェックが必要である．前章と同様に最終モデルで推定されたパラメータの標準誤差から，信頼区間を算出し推定精度を確認する．またブートストラップ法を用いて，パラメータの信頼性を検討しておく．こうして最終的に検出した変動要因の確かさを確認しておくこと．

参考文献

1) 緒方宏泰，奥村勝彦：薬物血中濃度モニタリングのための Population Pharmacokinetics 入門．薬事時報社，1988．
2) 田中　久：医薬品の開発　薬物動態評価とコンピュータ．廣川書店，1991．
3) 厚生省医薬安全局審査管理課長通知：小児集団における医薬品の臨床試験に関するガイダンスについて．医薬審第 1334 号，平成 12 年 12 月 15 日．http://www.nihs.go.jp/dig/ich/efficacy/e11/iyakusin1334-2.pdf
4) 厚生省薬務局新医薬品課長通知：高齢者に使用される医薬品の臨床評価法に関するガイドライン．医薬審第 104 号，平成 5 年 12 月 2 日．http://www.nihs.go.jp/dig/ich/efficacy/e7/e7.html
5) Food and Drug Administration：Guidance for Industry：Population Pharmacokinetics, 1999. http://www.fda.gov/cder/guidance/1852fnl.pdf
6) 厚生労働省医薬局審査管理課長通知：医薬品の臨床薬物動態試験について．医薬審第 796 号，平成 13 年 6 月 1 日．http://www.nihs.go.jp/mhlw/tuuchi/2001/010601-796/010601-796.pdf
7) 臨床薬物動態試験・薬物相互作用ガイドライン検討班：医薬品の臨床薬物動態試験，通知解説．じほう，2002．
8) 塩見真理：NONMEM における PPK 解析手法とモデリングの留意点．*Pharm Stage* **4**(1)：30-37, 2004.
9) Beal, S. L., Sheiner, L. B.：NONMEM User's Guides, NONMEM project Group. San Francisco：University of California at San Francisco, 1992.
10) Beal, S. L., Sheiner, L. B.：The NONMEM system. *Am. Stat.* **34**：118-119, 1980.
11) TIBCO software Inc. TIBCO Spotfire S+8.1 for Windows, Data Analysis Division, TIBCO, Palo Alto, CA, 2007.
12) SAS Institute Inc. SAS Software：Usage and Reference, Version 9, SAS Institute, Cary, NC, 2008.
13) 緒方宏泰：臨床薬物動態学，第 2 版．丸善，2007．
14) 緒方宏泰：医薬品開発における臨床薬物動態試験の理論と実践．丸善，2004．
15) 竹内正弘，矢船明史，成川　衛：非線形混合効果モデルによる臨床試験データ解析における注意点．臨床薬理 **31**(5)：659-665, 2000.
16) Hooker, A., Staatz, C. E., Karlsson, M. O.：Conditional weighted residuals, an improved model diagnostic for the FO/FOCE methods. 第 15 回 Population Approach Group Europe 講演要旨，Brugge, Belgium, 2006. http://www.page-meeting.org/?abstract=1001
17) 笠井英史：FOCE および FOCE INTERACTION 法を用いた NONMEM 解析における重み付け残差について．第 22 回 Population pharmacokinetics 研究会講演要旨，大阪，2006．
18) Severini, T. A.：Likelihood Methods in Statistics, Oxford Statistical Science Series, No 22, 2000.
19) 小西貞則，北川源四郎：情報量規準．朝倉書店，2004．
20) Karlsson, M. O., Holford, N. H.：A tutorial on visual predictive checks, 第 17 回 Population Approach Group Europe 講演要旨，Marseille, France, 2008. http://www.page-meeting.org/pdf_assets/8694-Karlsson_Holford_VPC_Tutorial_hires.pdf
21) Wade, J. R., Kelman, A. W., Howie, C. A., Whiting, B.：Effect of misspecification of the absorption process on subsequent parameter estimation in population analysis. *J. Pharmacokinet. Biopharm.*

21 : 209-222, 1993.
22) Parke, J., Holford, N. H., Charles, B. G. : A procedure for generating bootstrap samples for the validation of nonlinear mixed-effects population models. *Comput. Methods Programs Biomed.* **59** : 19-29, 1999.
23) Perl-speaks-NONMEM. http://psn.sourceforge.net/
24) Wings for NONMEM. http://wfn.sourceforge.net/index.html
25) Kowalski, K. G., Hutmacher, M. M. : Efficient screening of covariates in population models using Wald's approximation to the likelihood ratio test. *J. Pharmacokinet Pharmacodyn.* **28** : 253-275, 2001.
26) Tsuchiwata, S., Mihara, K., Yafune, A., Ogata, H. : Evaluation of Bayesian estimation of pharmacokinetic parameters. *Ther. Drug Monit.* **27** : 18-24, 2005.

3. PK-PD 解析編

本編の到達目標

PK-PD 解析を通じて以下のことを習得する.
- NONMEM でのユーザー定義モデルの構築
- NONMEM での複数の種類の従属変数(血中薬物濃度と薬理効果の指標)を扱う解析
- 血中薬物濃度と薬理効果の指標の経時推移における時間的なズレを説明するモデルの定義

なお,本編の演習で扱う PK-PD モデルは,
1) 直接反応モデル(シグモイド E_{max} モデル)
2) 間接リンク・直接反応モデル(効果コンパートメントを伴うシグモイド E_{max} モデル)
3) 間接反応モデル

の 3 つのみであるが,演習を通じて NONMEM におけるユーザー定義モデルの構築方法を理解することにより,任意の PK モデルおよび PK-PD モデルが構築できるようになることを期待する.一方で,本章の演習ではユーザー定義モデルの構築方法の習得に重きをおいているために,一般的な PK-PD モデルの構築のプロセスからはあえて変えている部分もあることを,あらかじめご容赦いただきたい.また,効率的な演習実施のために解析はすべて FO 法を採用している.

3.1 PK-PD 解析概説

到達目標
- PK-PD 解析の目的の理解
- NONMEM におけるユーザー定義モデルの構築方法の理解

3.1.1 PK-PD 解析の目的

PK-PD 解析の目的の一つは,作用部位における薬物濃度が薬理効果の発現強度を制御するという薬理学・薬力学的な概念を,薬物動態学で扱う薬物の体内での挙動およびその指標である薬物濃度の経時変化と結びつけ,血中薬物濃度あるいは作用発現部位中薬物濃度と薬理効果との関係や薬理効果の経時的変化を理解することである.PK-PD 解析によ

り明らかにされる投与量や投与間隔と有効性・安全性との関係は，医薬品開発や臨床での適正使用を促す上でとくに重要な情報となる[1]．PK-PD 解析の概念および医薬品開発における意義の詳細については別の書籍を参照されたい[2]．

3.1.2 PD モデルの種類

血中薬物濃度と薬理効果の関係を表す PD モデルは，薬理効果の観測値が連続値と離散値（＋/－ や A/B/C…など）のいずれかにより，それぞれ適応可能なモデルが異なる．連続値の場合は，PK-PD の関係を表現するモデルとしてシグモイド E_{max} モデル（**図 3.1**），あるいはその派生モデル（線形モデル等）が従来最もよく使われてきたが，近年では薬剤が内因性物質の生成・消失を阻害あるいは促進することにより体内の内因性物質量を制御することを表現した間接反応モデルや，骨髄芽球から血球への分化過程における薬物の影響を表現した骨髄抑制モデル[3] など，薬物の薬理効果または有害効果の発現機序に基づくモデルが汎用されてきている．PK-PD 解析で扱われる代表的なモデルや実際の臨床試験での適応事例については別の書籍や論文を参照されたい[4～7]．観測値が離散値（カテゴリカルデータ）の場合の PD モデルについては 4.3 節で述べる．

血中薬物濃度の時間推移と薬理効果の発現強度の時間推移には時間的なズレを生じることがあり，PK-PD 解析において解決しなければならない問題の一つである（**図 3.2**）．この時間的なズレの原因の一つとして，血中薬物濃度と作用部位濃度の平衡到達に時間を要することが挙げられる．多相性の血中薬物濃度の時間推移を表現するマルチコンパートメントモデルに従う薬物で，末梢コンパートメント中薬物濃度が薬理効果の発現強度に対応する場合は，効果発現に関連づける薬物濃度を末梢コンパートメント中濃度に規定するこ

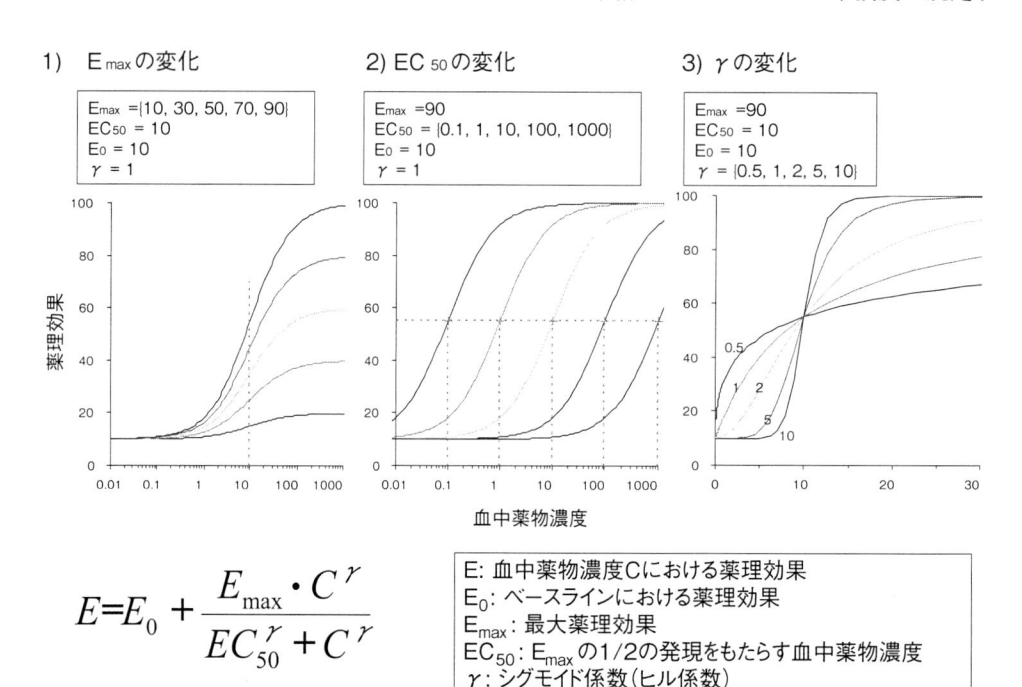

$$E = E_0 + \frac{E_{max} \cdot C^\gamma}{EC_{50}^\gamma + C^\gamma}$$

E: 血中薬物濃度 C における薬理効果
E_0: ベースラインにおける薬理効果
E_{max}: 最大薬理効果
EC_{50}: E_{max} の 1/2 の発現をもたらす血中薬物濃度
γ: シグモイド係数（ヒル係数）

図 3.1 シグモイド E_{max} モデル

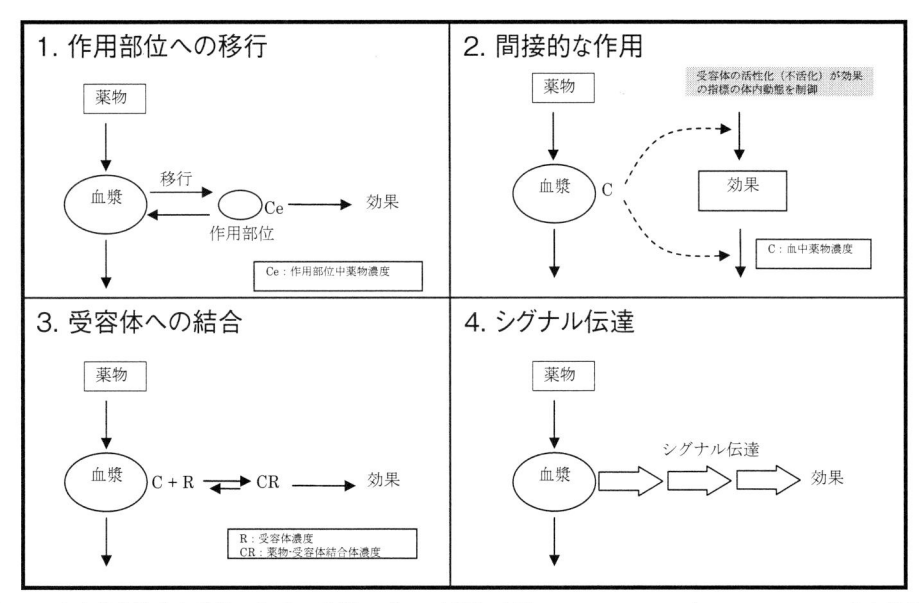

図3.2 血中薬物濃度と効果における時間のズレの原因の例とPK-PDモデル（Dahl et al., 2009より作図）[8]

とにより，このずれを考慮できる．一方，時間的なずれが末梢コンパートメント中薬物濃度で説明できないとき，これを解決するために考案された手法の一つが効果コンパートメントモデルである．きわめて小さい容量の作用部位を仮定した薬物動態への干渉がない"効果コンパートメント"をPK-PDモデルに組み込むことで，血中薬物濃度と薬理効果の時間的ズレを表現する．血中薬物濃度と薬理効果の時間的なズレの原因については，他に薬物の受容体への結合に時間を要する場合，いくつかのシグナル伝達を経由して薬理効果が発現するために時間がかかる場合などもある[8]．先述の間接反応モデルについては，それ自体でも血中薬物濃度と薬理効果の時間的ズレをある程度表現しうるが，より大きな時間のズレを表現するために効果コンパートメントモデルなどと組み合わせることもある．

3.1.3 NONMEMでのPK-PD解析

a. PK-PD解析に非線形混合効果モデル法を用いる理由

PK-PD解析において標準二段階法ではなく非線形混合効果モデル法を用いることには一つの利点がある．線形の薬物動態プロファイルをもつ薬物のPK解析は投与量によらず共通のPKモデルを利用可能であるが，PK-PD解析においては投与量に依存した血中濃度の範囲の変化に伴い，最適なPDモデルは変化することがある．図3.3の例では低用量群（25 mg投与群と50 mg投与群）では血中薬物濃度と薬理効果の指標である血中バイオマーカー濃度はほぼ比例関係にあるが，高用量群（200 mg投与群）では血中薬物濃度の増加に対して血中バイオマーカー濃度は頭打ち傾向を示している．標準二段階法でPK-PD解析を行う場合，このようなケースでは用量群ごとに異なるPDモデルが最適と選ばれうる．また，低用量群ではE_{max}を別の情報源（たとえば，高用量群の結果や*in vitro*データからの推定値）をもとに仮定しなければ，E_{max}モデルへの収束計算は不可能

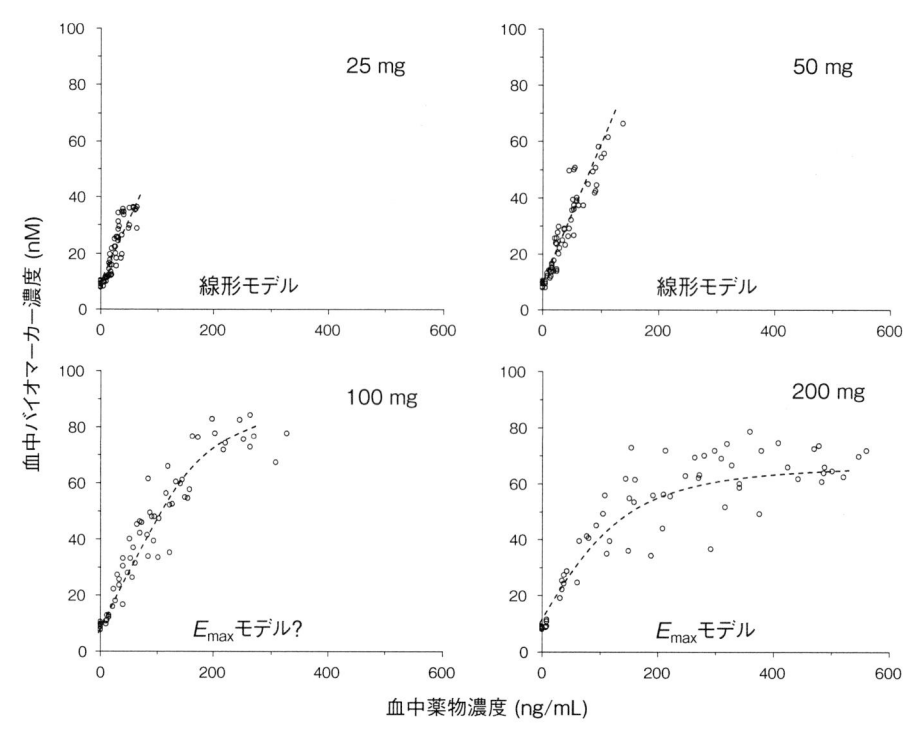

図3.3 投与量の変化に基づく血中薬物濃度域と適切なPDモデルの変化

である.

　非線形混合モデル法では利用可能なすべてのデータを同時に扱うため,様々な濃度域のデータが混在していても,共通のPK-PDモデルに当てはめることが可能である.非線形混合効果モデル法を扱うことのできる統計解析ソフトウエアはいくつか存在するが,モデルを微分方程式で定義でき,臨床薬物動態・臨床薬理の分野で事実上のデファクトスタンダードになっているNONMEMソフトウエアを用いたPK-PD解析について紹介する.

b. PK-PD解析のためのユーザー定義モデル構築方法

　NONMEMにはPK-PD解析のためのモデルライブラリは用意されておらず,その代わりにコンパートメントモデルをユーザーが自由に定義できるサブルーチンが提供されている.実際にNONMEMでPK-PD解析を行う際には,ほとんどの場合においてPK-PDモデルをユーザー定義モデルとして構築する必要がある.

　図3.4には,吸収過程をもたない2-コンパートメントモデルの組込みルーチンであるADVAN3のコントロールファイルと,まったく同じ2-コンパートメントモデルを一般非線形モデル用ルーチン(ADVAN6)によるユーザー定義モデルで記載したコントロールファイルを示した.2つのコントロールファイルの対比により,ユーザーモデルの定義方法を紹介する.

変更点1:$SUBROUTINE($SUB)

- TRANS(主パラメータ定義ルーチン)はADVAN6では使用できない.ADVAN3ではTRANSで指定したPKパラメータ(CL, V1, V2, Q)は$PKにて定義するか,もしくはデータセットに定義し$INPUTに変数名としてもたせなければならないが,

```
<ADVAN3>
$PROB XXX 2-Comp PK analysis (basic model)
$DATA DATA.csv IGNORE=@
$INPUT ID TIME AMT RATE DV EVID MDV CMT II SS
$SUB ADVAN3 TRANS4


$PK
 CL=THETA(1)*EXP(ETA(1))
 V1=THETA(2)*EXP(ETA(2))
 V2=THETA(3)
 Q=THETA(4)
 S1=V1







$ERROR Y=F*EXP(EPS(1))
$THETA  0.025 (0,1.99) (10,25.0,100) 4.50 FIXED
$OMEGA 0.04 0.04
$SIGMA 0.01
$EST METHOD=0 MAX=5000 PRINT=5 POSTHOC
$TABLE ID TIME FILE=CP.PAR NOHEADER NOPRINT
$TABLE ID CL V1 V2 Q FILE=PM.PAR
       ONEHEADER NOPRINT FIRSTONLY NOAPPEND
$COV
```

```
<ADVAN6>
$PROB XXX 2-Comp PK analysis (basic model)
$DATA DATA.csv IGNORE=@
$INPUT ID TIME AMT RATE DV EVID MDV CMT II SS
$SUB ADVAN6 TOL=5
$MODEL COMP=(CENTRAL ,DEFOBS, DEFDOSE)
       COMP=(PERIPH)
$PK
 CL=THETA(1)*EXP(ETA(1))
 V1=THETA(2)*EXP(ETA(2))
 V2=THETA(3)
 Q=THETA(4)
 S1=V1
 K12=Q/V1
 K21=Q/V2
$DES
 DADT(1)= -K12*A(1) +K21*A(2) -CL/V1*A(1)
 DADT(2)=  K12*A(1) -K21*A(2)
$ERROR Y=F*EXP(EPS(1))
$THETA  0.025 (0,1.99) (10,25.0,100) 4.50 FIXED
$OMEGA 0.04 0.04
$SIGMA 0.01
$EST METHOD=0 MAX=5000 PRINT=5 POSTHOC
$TABLE ID TIME FILE=CP.PAR NOHEADER NOPRINT
$TABLE ID CL V1 V2 Q FILE=PM.PAR
       ONEHEADER NOPRINT FIRSTONLY NOAPPEND
$COV
```

図 3.4 ADVAN3（組み込みモデル）と ADVAN6（ユーザー定義モデル）の比較

ADVAN6 では英数字で 4 文字以内の任意の変数名（予約語として定義されているものは除く，また先頭の文字はアルファベット）で定義できる．

- TOL は $DES の連立微分方程式で定義した各コンパートメントにおける薬物量の経時推移を，連続計算により算出するときの刻み幅を制限するための許容誤差を定義する．NONMEM 7 では $EST（ESTIMATION）の SIGL オプションで刻み幅を定義する．$EST の SIGDIGITS オプションで定義する有効桁数（デフォルトは 3）の 3 倍以上の値を SIGL に設定し，SIGL の設定値以上の値を TOL に設定することが推奨されている[9]．［本書では演習効率の観点から TOL=5 を用いている．］

変更点 2：$MODEL

$MODEL はコンパートメントの数と属性を定義する．COMP=に続けてコンパートメント名をアルファベットから始まる 8 文字の英数字で定義する．コンパートメントは定義順に番号が付与される．さらに各コンパートメントには以下のオプションが適用できる．

- DEFDOSE：投与イベントを行うコンパートメントを定義
- DEFOBS：観測イベントを行うコンパートメントを定義

これらのオプションは解析データセットに CMT データ項目が存在しない場合，または CMT に 0（デフォルト）が定義されている場合に参照する投与または観測を行うコンパートメントを規定する（DEFDOSE と DEFOBS は同じコンパートメントに設定することも可能）．

一方，ADVAN3 ではコンパートメントの数があらかじめ定義されているため，

$MODEL によるコンパートメントの定義はできない.

変更点 3：$DES

$DES は $MODEL で定義したコンパートメント内の薬物の出入りを定義する微分方程式を定義する．DADT(x) は x 番目のコンパートメント内における薬物量の変化速度を表し，A(x) は x 番目のコンパートメント内の薬物量を意味する．

一方，ADVAN3 ではコンパートメント間の薬物の移動があらかじめ定義されているため，$DES による微分方程式の定義はできない．

なお，以下の項目は ADVAN3 と ADVAN6 とで共通である．

- $DATA および $INPUT によるデータファイルと変数の定義
- $PK および $ERROR で利用可能な四則演算・関数と誤差モデルの定義
- $THETA，$OMEGA，$SIGMA での初期値の定義
- $ESTIMATION（$EST）でのオプションの設定
- $TABLE，$SCAT，$COV での出力制御

c．複数の従属変数の同時処理

NONMEM では複数の種類の従属変数を対象に同時当てはめ計算を行うことができる．たとえば，2 番目と 3 番目のコンパートメントにそれぞれ血中薬物濃度と組織中薬物濃度を定義する場合は，$ERROR において

 Y=F*EXP(EPS(1))
 IF(CMT.EQ.3)Y=F*EXP(EPS(2))

のように，CMT データでレコードを分別することができる．上記の記載では，CMT が 3 のレコードでは Y=F*EXP(EPS(2)) を，CMT が 3 以外のレコード（CMT が 2 の場合も含まれる）では Y=F*EXP(EPS(1)) を使用することを意味する．また，F は各コンパートメントにおける濃度を表す変数のため，以下のように $ERROR 内に PD モデルを定義することにより，血中薬物濃度を薬理効果指標の変数に変換することができる．

 Y=F*EXP(EPS(1))*(1-FLG)+(E0 + EMAX*F/(EC50 + F))*EXP(EPS(2))*FLG

薬理効果が同じコンパートメント内の血中薬物濃度によって計算される場合，CMT でレコードを分類することはできないため，フラグ変数（予約語以外の任意の変数名で定義）をデータセット内に作成しておく必要がある．上の例では，血中薬物濃度のレコードには 0 を，薬理効果のレコードには 1 を記載した FLG というフラグ変数をデータセット内に作成しておくことで DV に入力された 2 種類の従属変数を場合分けして当てはめ計算する．

3.1.4 PK-PD 解析法

PK-PD 解析の方法としては逐次解析と同時解析の 2 つに大別される．

同時解析とは，血中薬物濃度と薬理効果の指標（バイオマーカー等）を，それぞれ PK のモデルと PD のモデルに同時に当てはめて計算を行う方法である．これに対し，既知の PK モデルから予測された血中薬物濃度理論値，あるいは先行して行った PK 解析により得られた PK モデルより予測された血中薬物濃度理論値と薬力学の指標との関係を PD モ

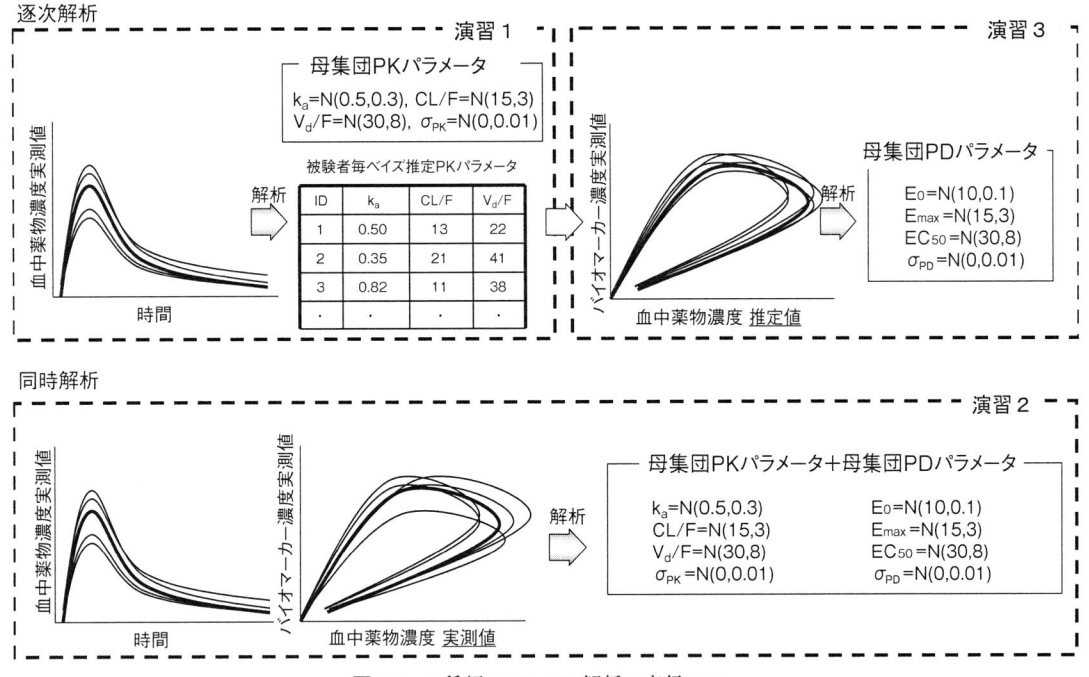

図 3.5 2 種類の PK-PD 解析の実行フロー

表 3.1 逐次 PD 解析手法

解析手法	IPP 法 (Individual PK Parameter 法)	PPP&D 法 (Population PK Parameter & Data 法)	PPP 法 (Population PK Parameter 法)
解析用データセット	血中濃度データは含まず，被験者ごとの PK パラメータ推定値を含む	血中濃度データとバイオマーカー濃度データが変数 DV に含まれ，フラグによって分類されている（同時解析と同じデータ形式）	血中濃度データおよび PK パラメータ推定値を含まない（PD.dat の場合は被験者ごとの PK パラメータ推定値は使用しない）
PD 解析時に参照する PK 情報	データセットに含まれる個別 PK パラメータ推定値	コントロールに記載の母集団 PK パラメータ＆データセットに含まれる血中濃度データ	コントロールに記載の母集団 PK パラメータ
解析手順	$PK, $ERROR には PK 関連の定義式を含まず，PD パラメータのみを直接推定する．	$PK, $ERROR に同時解析と同様の PK 関連の定義式を設定するが，PK 関連パラメータ（平均・分散・残差誤差）を PK 単独解析結果の値で固定する．	$PK, $ERROR に同時解析と同様の PK 関連の定義式を設定するが，PK 関連パラメータ（平均・分散）を PK 単独解析結果の値で固定する．

デルに当てはめて計算する方法を逐次解析と呼ぶ（**図 3.5**）．

逐次解析については解析時に使用する PK 情報の取り扱いに基づき，**表 3.1** に示したような 3 つの手法にさらに分類できる[10,11]．

基本的な構造としては，血中薬物濃度と効果の指標値はともに時間に対し従属変数として位置づけられる．しかし，効果発現の相では，作用発現部位中の薬物濃度を独立変数として，効果の指標値が誤差を含みながら発現しているはずである．PD 解析では，この問題を内在している．逐次解析と同時解析の選択については，多くの状況下では逐次解析が

推奨される．その理由の一つは，同時解析で生じる PD データによる母集団 PK パラメータの推定値への干渉の問題である．また，PK パラメータの共変量探索過程において多数のモデルへの当てはめ計算をする際，そのすべての試行において PD データが計算に含まれることになり，解析全体のプロセスとして非効率である．

　逐次解析手法の選択は利用可能な PK データの情報量に依存する．PD 解析対象とするすべての被験者について信頼性の高い PK パラメータ推定値が利用可能な場合（被験者ごとに精度よく PK パラメータを推定可能なだけの PK データがあるケースも含む）は IPP 法が第一選択になるであろう．一方で，母集団 PK パラメータだけが既知で PD データと同時に得られている個別 PK データがない場合には PPP 法しか選択できない．PPP&D 法は PPP 法と同様に母集団 PK パラメータが既知である必要があるものの，解析データセット内の PK データの情報量が多い場合には IPP 法に，PK データの情報量が少ない場合には PPP 法に近い結果を与え，PK データの情報量に依存せずに選択可能である．一方で，PPP&D 法では解析時に用いる総データ量が多くなるため，IPP 法および PPP 法に比べて解析に時間を要する．さらに，PPP 法および PPP＆D 法では PD 解析の過程で各被験者の PK パラメータをベイズ推定することになるが，その推定個別 PK パラメータには PD データによる干渉の影響が含まれうることに留意しておく必要がある．

3.2　演習の準備

到達目標
- 演習で用いる PK-PD データの背景の把握とデータ構造の理解

　ここでは 3.3 節以降の演習で用いる PK-PD データについて紹介する．

3.2.1　解析データの背景情報

　ある内因性物質 X（バイオマーカー）の代謝酵素を阻害することにより内因性物質 X の血中濃度を上昇させ，薬理効果を発揮すると考えられる新規薬物候補品 B について用量漸増単回投与試験を実施中である．現在，第 4 コホートまでの薬物動態および薬力学データが得られており，用量漸増反復投与試験における用量と投与間隔を検討するために PK-PD モデルの構築が必要である（図 3.6）．

　投与条件：25，50，100，200 mg（4 用量群）経口投与

　患者数：各用量群 6 名（実薬 6 名），計 24 名

　採血時点：0，1，2，4，6，8，12，24，36，48，72 hr（血中薬物濃度，血中バイオマーカー濃度共通）

　年齢：22〜45 歳（平均 30.3 歳）

　体重：51.1〜76.7 kg（平均 63.5 kg）

　性別：男性 24 名

　プラセボ投与例における血中薬物濃度および血中バイオマーカー濃度は，測定中のため未入手である．

<PK> <PD>

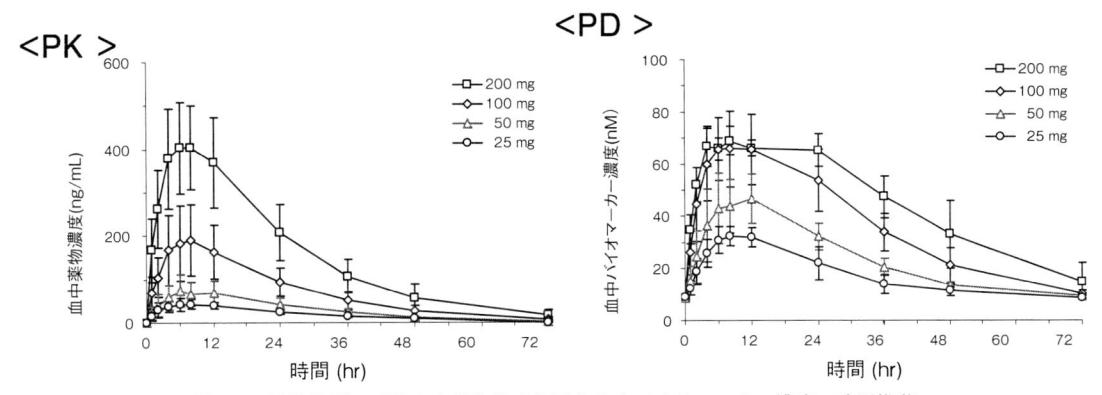

図 3.6 用量群別の平均血中薬物濃度と平均血中バイオマーカー濃度の時間推移

表 3.2 標準二段階法による PK パラメータ推定値の要約

用量群 (mg)	k_a (hr^{-1})	CL/F (L/hr)	V_d/F (L/kg)
25	0.313±0.177	19.1±5.0	6.13±1.13
50	0.221±0.142	24.8±9.2	7.49±4.31
100	0.255±0.071	21.0±6.8	6.75±3.21
200	0.317±0.099	19.3±6.5	5.92±1.14
全体	0.277±0.127	21.0±7.0	6.57±2.69

平均 ± 標準偏差

なお，事前に行った非線形最小二乗法による症例ごとの PK 解析結果の要約（標準二段階法）を**表 3.2** に示す．本剤の経口投与後の薬物動態は，この用量範囲においては線形で，1 次吸収過程つきの 1-コンパートメントモデルに従うことが予想された．全体の要約結果を演習における PK モデルパラメータの初期値に利用する．

a．誤差モデル

本演習においては，PK および PD モデルに含まれるパラメータは，個体間変動および残差変動を対数誤差モデルに従うと仮定して解析を行うこととした．

b．データ構造

データ構造はコントロールファイルに定義する解析手法に合わせて作成する必要がある．ここでは次章以降の PK-PD 解析演習に用いる 2 つの異なるデータセット（**図 3.7**）について，そのデータ構造を説明する．

OC01.dat：従属変数 DV に PK と PD の両方のデータを含み，観測あるいは投与イベントが発生したコンパートメント番号を定義する変数 CMT または任意のフラグ変数によりデータの種類を分類した形式．

OC02.dat：PK と PD のデータを個別の従属変数として設定した形式．コントロールストリームにおいて PK 解析時には DV1 を DV に，PD 解析時には DV2 を DV に変数名を替えて解析する．

＜共通変数＞

ID：被験者番号

TIME：初回のイベントからの相対時刻（hr）

OC1.dat（複数の種類のデータを一つの従属変数DVに含む）

ID	TIME	AMT	EVID	DMDV	DV		RBL	CMT	WT	AGE	SMK	DSG	AE
1	0	25	1	1	0	← 投与	10	1	71.7	30	0	25	0
1	0	0	0	1	0	← PK	10	2	71.7	30	0	25	0
1	0	0	0	0	10	← PD	10	3	71.7	30	0	25	0
1	1	0	0	0	8	← PK	10	2	71.7	30	0	25	0
1	1	0	0	0	11.2	← PD	10	3	71.7	30	0	25	0
1	2	0	0	0	15	← PK	10	2	71.7	30	0	25	0
1	2	0	0	0	14.4	← PD	10	3	71.7	30	0	25	0

OC2.dat（データの種類ごとに従属変数DVを分離）

ID	TIME	AMT	EVID	DMDV1	DV1	DMDV2	DV2	RBL	CMT	DCMT	WT	AGE	SMK	DSG	AE
1	0	25	1	1	0	1	0	10	1	1	71.7	30	0	25	0
1	0	0	0	1	0	0	10	10	2	3	71.7	30	0	25	0
1	1	0	0	0	8	0	11.2	10	2	3	71.7	30	0	25	0
1	2	0	0	0	15	0	14.4	10	2	3	71.7	30	0	25	0

　　　　　　　　　　　　PK　　　　PD

図 3.7 演習で使用する 2 種類の PK-PD 解析用データセット

AMT：投与量（mg）
EVID：イベント識別番号（0：観察，1：投与）
RBL：薬剤投与前の血中バイオマーカー濃度（ベースライン）（nM）
CMT：イベント発生コンパートメント（DCMT に読み替えてデータ分類フラグにも使用）
WT：体重（kg）
AGE：年齢（歳）
SMK：喫煙習慣（0：非喫煙者，1：喫煙者）
DSG：投与量群（mg）
AE：有害事象（嘔気）の有無（0：無，1：有）　※今回の演習では使用しない

＜OC01.dat のみ＞
MDV：血中薬物濃度および血中バイオマーカー濃度の欠測値フラグ（1：欠測値）
DV：血中薬物濃度（ng/mL）および血中バイオマーカー濃度（nM）

＜OC02.dat のみ＞
MDV1：血中薬物濃度の欠測値フラグ（1：欠測値）
DV1：血中薬物濃度（ng/mL）
MDV2：血中バイオマーカー濃度の欠測値フラグ（1：欠測値）
DV2：血中バイオマーカー濃度（nM）
DCMT：イベント発生コンパートメント変数（CMT）用ダミーデータ

3.3　演習 1：ADVAN6 による PK 解析

到達目標
- PK モデルによるユーザー定義モデル構築方法の習得

- 逐次解析用 PD データファイルの作成

本節ではユーザー定義モデルサブルーチン（ADVAN6）を用いて，1次吸収過程つき 1-コンパートメントモデルを用いた薬物動態解析を行う．

3.3.1 設問1

以下の ADVAN2 のコード（PKAV2.txt）を AVDAN6 で書き直し，それぞれを解析して同じ結果が得られることを確認しなさい．

```
$PROB   PK ANALYSIS (ADVAN2)
$DATA   OC2.dat IGNORE=@
$INPUT  ID TIME AMT EVID MDV1=MDV DV1=DV MDV2 DV2 RBL CMT DCMT WT AGE SMK DSG AE
$SUB    ADVAN2 TRANS2
$PK     KA = THETA(1)*EXP(ETA(1))
        CL = THETA(2)*EXP(ETA(2))
         V = THETA(3)*WT*EXP(ETA(3))
        S2 = V/1000
$ERROR  Y = F*EXP(EPS(1))
$THETA  (0,0.312)   (0,19.5)   (0,6.13)
$OMEGA  0.131      0.103      0.0966
$SIGMA  0.00624
$EST    METHOD=0 NOABORT SIGDIGIT=3 MAX=9999 PRINT=10 POSTHOC
$TABLE  ID TIME AMT EVID MDV2 DV2 KA CL V RBL DCMT WT AGE SMK DSG NOPRINT ONEHEADER
        NOAPPEND FILE=PD.dat
$COV
```

$DES に各コンパートメント内の薬物量の変化を連立微分方程式で定義する．1次吸収過程つき 1-コンパートメントモデルは，図 3.8 の式により定義される．

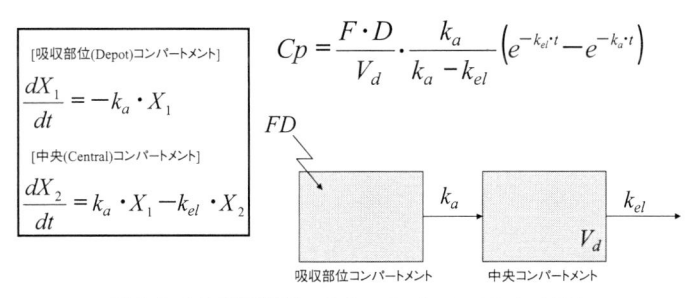

$$Cp = \frac{F \cdot D}{V_d} \cdot \frac{k_a}{k_a - k_{el}} \left(e^{-k_{el} \cdot t} - e^{-k_a \cdot t} \right)$$

[吸収部位(Depot)コンパートメント]
$$\frac{dX_1}{dt} = -k_a \cdot X_1$$

[中央(Central)コンパートメント]
$$\frac{dX_2}{dt} = k_a \cdot X_1 - k_{el} \cdot X_2$$

図 3.8 1次吸収過程つき 1-コンパートメントモデル

3.3.2 解答1

以下に ADVAN6 でのコードの記載例を示す．

```
$PROB   PK ANALYSIS (ADVAN6)
$DATA   OC2.dat IGNORE=@
$INPUT  ID TIME AMT EVID MDV1=MDV DV1=DV MDV2 DV2 RBL CMT DCMT WT AGE SMK DSG AE
```

```
$SUB      ADVAN6 TOL=5
$MODEL  COMP=(DEPOT)   COMP=(CENTRAL)
$PK       KA  = THETA(1)*EXP(ETA(1))
          CL  = THETA(2)*EXP(ETA(2))
          V   = THETA(3)*WT*EXP(ETA(3))
          KEL = CL/V
          S2  = V/1000
$DES      DADT(1) = -KA*A(1)
          DADT(2) =  KA*A(1) -KEL*A(2)
$ERROR Y  = F*EXP(EPS(1))
$THETA  (0, 0.312)   (0, 19.5)   (0, 6.13)
$OMEGA  0.131       0.103      0.0966
$SIGMA  0.00624
$EST    METHOD=0 NOABORT SIGDIGIT=3 MAX=9999 PRINT=10 POSTHOC
$TABLE  ID TIME AMT EVID MDV2 DV2 KA CL V KEL RBL DCMT WT AGE SMK DSG AE
        NOPRINT ONEHEADER NOAPPEND FILE=PD.dat
$COV
```

1) コンパートメント名(今回の例では DEPOT と CENTRAL)は,アルファベットで始まる8文字までの文字列で任意に設定できる.

2) 投与量(AMT)データの単位は mg,血中濃度(DV1)データの単位は ng/mL (=μg/L)であるため,スケーリングファクター S2 の式において分布容積を 1000 で除することにより単位を補正している.

$SUB(SUBROUTINE)には ADVAN6 と TOL を定義する.データセット内の CMT レコードにより投与イベントは1番目,観測イベントは2番目のコンパートメントで発生したと定義されていることから,$MODEL におけるコンパートメントの定義順は,1:吸収部位,2:全身循環でなければならない.また,投与および観測のイベントが特定のコンパートメントに限定される場合は,$MODEL のオプション(今回のケースでは COMP=(DEPOT, DEFDOSE),COMP=(CENTRAL, DEFOBS)におきかえること)により,CMT レコードを参照しなくとも同様の結果が得られる.

PK データの解析結果(ADVAN2 および ADVAN6 共通)を**表 3.3** に示し,PK モデルへの適合性確認結果を**図 3.9** に示す.

表 3.3 PK 解析結果

1 次吸収過程つき 1-コンパートメントモデル				
目的関数値	1252.800			
パラメータ	θ (固定効果)		ω^2 (変量効果)	
	推定値	標準誤差	推定値	標準誤差
k_a (hr^{-1})	0.312	0.0274	0.131	0.0328
CL* (L/hr)	19.5	1.45	0.102	0.0268
V* (L/kg)	6.13	0.366	0.0966	0.0335
σ^2 (残差変動)	0.00624	0.000843		

ADVAN2,ADVAN6 共通

* 推定パラメータには CL と V を用いているが,本来の意味としてはそれぞれ CL/F と V_d/F である.

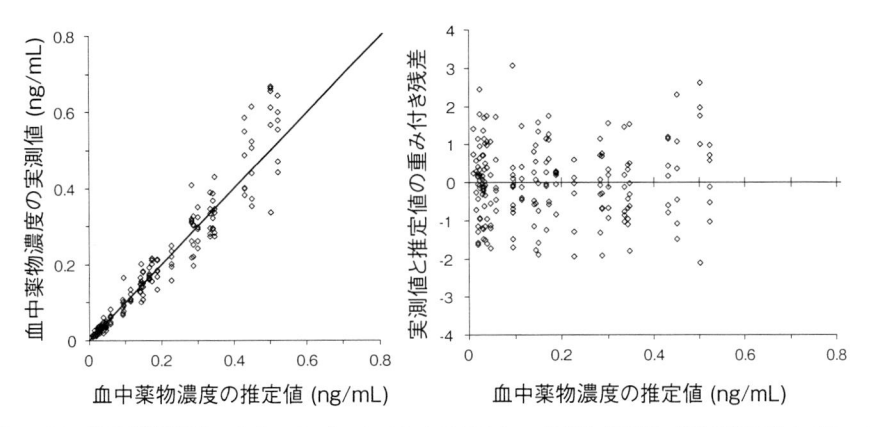

図 3.9 PK モデル（1 次吸収過程つき 1-コンパートメントモデル）への適合性確認（POSTHOC オプション未使用）

ID	TIME	AMT	EVID	MDV2	DV2	KA	CL	V	KEL	RBL	DCMT	WT	AGE	SMK	DSG	AE
1	0	25	1	1	0	0.14538	15.501	394.04	0.039338	10	1	71.7	30	0	25	0
1	0	0	0	0	10	0.14538	15.501	394.04	0.039338	10	3	71.7	30	0	25	0
1	1	0	0	0	11.2	0.14538	15.501	394.04	0.039338	10	3	71.7	30	0	25	0
1	2	0	0	0	14.4	0.14538	15.501	394.04	0.039338	10	3	71.7	30	0	25	0
1	4	0	0	0	25	0.14538	15.501	394.04	0.039338	10	3	71.7	30	0	25	0
1	6	0	0	0	28.4	0.14538	15.501	394.04	0.039338	10	3	71.7	30	0	25	0
1	8	0	0	0	34.6	0.14538	15.501	394.04	0.039338	10	3	71.7	30	0	25	0
1	12	0	0	0	35.5	0.14538	15.501	394.04	0.039338	10	3	71.7	30	0	25	0
1	24	0	0	0	34.3	0.14538	15.501	394.04	0.039338	10	3	71.7	30	0	25	0
1	36	0	0	0	21.7	0.14538	15.501	394.04	0.039338	10	3	71.7	30	0	25	0
1	48	0	0	0	16.5	0.14538	15.501	394.04	0.039338	10	3	71.7	30	0	25	0
1	72	0	0	0	8.2	0.14538	15.501	394.04	0.039338	10	3	71.7	30	0	25	0
2	0	25	1	1	0	0.5511	16.167	281.42	0.057447	9.4	1	51.5	36	1	25	0
2	0	0	0	0	9.4	0.5511	16.167	281.42	0.057447	9.4	3	51.5	36	1	25	0
2	1	0	0	0	18	0.5511	16.167	281.42	0.057447	9.4	3	51.5	36	1	25	0
2	2	0	0	0	28.7	0.5511	16.167	281.42	0.057447	9.4	3	51.5	36	1	25	0

図 3.10 表示書式を変更した PD.dat

また $TABLE で作成される PD.dat（**図 3.10**）は，PD データ（バイオマーカー濃度）の時系列推移にベイジアン法で推定された各被験者の PK パラメータ（ベイズ推定値）を含むテキストファイルであり，演習 4 で使用する．なお，図 3.10 は可視性を高めるため表計算ソフトでファイルを読み込んだ上で数値書式を変更して表示しているが，NONMEM は $TABLE で作成されたファイル PD.dat をそのまま読み込むことが可能であるため，逐次解析での利用において書式を変更する必要はない．

3.4 演習 2：直接反応モデルによる PK-PD 同時解析

到達目標
- 複数の従属変数を同時にモデルに当てはめる方法の理解
- 演習 1 の PK モデルに PD モデル（シグモイド E_{max} モデル）を追加した PK-PD 同時解析モデルのためのコントロールファイル作成方法の習得

3.4.1 設問2

データセット OC1.dat を用いて，PK データ（血中濃度）および PD データ（バイオマーカー濃度）の同時解析を行うための以下のコードを完成させなさい．PD モデルには，**図 3.11** から判断してシグモイド E_{max} モデルを用いることにする．PD モデルにおける個体間変動の設定は E_{max} のみとすること．また，バイオマーカー濃度のベースラインのパラメータにはデータセット内の RBL を代入しなさい．なお，OC1.dat に含まれる変数 CMT は，$INPUT において予約語以外の任意の変数名（DCMT 等）に読み替える必要がある．

```
$PROB   PK-PD SIMULTANEOUS ANALYSIS (ADVAN6)
$DATA   OC1.dat IGNORE=@
$INPUT  ID TIME AMT EVID MDV DV RBL DCMT WT AGE SMK DSG AE
$SUB    ADVAN6 TOL=5
$MODEL  COMP=(DEPOT, DEFDOSE)  COMP=(CENTRAL, DEFOBS)
$PK     KA = THETA(1)*EXP(ETA(1))
        CL = THETA(2)*EXP(ETA(2))
        V  = THETA(3)*WT*EXP(ETA(3))
        KEL= CL/V
        ┌─────────────────────────────────┐
        │                                 │
        └─────────────────────────────────┘
        S2 = V/1000
$DES    DADT(1) = -KA*A(1)
        DADT(2) =  KA*A(1)-KEL*A(2)
$ERROR  Y = F*EXP(EPS(1))
        ┌─────────────────────────────────┐
        └─────────────────────────────────┘

$THETA  (0, 0.312)  (0, 19.5)  (0, 6.13)  [        ]
$OMEGA  0.131   0.103   0.0966             [        ]
$SIGMA  0.00624   [        ]
$EST    METHOD=0 NOABORT SIGDIGIT=3 MAX=9999 PRINT=10

$TABLE  ID TIME [        ] MDV DCMT NOPRINT ONEHEADER FILE=DV2.prn
$COV
```

1) OC1.dat の DCMT レコードは，データセットに含まれるデータを 1：投与イベント，2：血中濃度，3：バイオマーカー濃度に分類している．

2) データセット内に CMT レコードを置かないため，$MODEL の各コンパートメントで DEFDOSE および DEFOBS を定義することで，それぞれ投与と観測のイベントの対象コンパートメントを設定している．

PD パラメータの初期値は以下のように設定する．

今回の演習では，シグモイド E_{max} モデルを適応するため，E_{max}，EC_{50}，E_0 および γ について初期値を設定する．E_{max} の初期値は血中濃度が 400 ng/mL 以上のときのベースラ

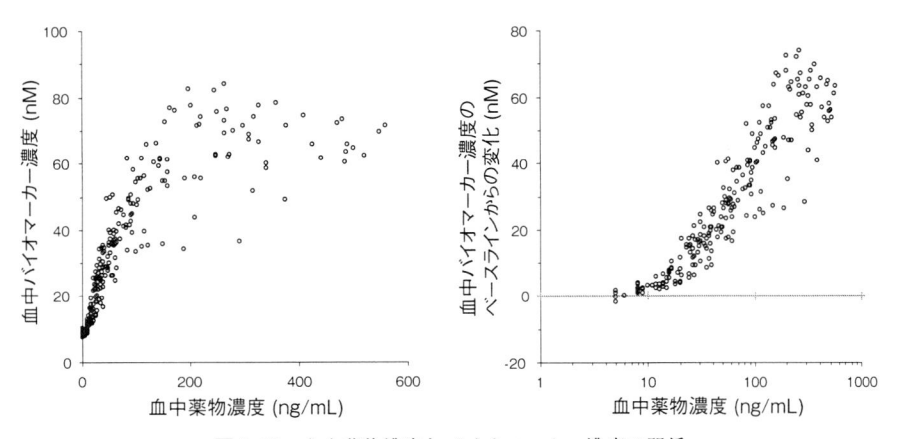

図 3.11 血中薬物濃度とバイオマーカー濃度の関係

イン調整バイオマーカー濃度の平均値より 60 nM と推定する（図 3.11）．EC_{50} はベースライン調整バイオマーカー濃度が 40 nM 付近に相当する血中濃度として 100 ng/mL と推定できる．図 3.11（左）の 0 ng/mL 付近の低濃度域においてバイオマーカー濃度が血中濃度に依存して大きく増加していることから，γ は 1 付近と推定できる（図 3.1 を参照）．シグモイド係数のない E_{max} モデルに適合する可能性も否定できないことから γ の初期値には 1 を用いる．シグモイド E_{max} モデルにおける変量効果（個体間変動）の設置については，解析データに含まれる情報量を考慮した上で，薬理効果を発現する受容体の結合能に個体間の変動を想定する場合には E_{max} に，受容体への親和性に個体間の変動を想定する場合には EC_{50} に変量効果をそれぞれ設置する．今回の演習データでは図 3.11（右）の低血中濃度域における立ち上がりのばらつきが小さいことから EC_{50} の変量効果は設置しないこととする．E_{max} の変量効果については，血中濃度が 400 ng/mL 以上のときのベースライン調整バイオマーカー濃度の変動係数から 10％（$\omega_{E_{max}}^2=0.01$），ベースラインにおけるバイオマーカー濃度の変動係数から残差変動は 10％（$\sigma^2=0.01$）をそれぞれ設定する．E_0 の変量効果については残差変動との分離が不可能なため設置しない．

3.4.2 解答 2

```
$PROB PK-PD SIMULTANEOUSLY ANALYSIS (ADVAN6)
$DATA OC1.dat IGNORE=@
$INPUT ID TIME AMT EVID MDV DV RBL DCMT WT AGE SMK DSG AE
$SUB ADVAN6 TOL=5
$MODEL   COMP=(DEPOT, DEFDOS)   COMP=(CENTRAL, DEFOBS)
$PK    KA   = THETA(1)*EXP(ETA(1))
       CL   = THETA(2)*EXP(ETA(2))
       V    = THETA(3)*WT*EXP(ETA(3))
       S2   = V/1000
       KEL  = CL/V
       EMAX = THETA(4)*EXP(ETA(4))
```

```
            EC50 = THETA(5)
            SF   = THETA(6)
            E0   = RBL
$DES    DADT(1) = -KA*A(1)
        DADT(2) =  KA*A(1)-KEL*A(2)
$ERROR  EFF=E0+EMAX*F**SF/(EC50**SF+F**SF)
                        Y = F*EXP(EPS(1))
        IF (DCMT.EQ.3) Y = EFF*EXP(EPS(2))
$THETA  (0,0.312)  (0,19.5)  (0,6.13)  (0,60.0)  (0,75.0)  (0,1.00,10)
$OMEGA  0.131      0.103     0.0966    0.01
$SIGMA  0.00624    0.01
$EST METHOD=0 NOABORT MAX=9999 PRINT=10
$TABLE ID TIME EFF MDV DCMT NOPRINT ONEHEADER FILE=DV2.prn
$COV
```

解析結果を**表3.4**に示す.

シグモイドE_{max}モデルは,E_{max}モデルと比較して統計学的に有意な目的関数値の低下が見られていた(データ未提示).演習では,E_0に実測値を代入しE_{max}にのみ変量効果を設置したシグモイドE_{max}モデルに限定して解析を行ったが,データに対応した最適な構造モデルの特定には複数のPDモデルに対してある程度の網羅性をもって解析を行うことが肝要である.なお,$ERROR行のEFFの式を変更するか,いくつかの初期値を固定することで他のPDモデルでの解析に応用できる.

線形モデル:EFF=E0 + SLP*F

対数モデル:EFF=E0 + SLP*LOG(F + 1) ※Fに1を加えることでF=0のとき
　　　　　　　　　　　　　　　　　　　EFF=E0 となる

E_{max}モデル:EFF=E0 + EMAX*F/(EC50 + F)

PDデータによるPKパラメータ推定値への干渉の影響により,解析結果におけるPKパラメータの推定値はPK単独解析とは違いが見られている.演習に使用したデータでは

表3.4 PK-PD同時解析の結果

1次吸収過程つき1-コンパートメントモデル + シグモイドE_{max}モデル				
目的関数値	2266.734			
パラメータ	θ(固定効果)		ω^2(変量効果)	
	推定値	標準誤差	推定値	標準誤差
k_a (hr^{-1})	0.307	0.0257	0.130	0.0332
CL* (L/hr)	18.7	1.15	0.0928	0.0245
V* (L/kg)	5.84	0.327	0.0918	0.0317
E_{max} (nM)	72.7	5.24	0.0210	0.00853
EC_{50} (ng/mL)	81.4	6.82		
γ	1.50	0.0513		
E_0 (nM)	= RBL (実測値に固定)			
σ^2 (残差変動)	血中薬物濃度		血中バイオマーカー濃度	
	0.00615	0.000952	0.0157	0.00209

*推定パラメータにはCLとVを用いているが,本来の意味としてはそれぞれCL/FとV$_d$/Fである.

PKの情報量が多いために干渉は最小限に抑えられているが，解析データセット中のPKの情報量の減少に伴い干渉は大きくなる．PK-PD同時解析の適応は，この点に十分に留意して行うべきである．

3.5 演習3：直接反応モデルによるPK-PD逐次解析

到達目標
- 逐次解析手法の理解
- PK-PD逐次解析モデルのためのコントロールファイル作成方法の習得

前項までは，同時解析としてモデリング過程においてすべてのPKおよびPDデータを収束計算に用いる方法を演習した．本項ではPKモデルを最終化した後にPD解析を行う逐次解析（IPP法：表3.1参照）について，演習1で計算した各被験者におけるPKパラメータのベイズ推定値を含むデータセットを使用したPD解析を通じて習得する．

3.5.1 設問3

演習1で作成したデータセットPD.datを用い，演習2と同じモデル（中央コンパートメント内薬物濃度がシグモイドE_{max}モデルに従うモデル，変量効果はE_{max}に設定，PDのベースラインパラメータにはデータセット内のRBLを代入）について，IPP法によるPD逐次解析を行うためのコードを作成しなさい．なお，各被験者の血中濃度の時間推移はPD.datに含まれる薬物動態パラメータのベイズ推定値から算出する．

```
$PROB  PK-PD SIMULTANEOUSLY ANALYSIS (ADVAN6)
$DATA  OC1.dat IGNORE=@
$INPUT ID TIME AMT EVID MDV DV RBL DCMT WT AGE SMK DSG AE
$SUB   ADVAN6 TOL=5
$MODEL COMP=(DEPOT, DEFDOS)  COMP=(CENTRAL, DEFOBS)
$PK    KA   = THETA(1)*EXP(ETA(1))
       CL   = THETA(2)*EXP(ETA(2))
       V    = THETA(3)*WT*EXP(ETA(3))
       S2   = V/1000
       KEL  = CL/V
       EMAX = THETA(4)*EXP(ETA(4))
       EC50 = THETA(5)
       SF   = THETA(6)
       E0   = RBL
$DES   DADT(1) = -KA*A(1)
       DADT(2) = KA*A(1)-KEL*A(2)
$ERROR EFF=E0+EMAX*F**SF/(EC50**SF+F**SF)
                 Y = F*EXP(EPS(1))
       IF (DCMT.EQ.3) Y = EFF*EXP(EPS(2))
$THETA (0,0.312) (0,19.5) (0,6.13) (0,60.0) (0,75.0) (0,1.00,10)
$OMEGA 0.131    0.103    0.0966   0.01
```

```
$SIGMA 0.00624  0.01
$EST METHOD=0 NOABORT MAX=9999 PRINT=10
$TABLE ID TIME EFF MDV DCMT NOPRINT ONEHEADER FILE=DV3.prn
$COV
```

3.5.2 解答3

```
$PROB PK-PD SEQUENCALY ANALYSIS (IPP)
$DATA PD.dat IGNORE=@
$INPUT ID TIME AMT EVID MDV2=MDV DV2=DV KA CL V KEL RBL DCMT WT AGE SEX DSG AE
$SUB ADVAN6 TOL=5
$MODEL COMP=(DEPOT, DEFDOS)  COMP=(CENTRAL, DEFOBS)
$PK   S2   = V/1000
      EMAX = THETA(1)*EXP(ETA(1))
      EC50 = THETA(2)
      E0   = RBL
      SF   = THETA(3)
$DES  DADT(1) = -KA*A(1)
      DADT(2) =  KA*A(1)-KEL*A(2)
$ERROR EFF = E0+EMAX*F**SF/(EC50**SF+F**SF)
       Y = EFF*EXP(EPS(1))
$THETA (0, 60.0)  (0, 75.0)  (0, 1.00, 10)
$OMEGA  0.01
$SIGMA  0.01
$EST METHOD=0 NOABORT MAX=9999 PRINT=10
$TABLE ID TIME EFF MDV NOPRINT ONEHEADER FILE=DV3.prn
$COV
```

　$PK および $DES で定義されている薬物動態パラメータ (V, KA, KEL) は $INPUT で定義された PD.dat 内の変数から直接引用している.

　参考として, PPP&D 法および PPP 法での解析用コードを以下に示す.

```
$PROB PK-PD SEQUENCALY ANALYSIS (PPP&D)
$DATA OC1.dat IGNORE=@
$INPUT ID TIME AMT EVID MDV DV RBL DCMT WT AGE SMK DSG AE
$SUB ADVAN6 TOL=5
$MODEL COMP=(DEPOT, DEFDOS)  COMP=(CENTRAL, DEFOBS)
$PK   KA   = THETA(1)*EXP(ETA(1))
      CL   = THETA(2)*EXP(ETA(2))
      V    = THETA(3)*WT*EXP(ETA(3))
      KEL  = CL/V
      S2   = V/1000
      EMAX = THETA(4)*EXP(ETA(4))
      EC50 = THETA(5)
```

```
            SF   = THETA(6)
            E0   = RBL
$DES DADT(1) = -KA*A(1)
     DADT(2) =  KA*A(1)-KEL*A(2)
$ERROR  EFF=E0+EMAX*F**SF/(EC50**SF+F**SF)
                       Y =   F*EXP(EPS(1))
        IF (DCMT.EQ.3) Y = EFF*EXP(EPS(2))
$THETA  0.312 FIXED  19.5 FIXED   6.13 FIXED  (0,60.0)  (0,30.0)  (0,1.00,10)
$OMEGA  0.131 FIXED 0.103 FIXED 0.0966 FIXED  0.01
$SIGMA  0.00621 FIXED  0.01
$EST METHOD=0 NOABORT MAX=9999 PRINT=10
$TABLE ID TIME EFF MDV DCMT NOPRINT ONEHEADER FILE=DV3_PPPD.prn
$COV
```

データセットには同時解析と同じ構造でPKデータを含まれる必要がある．$THETA，$OMEGAおよび$SIGMAのPKパラメータの初期値をPK単独解析で得られた結果に固定して解析する．

```
$PROB PK-PD SEQUENCALY ANALYSIS (PPP)
$DATA PD.dat IGNORE=@
$INPUT ID TIME AMT EVID MDV DV IKA ICL IV IKEL RBL DCMT WT AGE SEX DSG AE
$SUB ADVAN6 TOL=5
$MODEL COMP=(DEPOT,DEFDOS) COMP=(CENTRAL,DEFOBS)
$PK  KA   = THETA(1)*EXP(ETA(1))
     CL   = THETA(2)*EXP(ETA(2))
     V    = THETA(3)*WT*EXP(ETA(3))
     KEL  = CL/V
     S2   = V/1000
     EMAX = THETA(4)*EXP(ETA(4))
     EC50 = THETA(5)
     SF   = THETA(6)
     E0   = RBL
$DES DADT(1) = -KA*A(1)
     DADT(2) =  KA*A(1)-KEL*A(2)
$ERROR EFF = E0+EMAX*F**SF/(EC50**SF+F**SF)
         Y = EFF*EXP(EPS(1))
$THETA  0.312 FIXED  19.5 FIXED   6.13 FIXED  (0,60.0)  (0,30.0)  (0,1.00,10)
$OMEGA  0.131 FIXED 0.103 FIXED 0.0966 FIXED  0.01
$SIGMA  0.01
$EST METHOD=0 NOABORT MAX=9999 PRINT=10
$TABLE ID TIME EFF MDV NOPRINT ONEHEADER FILE=DV3_PPP.prn
$COV
```

データセットとしてOC2.datを利用する場合には$DATAと$INPUTを以下のように書きかえる．

```
$DATA OC2.dat IGNORE=@
$INPUT ID TIME AMT EVID MDV1 DV1 MDV2=MDV DV2=DV RBL CMT DCMT WT AGE SMK DSG AE
```

IPP法，PPP&D法およびPPP法での解析結果を**表3.5**に示す．なお，データセットや解析方法が異なるモデル間での目的関数値の比較には意味はなく，あくまで参考情報として掲載する．

表3.5 PD逐次解析手法別PDパラメータ推定値

解析手法	IPP法		PPP&D法		PPP法	
θ（固定効果）	推定値	標準誤差	推定値	標準誤差	推定値	標準誤差
E_{max} (nM)	75.7	5.26	72.3	5.36	76.9	3.62
EC_{50} (ng/mL)	70.2	3.88	80.8	6.26	81.5	5.75
γ	1.74	0.0447	1.50	0.0487	1.63	0.119
ω^2（変量効果）	推定値	標準誤差	推定値	標準誤差	推定値	標準誤差
E_{max}	0.0444	0.0137	0.0226	0.00901	0.0304	0.0110
σ^2（残差変動）	推定値	標準誤差	推定値	標準誤差	推定値	標準誤差
血中バイオマーカー濃度	0.0125	0.00161	0.0164	0.00278	0.00561	0.000933
目的関数値（参考）	947.483		2268.379		955.262	

3.6 演習4：効果コンパートメントによる時間のズレを含むPK-PD逐次解析

到達目標

- 効果コンパートメントによりPKとPDの時間のズレを表現したPK-PD逐次解析モデルのためのコントロールファイル作成方法の習得
- CMT変数によるデータ参照コンパートメントの切り替え方法の習得

3.6.1 設問4

平均血中薬物濃度の時間推移と平均血中バイオマーカー濃度の時間推移との間に弱い反時計回りのヒステリシスがみられたことから（**図3.12**），PK-PDモデルにおける効果コンパートメントの必要性について検討する．

演習3で作成したコードに効果コンパートメントを追加し，作用部位（効果コンパートメント）内の薬物濃度によりバイオマーカー濃度が変化するモデルで解析するためのコードを構築しなさい．ただし，効果コンパートメントへの薬物の移行による薬物動態への影響はないものとする．変量効果はE_{max}のみとE_{max}およびk_{30}に設定した2つのモデルを検討しなさい．

図3.13に示すとおり，効果コンパートメント内における薬物の移行と消失にはk_{23}と

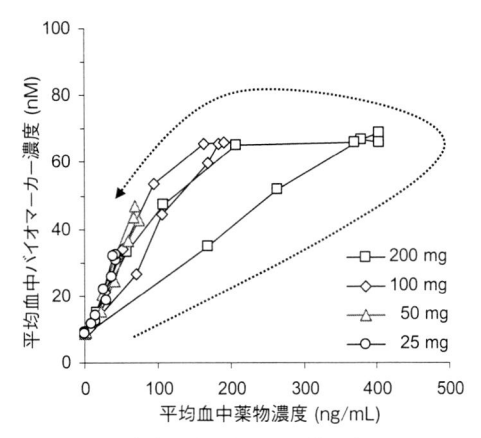

図 3.12 平均血中薬物濃度の時間推移と平均血中バイオマーカー濃度の時間推移の関係（反時計回りのヒステリシス）

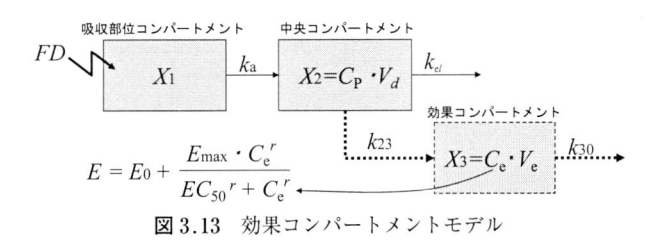

図 3.13 効果コンパートメントモデル

k_{30} の 2 つの速度定数が定義されるが，作用部位（効果コンパートメント）内の濃度観測値がデータセット中に存在しない場合は，k_{23} と k_{30} の 2 つのパラメータを同時に推定することはできない．また，効果コンパートメントの分布容積（V_e）も同じ理由により推定することができない．このため以下のように，EC_{50} を複合パラメータ EX_{50}（$=EC_{50} \cdot V_e / k_{23}$）に変換して推定する．

$$\frac{dX_3}{dt} = k_{23} \cdot X_2 - k_{30} \cdot X_3$$

$$\frac{dX_3/k_{23}}{dt} = X_2 - k_{30} \cdot \frac{X_3}{k_{23}}$$

$X_3' = X_3/k_{23}$ とおくと

$$\frac{dX_3'}{dt} = X_2 - k_{30} \cdot X_3'$$

$$E = E_0 + \frac{E_{\max} \cdot C_e^r}{EC_{50}'^r + C_e^r}$$

$$E = E_0 + \frac{E_{\max} \cdot C_e^r}{EC_{50}'^r + C_e^r} \cdot \frac{V_e^r}{V_e^r}$$

$$E = E_0 + \frac{E_{\max} \cdot (C_e \cdot V_e)^r}{(EC_{50} \cdot V_e)^r + (C_e \cdot V_e)^r}$$

$C_e \cdot V_e = X_3$ なので

$$E = E_0 + \frac{E_{\max} \cdot X_3^r}{(EC_{50} \cdot V_e)^r + X_3^r}$$

$X_3 = k_{23} \cdot X_3'$ を代入して式を整理すると

$$E = E_0 + \frac{E_{\max} \cdot (X_3')^\gamma}{(EC_{50} \cdot V_e/k_{23})^\gamma + (X_3')^\gamma}$$

EX_{50} と k_{30} の初期値の推定は，以下のように行う．演習2で用いた EC_{50} の初期値75 ng/mL と中央コンパートメントの分布容積の初期値 6.13 L/kg と平均体重 63.5 kg から，効果コンパートメントなしのモデルにおける EC_{50} 時の中央コンパートメント内の薬物量は約 30 mg と推定できる．一方，$X_3' = X_3$（すなわち $k_{23} = 1$）のとき，EX_{50} は効果コンパートメント内の薬物量と等しくなる．そこで収束計算には用いていないが k_{23} の初期値を仮に1とおき，効果コンパートメントなしのモデルにおける EC_{50} 時の中央コンパートメント内の薬物量と効果コンパートメントつきのモデルにおける EC_{50} 時の効果コンパートメント内の薬物量が等しいと仮定して，EX_{50} の初期値を 30 mg·hr とする．

最低用量群（25 mg）において，効果コンパートメント内薬物量（X_3'）とバイオマーカー（E）は比例関係にある $[(EC_{50} \cdot V_e/k_{23})^\gamma \gg (X_3')^\gamma]$ と想定し，$E = E_0 - E_{\max} \cdot (X_3')^\gamma / EX_{50}^\gamma$ とみなせると仮定する．当該用量における最高バイオマーカー濃度到達時点において $dX_3'/dt = X_2 - k_{30} \cdot X_3' = 0$ が成立することから，シグモイド係数（γ）を仮に1とおくと，$k_{30} = X_2/X_3' = X_2 \cdot E_{\max}/((E-E_0) \cdot EX_{50})$ となる．この式に 25 mg 投与群の最大バイオマーカー濃度 32.5% とその時点における血中濃度の平均値 43.3 ng/mL および他の初期値を代入し，$k_{30} = (0.0433 \times 6.13 \times 63.5) \times 60/((32.5-10) \times 30) \fallingdotseq 1.50$ が計算される．これを k_{30} の初期値とする．k_{30} の初期値設定方法については他にも報告があるので参考にされたい[12,13]．

$E_{\max}$ の変量効果については演習2と同様に変動係数として 10% CV（$\omega_{E_{\max}}^2 = 0.01$），残差変動も 10% CV（$\sigma^2 = 0.01$）を設定する．$k_{30}$ の変量効果を設置するモデルでは，他の変量効果の初期値に比して小さい値である 1% CV（$\omega_{k_{30}}^2 = 0.0001$）を設定し，妥当な値への収束の有無について検討する．

3.6.2 解答4

```
$PROB PK-PD SEQUENCALY ANALYSIS (IPP) WITH EFFECT COMPARTMENT
$DATA PD.dat IGNORE=@
$INPUT ID TIME AMT EVID MDV2=MDV DV2=DV KA CL V KEL RBL CMT WT AGE SEX DSG AE
$SUB ADVAN6 TOL=5
$MODEL COMP=(DEPOT, DEFDOS)  COMP=(CENTRAL)  COMP=(EFFECT, DEFOBS)
$PK   S2   = V/1000
      EMAX = THETA(1)*EXP(ETA(1))
      EX50 = THETA(2)*EXP(ETA(2))
      SF   = THETA(3)*EXP(ETA(3))
      K30  = THETA(4)*EXP(ETA(4))
      E0   = RBL
$DES  DADT(1) = -KA*A(1)
      DADT(2) =  KA*A(1)-KEL*A(2)
      DADT(3) =         A(2)-K30*A(3)
```

```
$ERROR      EFF = E0+EMAX*F**SF/(EX50**SF+F**SF)
            Y = EFF*EXP(EPS(1))
$THETA   (0, 60.0)  (0, 30.0)  (0, 1.00, 10)  (0, 1.50)
$OMEGA    0.01       0 FIXED    0 FIXED       0.0001
$SIGMA    0.01
$EST METHOD=0 NOABORT MAX=9999 PRINT=10
$TABLE ID TIME EFF MDV CMT NOPRINT ONEHEADER FILE=DV4.prn
$COV
```

$MODEL に効果コンパートメントを追加定義し, $PK および $DES に効果コンパートメントからの消失速度定数 k_{30} を定義した. ここでは, k_{30} の変量効果を設置しないモデルでは, $OMEGA の4つ目の初期値 0.0001 を 0 FIXED におきかえればよい. それぞれの解析結果を**表 3.6** に示す.

効果コンパートメントを含まないモデル (モデル A) と, k_{30} の固定効果のみを設定したモデル (モデル B) の比較, および k_{30} の変量効果を設定しないモデル (モデル B) と設定したモデル (モデル C) の比較について尤度比検定を行った. その結果, モデル C が統計学的な優位性を示した (表 3.6). **図 3.14** にそれぞれのモデルへの当てはめ評価のためのグラフを示した. モデル A からモデル B への変更については, 高濃度域において予測性の改善が確認できる. 一方で, モデル B からモデル C への変更については明確な変化は示されていない. これは血中バイオマーカー濃度の推定値の計算を母集団平均に基づいて行っているためである. しかしながら, モデル C ではモデル B に比べて E_{max} の変量効果および残差変動が小さくなることが示されており, 尤度比検定の結果とは矛盾していない.

参考として, 効果コンパートメントを設置したモデルを用いて PK-PD 同時解析を行う場合のコントロールファイルの例を次に示す.

表 3.6 効果コンパートメントの有無別の PK-PD 逐次解析結果

効果コンパートメント (k_{30}) の有無	モデルA なし (演習3のモデル)		モデルB 固定効果のみ		モデルC 固定効果+変量効果	
θ (固定効果)	推定値	標準誤差	推定値	標準誤差	推定値	標準誤差
E_{max} (nM)	75.7	5.26	65.5	2.89	69.4	2.58
EC_{50} (ng/mL)	70.2	3.88	-	-	-	-
EX_{50}* (mg·hr)	-	-	14.0	1.51	14.3	1.61
γ	1.74	0.0447	1.66	0.0452	1.63	0.0455
k_{30} (hr^{-1})	-	-	1.75	0.178	1.89	0.212
ω^2 (変量効果)	推定値	標準誤差	推定値	標準誤差	推定値	標準誤差
E_{max}	0.0444	0.0137	0.0481	0.0143	0.0201	0.00623
k_{30}	-	-	-	-	0.0581	0.0184
σ^2 (残差変動)	0.0125	0.00161	0.00862	0.000996	0.00638	0.000766
目的関数値	947.483		842.805		792.106	

* $EX_{50} = EC_{50} \cdot V_e / k_{23}$

l.l.d.=104.678 ($p<0.0001$)　　l.l.d.=50.699 ($p<0.0001$)

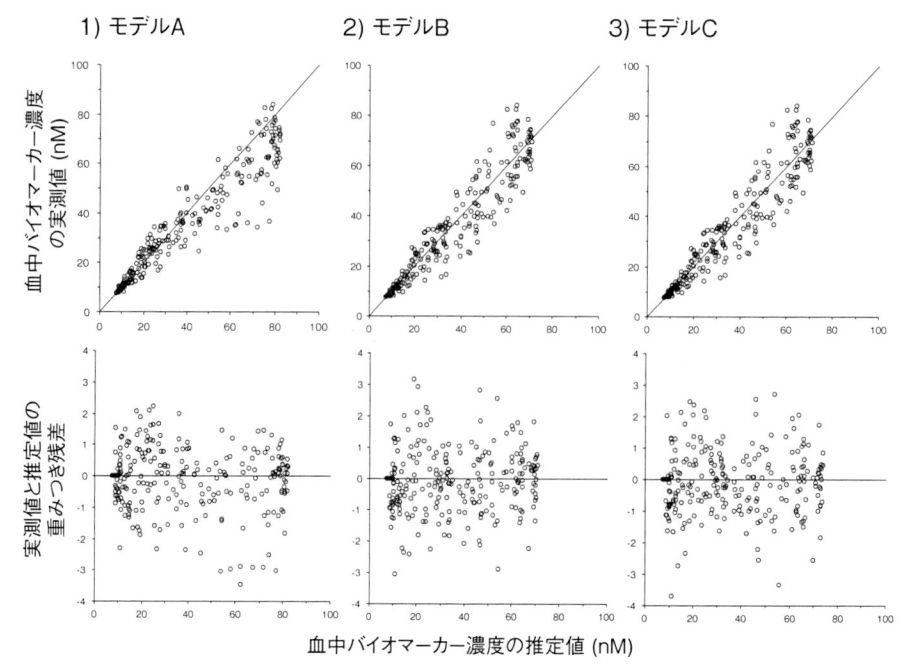

図 3.14 効果コンパートメントの有無別 PD モデルへの当てはめ評価（POSTHOC オプション未使用）

```
$PROB PK-PD SIMULTANEOUSLY ANALYSIS WITH EFFECT COMPARTMENT
$DATA OC1.dat IGNORE=@
$INPUT ID TIME AMT EVID MDV DV RBL CMT WT AGE SMK DSG AE
$SUB ADVAN6 TOL=5
$MODEL COMP=(DEPOT, DEFDOS)  COMP=(CENTRAL)  COMP=(EFFECT)
$PK   KA   = THETA(1)*EXP(ETA(1))
      CL   = THETA(2)*EXP(ETA(2))
      V    = THETA(3)*WT*EXP(ETA(3))
      KEL  = CL/V
      S2   = V/1000
      EMAX = THETA(4)*EXP(ETA(4))
      EX50 = THETA(5)*EXP(ETA(5))
      SF   = THETA(6)*EXP(ETA(6))
      K30  = THETA(7)*EXP(ETA(7))
      E0   = RBL
$DES DADT(1) = -KA*A(1)
     DADT(2) =  KA*A(1)-KEL*A(2)
     DADT(3) =       A(2)-K30*A(3)
$ERROR      EFF = 0
            Y = F*EXP(EPS(1))
         IF (CMT.EQ.3) THEN
            EFF = E0+EMAX*F**SF/(EX50**SF+F**SF)
            Y = EFF*EXP(EPS(2))
         ENDIF
$THETA  (0, 0.312)  (0, 19.5)  (0, 6.13)  (0, 60.0)  (0, 30.0)  (0, 1.00, 10)  (0, 1.50)
```

```
$OMEGA    0.131    0.103    0.0966    0.01    0.01    0 FIXED    0.01
$SIGMA    0.00621    0.01
$EST METHOD=0 NOABORT MAX=9999 PRINT=10
$TABLE ID TIME EFF MDV CMT NOPRINT ONEHEADER FILE=DV2_2.prn
$COV
```

$INPUT に変数 CMT を定義することで，PK データ（CMT レコードが 2 のデータ行）は中央コンパートメント（$MODEL で 2 番目に定義したコンパートメント）内の濃度を参照し，PD データ（CMT レコードが 3 のデータ行）は効果コンパートメント（$MODEL で 3 番目に定義したコンパートメント）内の濃度からシグモイド $E_{\max}$ モデルにより計算される．このように複数のデータが混在し，それぞれが異なるコンパートメントを参照する場合には，データセット上に CMT レコードが必要である．$ERROR 内の IF 文において定義語である CMT を利用することには問題はないが，演習 2 では PK と PD が同じコンパートメントを参照する必要があるため，CMT でのデータ分別はできなかった．このような場合には，予約語ではない任意のフラグ変数名（演習 2 では DCMT を使用）を設定する必要がある．

3.7 演習 5：間接反応モデルによる PK-PD 逐次解析

到達目標
- 間接反応モデルのためのコントロールファイル作成方法の習得

3.7.1 間接反応モデル

間接反応モデルは，薬理作用が内因性物質の生成過程または消失過程における阻害もしくは促進である薬物の場合に，当該内因性物質の推移を表現するために考案されたモデルである[14,15]．本モデルは内因性物質のターンオーバーを表す微分式の中に薬理効果の項

Type 1 (生成-阻害)

$$\frac{dR}{dt} = k_{\text{in}} \cdot \left(1 - \frac{I_{\max} \cdot C}{IC_{50} + C}\right) - k_{\text{out}} \cdot R$$
$$[0 \leq I_{\max} \leq 1]$$

Type 2 (消失-阻害)

$$\frac{dR}{dt} = k_{\text{in}} - k_{\text{out}} \cdot \left(1 - \frac{I_{\max} \cdot C}{IC_{50} + C}\right) \cdot R$$
$$[0 \leq I_{\max} \leq 1]$$

Type 3 (生成-促進)

$$\frac{dR}{dt} = k_{\text{in}} \cdot \left(1 + \frac{S_{\max} \cdot C}{SC_{50} + C}\right) - k_{\text{out}} \cdot R$$

Type 4 (消失-促進)

$$\frac{dR}{dt} = k_{\text{in}} - k_{\text{out}} \cdot \left(1 + \frac{S_{\max} \cdot C}{SC_{50} + C}\right) \cdot R$$

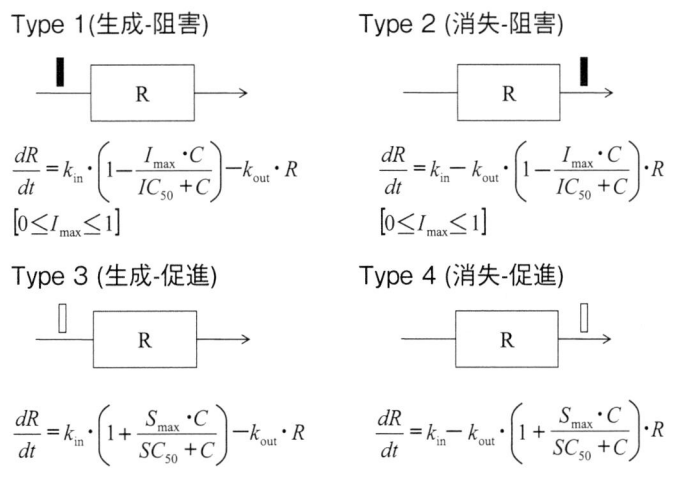

図 3.15　間接反応モデルの 4 つのタイプ

を組み込む形で表す．図3.15では，薬物濃度と内因物質の生成の阻害あるいは促進との関係は$E_{\max}$モデルで表現しているが，線形モデルやシグモイド型モデルがよい場合もある．解析対象のPDプロファイルに合った妥当なモデルを選択する．

すべてのタイプについて，薬物投与前の内因性物質量（濃度）は定常状態を維持し，一定値（R_0）を示す．このことから$dR/dt=0$，$C=0$，$R=R_0$を微分式に代入すると$k_{\mathrm{in}}=k_{\mathrm{out}} \cdot R_0$の関係が得られる．

3.7.2 設問5

3.2.1項「解析データの背景情報」に記載した薬剤の作用機序に基づき，Type 2（消失過程の阻害）の間接反応モデルを適応してPK-PD逐次解析を行うため，演習3で作成した以下のコードを改変しなさい．なお，本演習では効果コンパートメントは設置せず，血中濃度が直接的に内因性物質のターンオーバーに影響するモデル（**図3.16**）を用いること．

```
$PROB PK-PD SIMULTANEOUSLY ANALYSIS (ADVAN6)
$DATA PD.dat IGNORE=@
$INPUT ID TIME AMT EVID MDV2=MDV DV2=DV KA CL V KEL RBL DCMT WT AGE SEX DSG AE
$SUB ADVAN6 TOL=5
$MODEL  COMP=(DEPOT, DEFDOS)  COMP=(CENTRAL, DEFOBS)
$PK     S2   = V/1000

        EMAX = THETA(1)*EXP(ETA(1))
        EC50 = THETA(2)
        E0   = RBL
        SF   = THETA(3)

$DES    DADT(1) = -KA*A(1)
        DADT(2) =  KA*A(1) -KEL*A(2)

$ERROR  Y = E0+EMAX*F**SF/(EC50**SF+F**SF)*EXP(EPS(1))
$THETA  (0, 60.0)  (0, 75.0)  (0, 1.00, 10)
$OMEGA  0.01
$SIGMA  0.01
$EST METHOD=0 NOABORT MAX=9999 PRINT=10
$TABLE ID TIME EFF MDV DCMT NOPRINT ONEHEADER FILE=CP2_1.prn
$COV
```

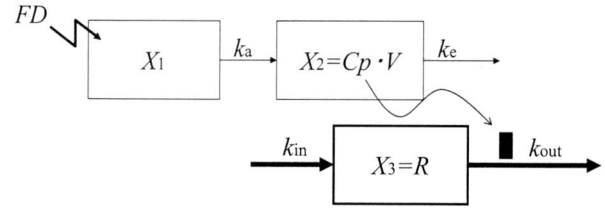

図3.16 演習5のPK-PD間接反応モデル

間接反応モデルにおける PD パラメータの初期値の推定方法については Sharma らによる報告がある[16]．以下に間接反応モデル Type 2 における PD パラメータの初期値の推定方法を紹介する．

1) $I_{\max}$ の初期値の推定

最高用量の $C_{\max}$ 付近で $R = R_{\max}$, $Cp \gg IC_{50}$ とすると

$$\frac{dR}{dt} = k_{\mathrm{in}} - k_{\mathrm{out}} \cdot \left(1 - \frac{I_{\max} \cdot Cp^{\gamma}}{IC_{50}^{\gamma} + Cp^{\gamma}}\right) \cdot R$$

$$0 = k_{\mathrm{in}} - k_{\mathrm{out}} \cdot \left(1 - \frac{I_{\max} \cdot C_{\max}^{\gamma}}{C_{\max}^{\gamma}}\right) \cdot R_{\max}$$

$$0 = k_{\mathrm{in}} - k_{\mathrm{out}} \cdot (1 - I_{\max}) \cdot R_{\max}$$

$$\frac{k_{\mathrm{in}}}{k_{\mathrm{out}}} = (1 - I_{\max}) \cdot R_{\max}$$

$$1 - I_{\max} = \frac{k_{\mathrm{in}}}{k_{\mathrm{out}} \cdot R_{\max}} = \frac{k_{\mathrm{out}} \cdot R_0}{k_{\mathrm{out}} \cdot R_{\max}}$$

$$I_{\max} = 1 - \frac{R_0}{R_{\max}} = \frac{R_{\max} - R_0}{R_{\max}}$$

2) k_{in} の初期値の推定

高用量の静脈内急速投与直後（$Cp \gg IC_{50}$）での，R の立ち上がりの傾き S_{I} を用いて，

$$\frac{dR}{dt} = k_{\mathrm{in}} - k_{\mathrm{out}} \cdot \left(1 - \frac{I_{\max} \cdot Cp^{\gamma}}{IC_{50}^{\gamma} + Cp^{\gamma}}\right) \cdot R$$

$$\left(\frac{dR}{dt}\right)_0 = k_{\mathrm{in}} - \frac{k_{\mathrm{in}}}{R_0} \cdot \left(1 - \frac{I_{\max} \cdot Cp^{\gamma}}{Cp^{\gamma}}\right) \cdot R_0$$

$$\left(\frac{dR}{dt}\right)_0 = k_{\mathrm{in}} - k_{\mathrm{in}} \cdot (1 - I_{\max})$$

$$\left(\frac{dR}{dt}\right)_0 = k_{\mathrm{in}} \cdot I_{\max}$$

$$k_{\mathrm{in}} = \frac{\left(\frac{dR}{dt}\right)_0}{I_{\max}} = \frac{S_{\mathrm{I}}}{I_{\max}} \quad \left[S_{\mathrm{I}} = \left(\frac{dR}{dt}\right)_0\right]$$

演習問題は経口投与後のデータであるため，最高用量群の S_{I} を用いた場合であっても過小評価になることも考慮して k_{in} の初期値を設定する必要がある．

3) IC_{50} の初期値の推定

R が $R_{\max}$ で一定（$dR/dt = 0$）となる濃度 $C_{R_{\max}}$ を用いて

$$\frac{dR}{dt} = k_{\mathrm{in}} - k_{\mathrm{out}} \cdot \left(1 - \frac{I_{\max} \cdot Cp^{\gamma}}{IC_{50}^{\gamma} + Cp^{\gamma}}\right) \cdot R$$

$$0 = k_{\mathrm{in}} - k_{\mathrm{out}} \cdot \left(1 - \frac{I_{\max} \cdot C_{R_{\max}}^{\gamma}}{IC_{50}^{\gamma} + C_{R_{\max}}^{\gamma}}\right) \cdot R_{\max}$$

$$k_{\mathrm{in}} = k_{\mathrm{out}} \cdot \left(1 - \frac{I_{\max} \cdot C_{R_{\max}}^{\gamma}}{IC_{50}^{\gamma} + C_{R_{\max}}^{\gamma}}\right) \cdot R_{\max}$$

$$\frac{k_{\mathrm{in}}}{k_{\mathrm{out}} \cdot R_{\max}} = 1 - \frac{I_{\max} \cdot C_{R_{\max}}^{\gamma}}{IC_{50}^{\gamma} + C_{R_{\max}}^{\gamma}}$$

$$1 - \frac{k_{\text{in}}}{k_{\text{out}} \cdot R_{\text{max}}} = \frac{I_{\text{max}} \cdot C_{R_{\text{max}}}{}^{\gamma}}{IC_{50}{}^{\gamma} + C_{R_{\text{max}}}{}^{\gamma}}$$

$$IC_{50}{}^{\gamma} + C_{R_{\text{max}}}{}^{\gamma} = \frac{k_{\text{out}} \cdot R_{\text{max}} \cdot I_{\text{max}} \cdot C_{R_{\text{max}}}{}^{\gamma}}{k_{\text{out}} \cdot R_{\text{max}} - k_{\text{in}}}$$

$$IC_{50}{}^{\gamma} = \frac{k_{\text{out}} \cdot R_{\text{max}} \cdot I_{\text{max}} \cdot C_{R_{\text{max}}}{}^{\gamma}}{k_{\text{out}} \cdot R_{\text{max}} - k_{\text{in}}} - C_{R_{\text{max}}}{}^{\gamma}$$

$$IC_{50}{}^{\gamma} = \frac{k_{\text{out}} \cdot R_{\text{max}} \cdot C_{R_{\text{max}}}{}^{\gamma} \cdot (I_{\text{max}} - 1) + C_{R_{\text{max}}}{}^{\gamma} \cdot k_{\text{in}}}{k_{\text{out}} \cdot R_{\text{max}} - k_{\text{in}}}$$

$$IC_{50}{}^{\gamma} = \frac{k_{\text{out}} \cdot R_{\text{max}} \cdot C_{R_{\text{max}}}{}^{\gamma} \cdot (I_{\text{max}} - 1) + C_{R_{\text{max}}}{}^{\gamma} \cdot k_{\text{out}} \cdot R_0}{k_{\text{out}} \cdot R_{\text{max}} - k_{\text{out}} \cdot R_0}$$

$$\therefore \quad IC_{50}{}^{\gamma} = \frac{C_{R_{\text{max}}}{}^{\gamma} \cdot (R_0 - (1 - I_{\text{max}}) \cdot R_{\text{max}})}{R_{\text{max}} - R_0}$$

まず，最高用量投与時における平均バイオマーカー推移から I_{max}, k_{out} の初期値を算出する（図3.17）．なお，もしも R_{max} が明確に得られないデータに対して解析を行う場合には I_{max} を推定することは困難である．この場合，*in vitro* データ等に基づき I_{max} の値を固定値とすることや，阻害モデル式により簡略なモデル（線形モデルや対数モデル等）を適応することなどを考慮する．

I_{max} の初期値と最高用量群における血中濃度とバイオマーカーの関係から，図3.18のように IC_{50} を推定し初期値とする．シグモイド係数 γ の必要性は現時点では不明なため，初期値に1を設定したシグモイド I_{max} 型モデルにて解析を試みることとする．

今回の演習では，固定効果と残差変動による基本構造モデルが決定したのちに，変量効果の組み入れの是非について検討する．それぞれのPDパラメータに対して1%CV（$\omega_{IC_{50}}{}^2 = 0.0001$）の変量効果を設定したモデルを一つずつ作成し，変量効果を含まないモデルに対して統計学的に有意（有意水準1%）で，かつ最も予測性の改善傾向が強かったモデルを選択する．選択されたモデルに対して，他のPDパラメータの変量効果を一つ追加したモデルを作成して同様の検討を行う．この検討を統計的な有意なものがなくなるまで繰り返すこと．PDの残差誤差の初期値はベースラインのばらつきにもとづき10%CV（$\sigma_{PD}{}^2 = 0.01$）とする．

$$I_{\text{max}} = \frac{R_{\text{max}} - R_0}{R_{\text{max}}} = \frac{70 - 10}{70} = 0.86...$$

$$k_{\text{out}} = \frac{k_{\text{in}}}{R_0} = \frac{38.8}{10} = 3.88...$$

$$k_{\text{in}}^0 = \frac{S_I}{I_{\text{max}}} = \frac{(20-10)/0.3}{0.86} = 38.8...$$

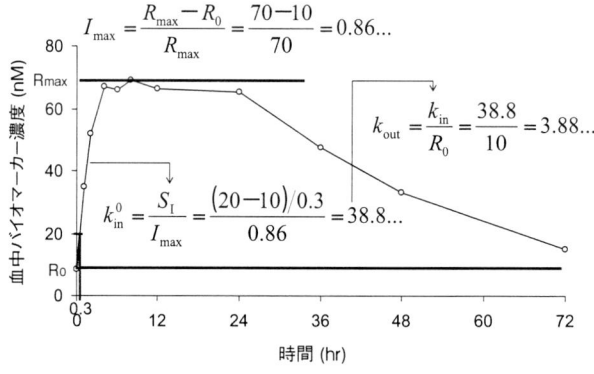

図3.17　間接反応モデルにおける I_{max} と k_{out} の初期値の算出

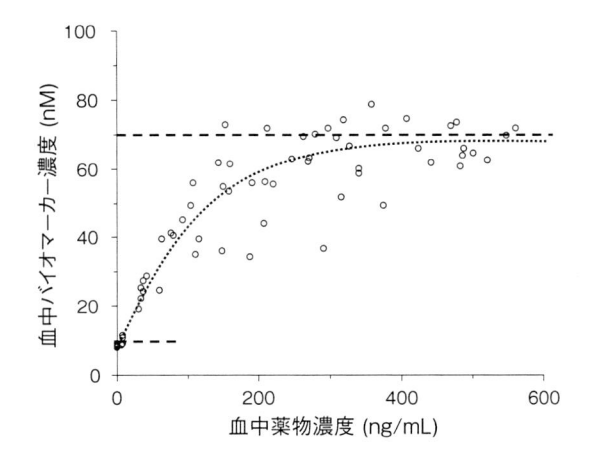

3.7 演習5：間接反応モデルによる PK-PD 逐次解析

$\gamma = 1$ とすると

$$IC_{50} = \frac{C_{R\max} \cdot (R_0 - (1 - I_{\max}) \cdot R_{\max})}{R_{\max} - R_0} = \frac{500 \cdot (10 - (1 - 0.86) \cdot 70)}{70 - 10} = 1.66\cdots$$

図 3.18 間接反応モデルにおける IC_{50} の初期値の算出

間接反応モデルによる解析では x 番目のコンパートメント内の初期量を定義する変数 A_0(x) により，投与開始時点における内因性物質量を定義する必要がある．これは NONMEM がすべてのコンパートメント中の初期量を 0 に設定しているためである．今回の例では 3 番目の内因性物質コンパートメント中の内因性物質量は投与開始時点で 0 より大きいため，A_0(3) を \$PK 内に定義する．一方で NONMEM VI では A_0(x) を計算式の右項に置くことができないため，k_{in} または k_{out} の算出に用いる R_0 として A_0(x) の値を参照する場合は，A_0(x)=で定義した右項を引用するなどの工夫が必要である．演習では内因性物質コンパートメント内の初期量には，データセット中のバイオマーカー濃度のベースラインデータ（RBL）を直接代入して解析すること（固定効果は設定しない）．

3.7.3 解答 5

```
$PROB PK-PD INDIRECT RESPONSE MODEL ANALYSIS (ADVAN6)
$DATA PD.dat IGNORE=@
$INPUT ID TIME AMT EVID MDV2=MDV DV2=DV KA CL V KEL RBL DCMT WT AGE SEX DSG AE
$SUB ADVAN6 TOL=5
$MODEL COMP=(DEPOT, DEFDOS)   COMP=(CENTRAL)    COMP=(RESPONSE, DEFOBS)
$PK   S2  = V/1000
      A_0(3) = RBL;R0
      KOUT= THETA(1)*EXP(ETA(1))
      KIN = RBL*KOUT
      IC50= THETA(2)*EXP(ETA(2))
      ID50= IC50/1000*V   ; IC50 (ug/mL -> ng/mL)
      SF  = THETA(3)*EXP(ETA(3))
      IMAX= THETA(4)*EXP(ETA(4))
      ;IF (IMAX.GT.1) IMAX=1  ; when ETA(4) is active.
```

```
         S3   = 1
$DES    DADT(1) =-KA*A(1)
        DADT(2) = KA*A(1)-KEL*A(2)
        DADT(3) = KIN-KOUT*(1-IMAX*A(2)**SF/(ID50**SF+A(2)**SF))*A(3)
$ERROR Y = F*EXP(EPS(1))
$THETA  (0,3.88)  (0,1.66)  (0,1.00,10)  (0,0.860,1)
$OMEGA 0 FIXED 0.00001 0 FIXED 0 FIXED
$SIGMA 0.01
$EST METHOD=0 NOABORT MAX=9999 PRINT=10
$COV
```

$DES 内の IC_{50}（単位：mg/L）を用いて第3コンパートメントの微分式を定義するには，
DADT(3)=KIN-KOUT*(1-IMAX*(A(2)/V)**SF/(IC50**SF +(A(2)/V)**SF))*A(3)
のように A(2)を分布容積で除し濃度に換算する必要があるが，式を簡略化し計算効率を上げるため，血中濃度が IC_{50} のときの第2コンパートメント内における薬物量 ID_{50}（＝$IC_{50} \cdot V$, 単位 mg）として計算している．

$$\frac{dR}{dt} = k_{in} - k_{out} \cdot \left(1 - \frac{I_{max} \cdot Cp^{\gamma}}{IC_{50}^{\gamma} + Cp^{\gamma}}\right) \cdot R$$

$$\frac{dR}{dt} = k_{in} - k_{out} \cdot \left(1 - \frac{I_{max} \cdot (X_2/V)^{\gamma}}{IC_{50}^{\gamma} + (X_2/V)^{\gamma}}\right) \cdot R$$

$$\frac{dR}{dt} = k_{in} - k_{out} \cdot \left(1 - \frac{I_{max} \cdot X_2^{\gamma}}{(IC_{50} \cdot V)^{\gamma} + X_2^{\gamma}}\right) \cdot R$$

$ERROR については，内因性物質コンパートメント内の濃度 A(3) が F に参照されるため，直接反応モデルのように血中濃度推定値（F）から薬理効果を計算する必要はない．

検討の結果，I_{max}，γ，IC_{50} に変量効果を含めたモデルでは，変量効果を含めないモデルに比べて統計的に有意な目的関数値の低下が認められたが，k_{out} に変量効果を含めたモデルでは認められなかった（データ非表示）．IC_{50} に変量効果を含めたモデルで最も低い目的関数値がみられたが，このモデルに他のパラメータの変量効果を加えたモデルでは目的関数値の低下が見られなかったため，IC_{50} にのみ変量効果を含めたモデルを最終モデルとした．**表3.7** に解析結果，**図3.19** にモデルへの当てはめ評価のためのグラフを示す．

表3.7 間接反応モデルによる PK-PD 逐次解析結果

間接反応モデル（シグモイド I_{max} モデル型）				
目的関数値	649.527			
パラメータ	θ（固定効果）		ω^2（変量効果）	
	推定値	標準誤差	推定値	標準誤差
IC_{50} (ng/mL)	18.5	0.631	0.0328	0.00762
γ	1.84	0.0286		
I_{max}	0.882	0.00130		
R_0 (nM)	=RBL（実測値に固定）			
k_{out} (hr^{-1})	6.89	0.315		
σ^2（残差変動）	0.00458	0.000483		

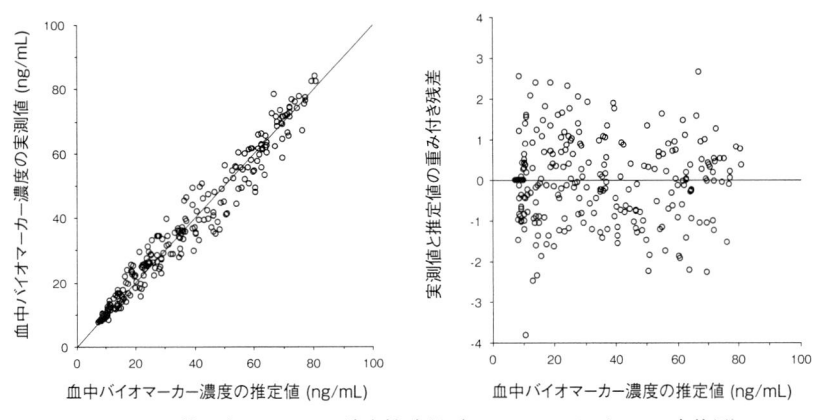

図3.19 間接反応モデルへの適合性確認（POSTHOC オプション未使用）

k_{out} の収束値には初期値の約 1.8 倍，IC_{50} については約 11 倍の乖離がみられたが，k_{out} については推定過程において k_{in} の過小評価を考慮しなかったこと，IC_{50} についてはシグモイド係数（γ）が 1 を上回っていたことから，これらの収束値は解析結果として妥当と考えられた．

3.8 PK-PD 解析演習のまとめ

本章では NONMEM の ADVAN6 を用いたいくつかの PK-PD 解析方法について紹介した．演習では同一のデータを直接反応モデル（効果コンパートメントモデル＋シグモイド E_{max} モデル）と間接反応モデルへ当てはめ計算を行った．その結果，いずれのモデルに対しても比較的に良好な適合がみられた．しかしながら，図 3.20 に示すように，2つのモデルによる反復投与時のバイオマーカー濃度推移シミュレーションの結果は一致しない．モデル構造の違いと解析に使用していないデータ範囲への外挿を考えれば，このような違いが生じることは必然であるが，科学的妥当性の伴わないモデルを安易に選択しないための警鐘として掲載しておく．

繰り返しになるが，本章の演習においては，ADVAN6 でのユーザーモデル定義方法に主眼をおいたため，一般的な PK-PD モデル構築のプロセスから変更した部分がある．通常は，薬剤の作用メカニズム，非臨床データ，既知の臨床データ，類薬のプロファイル等から科学的妥当性及び解析するデータの情報量を考慮し，モデルおよび推定するパラメータを選択する．モデル選択および評価のプロセスは 2 章で学んだ PK モデルのそれとほぼ共通であり，単に適合性だけでモデルを選択してはならない．一方で，データの情報量に対して過剰に複雑なモデルにならないように注意する[17]．適応したいモデルに対して，データの情報量が不十分と考えられる場合には，いくつかのパラメータを既知データに基づき推定した値を固定値として代入することや，モデルへのフィッティングや PK-PD 推移の推定値に大きな影響がない範囲で簡略化した PD モデル（線形モデル・対数モデル等）の適用について考慮しなければならない．また，PD 解析に特有の作業として，薬物

1）直接反応モデル
（効果コンパートメントつきシグモイドE_{max}モデル）

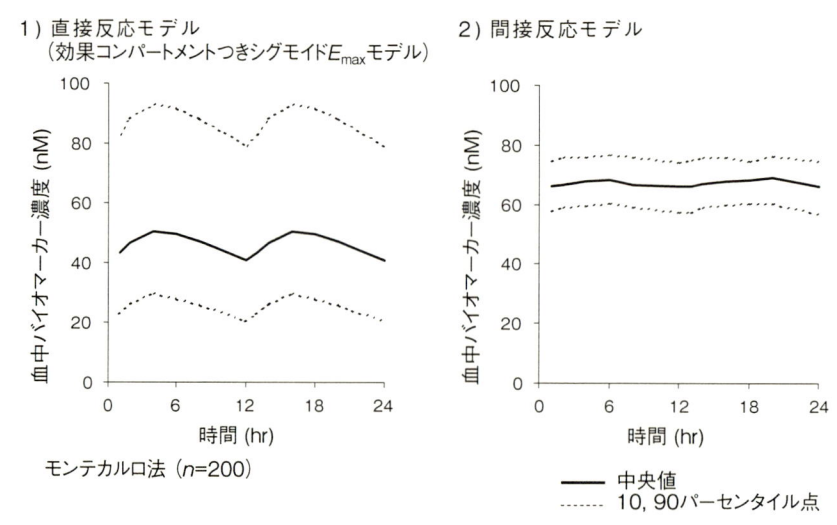

2）間接反応モデル

モンテカルロ法（$n=200$）

―― 中央値
‥‥‥ 10, 90 パーセンタイル点

図 3.20 新規薬物候補品 B 50 mg の 12 時間ごと反復投与後の定常状態におけるバイオマーカー推移のシミュレーション

濃度と薬理効果における時間のズレの有無を図 3.11 のような関係図を描くことにより解析前に判別しておくことがある．ここで PK モデルが 2-コンパートメントモデル等であれば，効果コンパートメントを設置する前に末梢コンパートメントの濃度で薬理効果発現の時間的ズレを説明できないかを検討すべきである．

従来の PD 解析には，経験的にシグモイド E_{max} モデルが多く用いられてきた．モデルへの十分な適合性が示されていれば，単純なモデルゆえに血中濃度とバイオマーカーの対応関係の理解が容易にできるという点で，シグモイド E_{max} モデルの利用価値は高い．しかし，臨床試験シミュレーションに適応する目的で PK-PD モデルを構築するのであれば，一般的にはより科学的に妥当性の高いモデルの方が望ましい．臨床試験シミュレーションに用いることを前提にした場合，受容体占有理論で説明可能な PK-PD 関係についてはシグモイド E_{max} モデルまたはその派生モデルが第一選択になりうるが，今回の演習データに対する PD モデルの基本構造には作用機序に基づき間接反応モデルのものを選択すべきであろう．

参考文献

1) 厚生労働省医薬局審査管理課長通知：医薬品の臨床薬物動態試験について．医薬審第 796 号，平成 13 年 6 月 1 日．http://www.nihs.go.jp/mhlw/tuuchi/2001/010601-796/010601-796.pdf.
2) 緒方宏泰編著：医薬品開発における臨床薬物動態試験の理論と実践．丸善，2004.
3) Kloft, C., Wallin, J., Henningsson, A., Chatelut, E., Karlsson, M. O.: Population pharmacokinetic-pharmacodynamic model for neutropeniawith patient subgroup identification: Comparison across anticancer drugs. *Clin. Cancer. Res.* **12**: 5481-5490, 2006.
4) 緒方宏泰編著：臨床薬物動態学―薬物治療の適正化のために―，第 2 版．丸善，2007.
5) Gabrielsson, J., Weiner, D.: Pharmacokinetic and pharmacodynamic data analysis, 4th edition. Swedish Pharmaceutical Press, 2007.
6) Sheiner, L. B., Steimer, J.: Pharmacokinetic/pharmacodynamic modeling in drug development. *Annu. Rev. Pharmacol. Toxicol.* **40**: 67-95, 2000.

7) Meibohm, B., Derendorf, H. : Pharmacokinetic/pharmacodynamic studies in drug product development. *J. Pharm. Sci.* **91**(1) : 18-31, 2001.
8) Dahl, S. G., Aarons, L., Gundert-Remy, U., Karlsson, M. O., Schneider, Y.-J., Steimer, J.-L., Troconiz, I. F. : Incorporating physiological and biochemical mechanisms into pharmacokinetic-pharmacodynamic models : A conceptual framework. *Basic Clin. Pharmacol. Toxicol.* **106** : 2-12, 2009.
9) Bauer, R. J. : NONMEM User Guide – Introduction to NONMEM 7.2.0, 2011.
10) Zhang, L., Beal, S. L., Sheiner, L. B. : Simultaneous vs. sequential analysis for population PK/PD Data I : Best-Case Performance. *J. Pharmacokinet. Pharmcodyn.* **30**(6) : 387-404, 2003.
11) Zhang, L., Beal, S. L., Sheiner, L. B. : Simultaneous vs. sequential analysis for population PK/PD data II : robustness of methods. *J. Pharmacokinet. Pharmcodyn.* **30**(6) : 405-416, 2003.
12) Verotta, D., Sheiner, L. B. : *CABIOS* **3** : 345-349, 1987.
13) Fuseau, E., Sheiner, L. B. : Simultaneous modeling of pharmacokinetics and pharmacodynamics with a nonparametric pharmacodynamic model. *Clin. Pharm. Ther.* **35**(6) : 733-741, 1984.
14) Dayneka, N. L., Garg, V., Jusko, W. J. : Comparison of four basic models of indirect pharmacodynamic responses. *J. Pharmacokinet. Biopharm.* **21** : 457-478, 1993.
15) Sharma, A., Jusko, W. J. : Characterization of four basic models of indirect pharmacodynamic responses. *J. Pharmacokinet. Biopharm.* **24** : 611-635, 1996.
16) Sharma, A., Jusko, W. J. : Characteristics of indirect pharmacodynamic models and applications to clinical drug responses. *Br. J. Clin. Pharmacol.* **45**(3) : 229-239, 1998.
17) Dutta, S., Matsumoto, Y., Ebling, W. F. : Is it possible to estimate the parameters of the sigmoid Emax model with truncated data typical of clinical studies? *J. Pharm. Sci.* **85**(2) : 232-239, 1996.

4. Modeling & Simulation 編

本編の到達目標

　本編は臨床試験の Modeling & Simulation に必要な一連の技術を習得することを目標とする．演習は実際の臨床開発における Modeling & Simulation の適用を想定している．
- NONMEM によるカテゴリカルデータの PK-PD 解析　　　　　演習 1
- 仮想被験者集団における PK シミュレーション　　　　　　　演習 2
- 臨床開発上の課題を解決するための Clinical Trial Simulation　演習 3
- Modeling & Simulation の結果の検証と評価　　　　　　　　　演習 4

　本編は NONMEM を用いた PPK 解析および PK-PD 解析に習熟している人を対象としている．NONMEM と Excel もしくは他の表計算ソフトだけで演習 1，2 のすべての設問と演習 3 の設問 2 までは実施することが可能であり，Modeling & Simulation の基本的な知識が身につけられるようになっている．演習 3 における繰り返しシミュレーションにおいては，統計ソフトを用いた簡単なプログラミングが必須である．

　また，統計ソフトを用いて反復測定されている場合のロジスティック回帰を行う技術があれば，NONMEM をまったく用いずとも全体の演習が可能である．

　さらに演習 4 についてはやや発展的な内容を含めている．そのため初めて学ぶ人は演習 1～3 をまず学ぶとよい．

統計ソフトの使用

　前述したように演習の全体を行うには統計ソフトを用いた簡単なプログラミングができることが必須であり，そうでない部分についてもデータセットの加工・集計に統計ソフトを用いると格段に効率がよい．筆者は解答作成において医薬統計において使用実績の多い SAS，S-PLUS および R を用いた．また各解答にはデモコードを紹介した．もし統計ソフトを使える環境になければフリーソフトとして汎用されている R が入手しやすい．R は Comprehensive R Archives Network （CRAN, http://cran.r-project.org/）から無料でダウンロード可能である．R についてはすでに多くの解説書が出版されており，また使用者人口が多く，インターネット上にも豊富な情報が存在するので，インストールや基本的な使い方についてはそれらを参照されたい．

4.1 Modeling & Simulation 演習を始める前に

到達目標
- Modeling & Simulation，Model-Based Drug Development が注目されるようになってきた背景についての基礎知識を得て，本編を学ぶ意義を理解する．

はじめに

FDA が 2004 年に発表した Critical Path Opportunity White Paper[1] において指摘されているように，製薬企業の研究開発費は年々増大を続ける一方，Phase III 試験の成功確率は 40〜50％ にとどまっており，1 年間に承認される新規有効成分医薬品数も横ばいである．臨床試験の成功確率が向上しない原因として White Paper においては進歩を続ける基礎科学の技術が臨床開発の方法論に反映されていないことを指摘しており，種々の新規技術の導入が呼びかけられている．それらの新規技術の一つとして，Model-Based Drug Development（MBDD）が挙げられている．

Critical Path Opportunity White Paper より，MBDD に関する記述（抜粋）

> Opportunity: The concept of model-based drug development, in which pharmaco-statistical models of drug efficacy and safety are developed from preclinical and available clinical data, offers an important approach to improving drug development knowledge management and development decision making. Model-based drug development involves building mathematical and statistical characterizations of the time course of the disease and drug using available clinical data to design and validate the model. The relationship between drug dose, plasma concentration, biophase concentration (pharmacokinetics), and drug effect or side-effects (pharmacodynamics) is characterized, and relevant patient covariates are included in the model. Systematic application of this concept to drug development has the potential to significantly improve it. FDA scientists use, and are collaborating with others in the refinement of, quantitative clinical trial modeling using simulation software to improve trial design and to predict outcomes. It is likely that more powerful approaches can be built by completing, and then building on, specific predictive modules.

臨床開発の失敗原因には様々なものが考えられる．その一つに Phase II 試験までの情報から適切な用法・用量を設定できないまま Phase III 試験を実施してしまうことが挙げられる．不適切な用法・用量を設定した場合，有効性の検証の失敗や安全性上の問題が浮上し開発の中止や当局から追加臨床試験を指示され承認が遅延するということが生じる．Phase III まで到達している薬剤は多くが良好な臨床動態特性をもち，PoC 試験において患者に対する薬理作用が確認されている．かつ後期 Phase II 試験から用量反応関係が充分に把握されているはずであり，本来ならば失敗の可能性が少ないはずである．しかし Phase III で期待したような結果が得られないことが多いということは医薬品の用法・用量の設定は従来のアプローチのみでは難しく，これまでとは異なるアプローチが必要である

ことを示唆している.

ここで, PPK 解析や PK-PD 解析を医薬品開発において積極的に利用しようという発想が生まれる. これら解析手法は用量と薬物動態, 薬物動態と薬理作用の関係を変動要因を含めてモデリングすることで問題を定量的に扱うことができる. PPK 解析は, 1980 年に Sheiner と Beal が薬物動態データを非線形混合効果モデルを用いて解析するためのスタンダードソフトとなった, NONMEM を発表して以来[2] 長い歴史をもっている. 規制当局も厚生労働省[3], FDA[4] および EMEA[5] がそれぞれガイダンスを発布しており, 医薬品開発でも日常的に行われるようになってきている. また同様に PK-PD 解析も長く研究されており非臨床, 臨床ともに報告事例は多く, 曝露－反応関係（exposure-response relationship）を解析することの有用性はすでに規制当局も認めている[6] が, 製薬企業においては一部の専門家が事後的に解析しているにすぎず, また得られた情報を統合的に扱うという姿勢が弱かったため, 臨床開発における意思決定プロセスに大きな影響を及ぼしてはこなかった.

前述の White Paper における規制当局からの積極的な呼びかけも手伝って, 現在は MBDD という戦略が活発に検討され, 実行に移されてきている. MBDD の原型は 1997 年に Sheiner が提唱した Learning & Confirming パラダイム[7] にさかのぼる. これは医薬品開発における各試験を Learning と Confirming という 2 つの目的に大きく分けて実施することの提唱であり, Learning フェーズ（Phase Ⅰ, Phase Ⅱb）では薬物の特性を把握することに努めて試験設計の材料とし, Confirming フェーズ（Phase Ⅱa, Phase Ⅲ）では確認・検証するという, 実験科学における仮説－検証のサイクルを臨床評価でも実行していくことの提唱である. この Sheiner の考え方は臨床開発における環境の変化から Phase という概念が徐々に薄くなってきている現在においては, 個々の試験に対して何を求めるのかをより明確に設定しなければならないという意味で重要度が増していると考えられる.

この考えを骨子として今日 MBDD と呼ばれる考え方が形成されてきた. MBDD は発展中の概念であり, その定義に明確なコンセンサスが得られているわけではないが, おおむね「臨床成績をモデリングすることで薬剤の特徴を要約, 理解し, 試験計画の立案や意思決定を確度高く行う」開発戦略と考えることができる. つまり臨床試験成績からモデル構築を行い, 次試験のデザインにモデルからのシミュレーション結果を利用する. この臨床試験シミュレーション（clinical trial simulation）を積極的に利用することが特徴である. その際, 開発初期においては情報が不充分であるためある程度の仮定を必要とするが, 試験成績が追加されるたびにモデリングの前提となった仮定を検証しながらモデルのアップデートを行い, モデルを徐々に成熟させていく. 次試験の予測精度を開発を進めるたびに上昇させていき, 開発段階が進むほどより確度の高い計画立案を可能にしようというものである.

MBDD において用いられるモデルは従来の PPK モデルや PK-PD モデルには限らない. 被験者のドロップアウトがどのくらいの頻度でいつ生じるか（drop-out model）や疾患の重篤度はどのくらいの速さで進んでいくのか（disease progression model）をも対象

としており，その範囲は拡大している．MBDD を推進するのに必要な解析やその周辺技術を扱う分野は近年，Modeling & Simulation もしくは Pharmacometrics[8] と呼称されるようになりつつある．Critical Path White Paper の公表の後，FDA は製薬企業との間の議論で試験デザインやラベリングについて Pharmacometrics を積極的に利用するパイロットプログラムを実行し有用性を主張している[9,10]．製薬企業からもこの領域についての考察や実施例が報告されるようになってきており[11,12]，FDA は Phase IIa の終わりに企業が実施した Pharmacometrics 解析の結果を元にした相談を受け付け，場合によっては企業から提出された試験成績を FDA 自身がモデリングし，FDA がもっている疾患データベースと疾患進行モデルから次相試験のデザインについて助言を与えるという，End of Phase 2A Meeting についてのガイドラインも策定され，2009 年 9 月に最終化されるに至っている[13]．

さて，このような背景から PPK 解析や PK-PD 解析はいっそう有用なツールとして注目を集めている．しかし，臨床試験における有効性エンドポイントはカテゴリカルデータであることが多く，Modeling & Simulation の実施にはカテゴリカルデータのモデリング技術が必要となる．さらに確率的なゆらぎを考慮するために，シミュレーションを複数回繰り返して実行する技術も必要となる．

本編では臨床開発における実践的な演習を企図し，カテゴリカルデータの解析と臨床試験シミュレーションを中心とした．

期待される到達目標

Modeling & Simulation 編の演習 1～3 を通じて実施することで到達してほしい全体目標を以下のように設定した．
- Modeling & Simulation の手法を試験デザインの検討に活かせる
- そのために必要な臨床エンドポイントのモデリングの手法が身についている
- 検討したい課題に応じたシミュレーションが実行できる

4.2 演習の背景と流れ

到達目標
- 演習の背景の把握
- 解決すべき課題の把握
- 演習の全体像の把握
- 利用できるデータの背景とその構造の把握

4.2.1 演習の背景

薬剤 C はある慢性疾患に対する有効性を期待されて開発されてきた中枢神経系に作用する薬剤である．薬剤 C は Phase I 試験後，PoC 試験において患者における薬理作用が確認された．その後追加の Phase II 試験やいくつかの臨床薬理試験を経ながら，用量反

応性試験 MPU-C009 がつい最近終了し，現在 Phase III 試験の計画が議論されている．またそれとともに高齢者や腎疾患の患者のような特殊な集団についての用量設定をどのようにしたらよいかなど，プロジェクトチーム内での議論がなされている．

これまでの試験結果から PPK 解析や PK-PD 解析が取り組まれ，ある程度モデルが構築されてきている．薬剤 C についてこれまでに得られている重要な知見は以下のとおりである．

1) 薬剤 C の有効性は C_{max} との相関性は弱い一方，1 日あたりの血中薬物濃度-時間曲線下面積（area under plasma concentration-time curve：AUC）と良好な相関がある．

2) ある生理機能を強化する薬剤であり，作用機序やこれまでの成績から考えても高齢者においては機能が低下しており，薬剤効果も減弱する．

3) 有害事象，安全性面の懸念は 200 mg まではなく，600 mg の用量まで忍容性があったため，用量設定については安全性面を懸念する必要がない．ただし製剤化や事業性など複数の問題があるため，有効性に大きなメリットがなければ 200 mg までの用量で申請用量を設定することが方針であり，250 mg 以上の用量を設定することは非常に難しい．よって 250 mg 以上の用量を検討する必要はない．

4.2.2 検討すべき課題

プロジェクトチームが今検討している課題は以下のとおりである．これらについて Modeling & Simulation アプローチで見解を提示することが求められている．

プロジェクトチームが検討している課題

1) 特殊集団において用量調整が必要か
   - 高齢者，低体格患者，喫煙歴，腎機能低下患者における用量
2) Phase III 試験の用量はどうすべきか
   - 250 mg 以下の適切な用量
3) Phase III 試験の例数はどうすべきか
   - プラセボに対する有意性の確保

上記の検討内容は，課題設定として曖昧である．Modeling & Simulation で検討する際には，事前に課題をできるだけ明確にするように議論しておいたほうがよい．上の例でいえば，腎機能低下の程度，適切な用量の定義，次試験で実施予定の統計解析の手法などである．上の 3 つの課題について Modeling & Simulation 担当者と臨床開発担当者，臨床統計担当者らのメンバーでさらなる議論を行った．その結果，以下のように課題が具体的にまとめられた．

課題

1) 以下の特殊集団において用量調整をすべきか（課題 1）
   - 高齢者（65 歳以上）の被験者

- 低体格（BSA 1.8 未満）の被験者
- 喫煙歴がある被験者（喫煙歴の影響はモデリングの過程で検討する）
- 軽度の腎機能低下（CCR 80 未満）

2) Phase Ⅲ試験の用量はどうすべきか（課題2）
- 著効率がプラセボ群に比べ 25% 以上増加する用量を選択する
- 有効以上（有効および著効）が 90% を示す用量も検討対象
- 被験者全体と高齢者の違いについて検討したい

3) Phase Ⅲ試験の例数はどうすべきか（課題3）
- 著効率がプラセボに対して検出力 80% で有意差を得られる例数
- もしくは有効以上を示す率がプラセボに対して検出力 80% で有意差を得られる例数
- 次試験はプラセボ群，実薬1用量の2群で実施し，統計解析は独立性の検定（χ^2 検定）によって行う

これらの課題へいかに対応すべきか，演習1～3を通じて実施していくことにする．

4.2.3　演習の流れと Modeling & Simulation

演習は以下の1～4からなる．

・NONMEM によるカテゴリカルデータの PK-PD 解析	演習1
・仮想被験者集団における PK シミュレーション	演習2
・臨床開発上の課題を解決するための Clinical Trial Simulation	演習3
・Modeling & Simulation の結果の検証と評価	演習4

これらの演習を Modeling & Simulation の流れに位置づけると，図 4.1 のようになる．

まず演習1において3値のカテゴリカルデータと AUC の間の PK-PD モデル構築を扱う．開発状況は用量反応性試験が実施された直後である．PPK 解析はすでに実施され PPK モデルが構築されており，直近に得られた用量反応性の成績から PK-PD モデルを構築する．この用量反応性試験の評価指標は臨床エンドポイントであり，3値のカテゴリカルデータであるため，PK-PD 解析編で学んだ薬効コンパートメントモデルや Jusko 型間接反応モデルなどを適用することはできない．モデル構築は NONMEM を用いて行う．

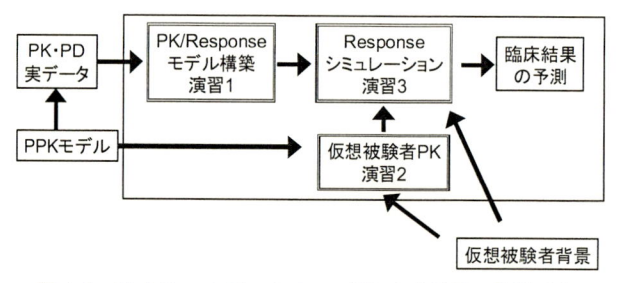

図 4.1　Modeling & Simulation の流れと各演習の位置づけ

次に検討したい課題に対してPK-PDシミュレーションを行うことを目標に進める．まず臨床試験の結果をシミュレーションするために，仮想被験者の集団を用意しなければならない．仮想被験者は薬物動態や薬力学に対して影響を及ぼしうる共変量の集まりとして表現される．この仮想被験者背景は MS_DATA_2007_for_SIM.xls に与えられている．

演習2においては5000例の仮想被験者背景を用いて課題の検討に必要な母集団や架空の臨床試験にエントリーした被験者の薬物動態（AUC）をシミュレーションする．シミュレーションにはコントロールファイル PK_Simulation.ctrl を使って NONMEM で行う．

演習3においては演習2でシミュレーションされた仮想被験者とその AUC をベースにし，演習1において構築された PK-PD モデルを用いて有効性のシミュレーションを行う．課題に応じて結果の集計やシミュレーションのやり方が異なる．シミュレーション結果を見て，それぞれの課題についてどのような判断ができるかを考察，検討する．

演習4については演習1〜3の中で説明しきれなかったやや発展的なトピックスとして，モデル診断，モデル選択やシミュレーション結果のモデル依存性，PK-PDモデルにおける感度分析を扱う．

4.2.4 利用できるデータと情報

演習1における解析対象である用量反応試験のデータは MS_DATA_2007anal.csv である（**表4.1**）．この試験は Phase Ⅲ で評価されるものと同じ有効性エンドポイントを評価した試験である．

用量反応試験についての情報

用法・用量：0（プラセボ），50，100，200 mg/day，1日1回経口投与

被験者数：1822例

評価時点：初回投与後2週（14日），4週（28日），6週（42日）後

評価項目：薬効指標（3カテゴリー），薬効指標（2カテゴリー），AUC，薬効評価時血中濃度，人種，年齢，体重，体表面積，クレアチニンクリアランス，血清中アルブミン濃度，喫煙歴，服薬条件（絶食・非絶食）（**表4.2**）

表4.1 MS_DATA_2007anal.csv の一部

#ID	TIME	TAD	TFLG	DOS	AUC	CP	PD3	PD2	RACE	AGE	WGHT	BSA	CCR	ALBU	SMOK	EED
1	344.25	8.25	1	0	0	0	0	1	0	1	53	97.6	2.11	117.93	4.7	1	1
1	674.51	2.51	2	0	0	0	2	1	1	53	97.6	2.11	117.93	4.7	1	1
1	1024.33	16.33	3	0	0	0	2	1	1	53	97.6	2.11	117.93	4.7	1	1
2	359.54	23.54	1	0	0	0	3	1	1	52	139.4	2.49	212.97	4	1	1
2	688.48	16.48	2	0	0	0	3	1	1	52	139.4	2.49	212.97	4	1	1
2	1025.42	17.42	3	0	0	0	3	1	1	52	139.4	2.49	212.97	4	1	1
3	343.82	7.82	1	0	0	0	1	0	1	72	83.5	2.02	87.62	4.5	1	1
3	675.78	3.78	2	0	0	0	1	0	1	72	83.5	2.02	87.62	4.5	1	1
3	1028.26	20.26	3	0	0	0	1	0	1	72	83.5	2.02	87.62	4.5	1	1
4	349.6	13.6	1	0	0	0	2	1	1	59	133.1	2.48	213.91	4.2	1	1
4	679.73	7.73	2	0	0	0	2	1	1	59	133.1	2.48	213.91	4.2	1	1
4	1021.3	13.3	3	0	0	0	2	1	1	59	133.1	2.48	213.91	4.2	1	1
5	355.29	19.29	1	0	0	0	2	1	2	57	131	2.57	116.16	3.9	1	1
5	675.12	3.12	2	0	0	0	2	1	2	57	131	2.57	116.16	3.9	1	1
5	1011.24	3.24	3	0	0	0	2	1	2	57	131	2.57	116.16	3.9	1	1
6	342.45	6.45	1	0	0	0	3	1	1	54	107.2	2.18	160.06	4.2	1	1

表 4.2 MS_DATA_2007anal.csv のデータベース構造定義

カラム	変数名	内容	備考
1	#ID	被験者識別コード	1822 症例，3 時点/被験者（5466 データ）
2	TIME	初回投与後通算時間（hr）	各データは投与時点が異なる
3	TAD	直近投与後時間（hr）	11.9±6.9（0.02〜24）
4	TFLG	薬効評価 Visit No.	1：14 日目，2：28 日目，3：42 日目
5	DOS	用量（mg）	0 mg，50 mg，100 mg，200 mg
6	AUC	AUC（ng/mL·hr）	直近投与後 24 時間の AUC
7	CP	薬効評価時血中濃度	実測値
8	PD3	薬効判定（3 カテゴリー）	1：無効，2：有効，3：著効
9	PD2	薬効判定（2 カテゴリー）	PD3 のデータを有効および著効を有効以上としてまとめて 2 値としたもの 0：無効，1：有効
10	RACE	人種	1：Caucassian（1371 例），2：Black（152 例），3：Asian/Oriental（32 例），4：American Indian（8 例），6：Other（190 例），7：Hispanic（69 例）
11	AGE	年齢（yrs old）	56.4±10.1（20〜84）
12	WGHT	体重（kg）	89.5±16.9（52.0〜170.3）
13	BSA	体表面積（m^2）	2.05±0.20（1.55〜2.90）
14	CCR	クレアチニンクリアランス（mL/min）	115.0±37.5（39.1〜568.8）
15	ALBU	血清中アルブミン濃度（g/dL）	4.12±0.30（3.1〜5.2）
16	SMOK	喫煙習慣	1：非喫煙者（672 例），2：受動喫煙者（12 例） 3：喫煙歴あり（728 例），4：喫煙者（410 例）
17	EED	食後服薬か否か	1：絶食（1051 例），2：非絶食（186 例），3：不明（585 例）

また，PPK モデルはすでに構築されており，共変量解析とバリデーションがなされている．薬剤 C は吸収ラグタイムのある経口 1-コンパートメントモデルに従い，以下のような共変量が組み込まれている．薬剤 C の母集団薬物動態モデル（共変量モデル）の固定効果部分を以下に示す．

```
TCL (L/h) = 56.4 − 0.25·(AGE− 56.4)
TV (L)    = 65.4 + 2.51·(BSA − 2.1)
TKa (1/h) = 0.23 (Fasted), 0.23·1.54 (Fed)
TLag (h)  = 0.84
TBA       = 1.0, (Dose = 200 mg, 0.613)
```

本 PPK モデルは演習 2 において用いる．個体間変動，個体内変動など，フルのモデルは演習 2 において紹介する．

これで演習の背景の解説は終わりで，次から個々の演習に入る．

4.3 演習 1：NONMEM におけるカテゴリカルデータの PK-PD 解析

到達目標

- カテゴリカルデータを扱う必要性の理解

- カテゴリカルデータのモデリングとしてロジスティック回帰の基礎の理解
- NONMEMにおけるロジスティック回帰の実行
- 共変量解析の実行

本演習ではまず最初に，カテゴリカルデータのモデル解析としてロジスティック回帰を取り上げ基本的な説明を行う．その後，NONMEMによって用量反応性試験のデータ解析を実際に行い，共変量の検討までを実施する．

4.3.1 なぜカテゴリカルデータを扱わねばならないのか

本書のPPK解析編，PK-PD解析編における解析対象となっているデータは薬物の血中濃度であったり薬力学マーカーであった．これらはいずれも連続量であり，ある特定の値しかとらないということはない．そして誤差が正規分布あるいは対数正規分布するということを仮定して解析を実施した．

しかし臨床試験の有効性エンドポイントにおいては，有効/無効のような2つの結果しかとりえなかったり，著効/有効/無効，改善/やや改善/不変/やや悪化/悪化のように，特定の水準数の結果しかとりえない指標を用いることが多い．

このようなデータをカテゴリカルデータ（categorical data）と呼ぶ．カテゴリカルデータは0/1や1/2/3のような各カテゴリーに対応した数値で表現されるが，あくまで数値は各カテゴリーを区別するためのラベルであり，間隔や比に意味がない．たとえば著効=3と表現したとして，それが無効=1の3倍だけ大きいと考えることはできない．

カテゴリカルデータには男性/女性，Caucassian/Black/Asianのような各カテゴリーの区別だけが存在するものと，著効/有効/無効のようにカテゴリーの間に自然な順序や大小関係が存在し，その順に数値が振られているものがある．いずれもカテゴリカルデータと呼ぶが，とくに後者を順序カテゴリカルデータ（ordered categorical data）と呼ぶ．

PhaseⅡやPhaseⅢ試験においてはエンドポイントが順序カテゴリカルデータとみなせることが多い．エンドポイントは日内変動の評価のために1日のうちに何回も測定されるのではなく，長期にわたって服薬されたときのある特定の時期の結果として評価される．そのため，順序カテゴリカルデータとAUCやC_{max}のような薬物動態指標との間のモデルを構築することが重要である．

順序カテゴリカルデータと説明変数の関係を扱うための代表的な手法にロジスティック回帰（logistic regression）がある．Modeling & Simulationアプローチによる曝露－反応関係のモデリングとしてもロジスティック回帰はよく用いられている[14,15]．本編では順序カテゴリカルデータのPK-PDモデリングとしてロジスティック回帰を行う．

4.3.2 ロジスティック回帰の基礎

カテゴリカルデータの集計は100人中何人が有効であったかのように割合をベースとして行われる．つまり，薬剤を100 mg服薬した被験者100人中45人が有効を示したとき，有効率は0.45であるというようにまとめられる．ここで興味の対象となるのは各被験者

が有効であったかなかったかではなく，集団に対する薬剤の効果としての有効率のほうであろう．カテゴリカルデータを解析するには，この結果をもたらす確率分布について考えねばならない．

まず簡単のため2値のデータを考える．無効＝0，有効＝1とするような場合である．このような場合，有効というデータが得られる母集団確率がPであると考える．確率とみなすのは，個々の被験者においては偶発的に結果は無効であったり有効であったりするとみなすからである．たとえば薬剤を100 mg投与したときの母集団有効率が0.6であるとすれば，100人に投与したときには1というデータが60くらいは得られるだろう．つまり60人くらいが有効ということになる．母集団有効率がPであるとすると，60名が有効である確率は以下の式のように表される．

$$P(m=60; p, n=100) = {}_{100}C_{60} \times p^{60} \times (1-p)^{40} \tag{1}$$

n人中m人が有効である確率は式(2)のように表される．このような確率分布を二項分布（binomial distribution）という．

$$P(m; p, n) = {}_nC_m \times p^m \times (1-p)^n \tag{2}$$

さらにここで薬剤効果を考える．母集団確率Pは薬物の1日AUCが高ければ高いほど上昇するとしよう．

母集団確率PとAUCの関係を解析するのは通常の単回帰分析では困難である．なぜなら解析に用いる生データは0か1の値しかとりえず，回帰直線で推定される予測値の上下に誤差が正規分布するとみなすことができないため，最小二乗法で分析することが適切でないからである．またかりに母集団確率とAUCの単回帰分析ができたとしても，得られた単回帰式を用いてAUCから予測される確率は容易に0～1の範囲を超えてしまうため，モデルとしては役に立たないだろう．

これを解決するために以下の式(3)のようにロジット（logit）という量を考え，ロジットがAUCと比例するというモデルを考える．ロジットの変域は$-\infty \sim \infty$であり，0～1の制限はなくなっている．

$$\mathrm{Ln}\frac{P}{1-P} = \mathrm{Logit} = \beta_0 + \beta_1 \cdot \mathrm{AUC} \tag{3}$$

この式(3)をPについて書き直すと，式(4)のようになる．

$$P = \frac{e^{\mathrm{Logit}}}{1+e^{\mathrm{Logit}}} = \frac{1}{1+e^{-\mathrm{Logit}}} = \frac{1}{1+e^{-(\beta_0+\beta_1 \cdot \mathrm{AUC})}} \tag{4}$$

図4.2は式(4)に従い母集団確率Pとロジットをプロットしたものである．ロジットが大きくなればPが単調に増加することがわかる．ロジットとAUCの間にも単調増加関係があるから，母集団確率PがAUCに応じて上昇するという性質をモデルで表現することが可能となる．

AUCに応じて有効率が上昇すると考える場合，式(4)に示すようなβ_0，β_1の値を推定することができれば，有効率の用量反応性を定量的に扱ったり有効率をAUCから予測することが可能となる．このために2値データのPK-PD解析にはロジスティック回帰を用いる．

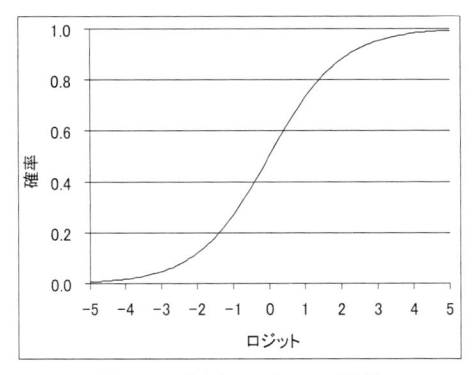

図 4.2 確率とロジットの関係

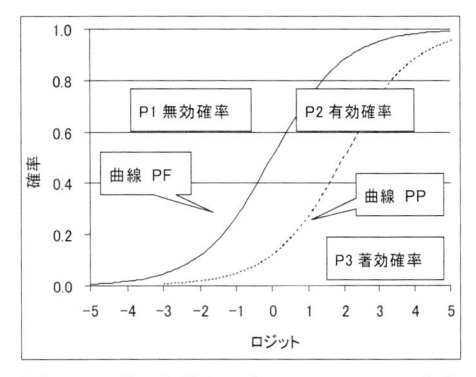

図 4.3 3 値の比例オッズモデルについての確率とロジットの関係

ロジスティック回帰が可能なのは 2 値データだけではない．著効/有効/無効のような 3 値のデータについても可能である．この場合，複数のロジスティック曲線を考えねばならない．図 4.3 に 3 値データのときのロジスティック回帰の概念を示す．2 値データの場合は 0/1 なので有効率を表すロジスティック曲線が 1 本でよい．一方，3 値データになると，1/2/3 という 3 つを区別するための仕切りとしてロジスティック曲線が 2 本必要となる．

いま，著効/有効/無効をそれぞれ 3/2/1 として表すとして，図 4.3 で PP と表しているのは著効確率についてのロジスティック曲線である．AUC が高くなるほど著効を示す確率が上がっていく．

PF という曲線は PP を左に平行移動させた曲線である．著効確率 P3 は PP と考えることができるとして，無効確率 P1 を 1−PF と考える．ここで PF は「有効以上」が得られる確率である．たとえばロジットが 0 のとき，PF は 0.5 程度であることが図 4.3 からは見てとれる．そのときの PP，つまり著効確率はおよそ 0.1 くらいだから，有効確率は 0.5−0.1=0.4 と計算できる．

$$P2 = PF - PP = \frac{1}{1+e^{-(\text{Logit}+\text{PROP})}} - \frac{1}{1+e^{-\text{Logit}}} \tag{5}$$

PROP として示した値が平行移動の大きさであり，これを比例オッズ項（proportional odds）と呼ぶ．こうしているのは PF と PP の曲線が交差しないようにするためである．このようなモデルを比例オッズモデル（proportional odds model）と呼ぶ．ここまででロジスティック回帰の基礎的な知識を述べた．このような解析は最小二乗法で実行できないことは前述したとおりであり，最尤法（maximum likelihood）を用いてパラメータ推定を行う．最尤法の特徴は，誤差の従う確率分布を自由に設定することが可能なため非常に広い範囲のモデルを扱うことができることである．ロジスティック回帰や最尤法についてはすでに成書が出版されているため，詳しい解説は参考文献[16,17]を参照されたい．最尤法については章末に簡単な解説を加えてある．

4.3.3　NONMEMによるロジスティック回帰の実行

さて，NONMEMを用いて最尤法によるロジスティック回帰を行うことが可能である．

PPKモデルではないので$SUBにおいてADVANを指定して解析することはできず，$PKもコントロールファイルに書く必要がない．$PREDを用いてユーザーモデルを定義する．

モデルはロジットの中にプラセボ効果，薬剤効果，ロジットの個体間変動を組み入れた形とする．薬剤効果はAUCとロジットが比例するLinearモデルと飽和型のE_{max}モデルのいずれも可能である（図4.4）．

$$\text{Logit} = \text{Baseline} + \text{Slope} \times \text{AUC} + \eta \tag{6}$$

$$\text{Logit} = \text{Baseline} + \frac{E_{max} \times \text{AUC}}{EC_{50} + \text{AUC}} + \eta \tag{7}$$

重要なことは$PREDにおいて確率とロジットの関係式を定義しなければならないということである．次ページのコントロールファイル記載例にあるように，たとえばデータが2値であった場合，1であればその被験者の有効率はP2であったと考え，0であればその被験者の有効率は1−P2＝P1であったと考える．NONMEMにとっては解析対象の数値はYに格納されるので，P1，P2を0や1のDVに応じてYに代入し，全データ分の掛け算を行う．これを尤度関数とし，β_0，β_1のような母集団パラメータを動かし尤度関数が最大になった値が，母集団パラメータとして最も尤もらしい値であると考えてパラメータ推定値とする．この最尤推定を実行するには，$ESTにMETHOD=COND LAPLACE LIKELIHOODというオプションを指定すればよい．

ロジスティックモデルは確率をモデリングすることに相当するので，式（2）をみるとわかるように残差分散をもたない．PPK解析編やPK-PD解析編で$ERRORのところで扱ってきた個体内変動にあたるものをコントロールファイルに記載する必要はない．今回のケースのように1人の被験者あたり複数の評価結果がある場合は，ロジットに個体間変動を含めたモデルを用いてパラメータ推定することが可能である．

ロジットの個体間変動はPKやPDパラメータの個体間変動よりもイメージしにくいかもしれないが，次のように考えるとよい．全く同じAUCで暴露された9名の被験者がいるとして，ロジットの個体間変動がなければ両者の有効率はまったく同じである．それが図4.5の太い曲線であるとしよう．

$$\text{Prob} = \frac{e^{LP}}{1+e^{LP}}$$

$$\text{Logit} = LP = \text{BASE} + f(PK) + \eta$$

プラセボ効果　　薬剤効果
$f(PK)=$ Slope*AUC,
　　　　 Emax*AUC/(AUC+EC$_{50}$)

ロジットの個体間変動

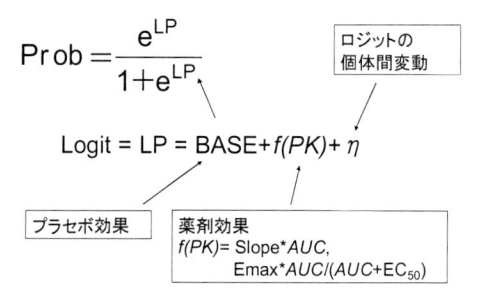

図4.4　ロジットにおけるプラセボ効果，薬剤効果，個体間変動

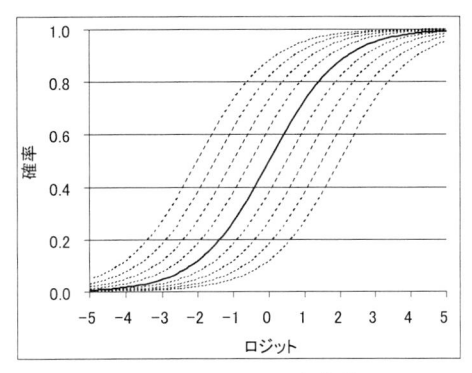

図 4.5 ロジットの個体差

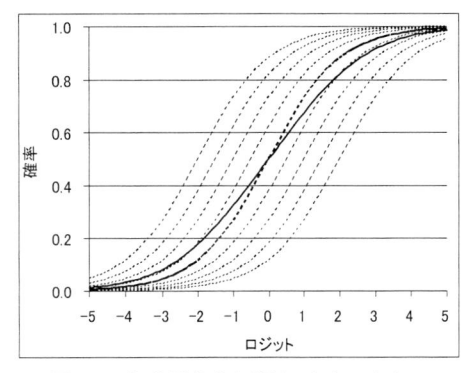

図 4.6 個体間変動が評価できないときの母集団モデル

しかしこれは厳しい仮定であり，おそらく現実には未知の要因によって個々人の有効率は違っているはずである．よって，同じ AUC であっても未知の要因によってその被験者のロジットは大きくなったり小さくなったりすると考える．そのずれを考えると図 4.5 に表せるように個々人について固有のロジスティック曲線を考えることができる．η は平均 0，分散，ω^2 の正規分布する確率変数として扱う．そして図 4.5 の太い曲線は母集団平均と考える．

個体間変動 η は式 (6)，(7) の切片に入るだけではなく，Slope や E_{max}，EC_{50} に入るモデルも考えることは可能である．3 値データの場合は比例オッズ項にも考えることができる．しかしこれらに η を組み入れた場合，NONMEM による推定は成功しない．

ロジスティック回帰はデータそのものではなく背景にある確率をモデリングしているので，連続量の解析のような残差分散はモデルに含まれない．そのため被験者あたり 1 回の評価しかされてなければ誤差に関する項はモデルに存在しないのだが，被験者あたり複数回の評価がされている場合においては個体間変動の推定が可能である．

逆に被験者あたり複数回評価されてない場合は，個体間変動の推定ができない．よって母集団平均として推定されるモデルは全被験者の平均となるため，**図 4.6** のように説明変数の影響が弱い，曲線の立ち上がりが鈍いモデルとなる．また，結果のばらつきが二項分布から想定されるよりも大きくなる過分散 (overdispersion) という現象が確認されるようになるため，複数回評価がなされている場合は混合効果モデルを適用することが重要である．

コントロールファイルの記載例 (Base Model)

2 値データ (PD2) の解析の場合 (Linear モデルの例)

```
$PROBLEM MPU Open Colleage M&S Course
$INPUT  ID TIME TAD TFLG DOS AUC CP PD3 PD2=DV RACE AGE WGHT
        BSA CCR ALBU SMOK EED
$DATA   MS_DATA_2007anal.csv IGNOR = #
$PRED
```

```
            BAS = THETA(1)
        SLOPE = THETA(2)
        EDC = SLOPE * AUC
        LGT = BAS + EDC +ETA(1)
        P2 = EXP(LGT) / (1 + EXP(LGT))
        P1 = 1 - P2
        IF (DV .EQ. 1) THEN
           Y = P2
        ELSE
           Y = P1
ENDIF
$THETA
        THETA1 初期値
        THETA2 初期値
$OMEGA   1
$EST MAXEVAL=9999 PRINT=2 METHOD=COND LAPLACE LIKELIHOOD
$COV
```

3値データ（PD3）の解析の場合（Linear モデルの例）

```
$PROBLEM MPU Open Colleage M&S Course
$INPUT ID TIME TAD TFLG DOS AUC CP PD3=DV PD2 RACE AGE WGHT
       BSA CCR ALBU SMOK EED
$DATA  MS_DATA_2007anal.csv IGNOR = #
$PRED
       BAS = THETA(1)
       SLOP = THETA(2)
       PROP = THETA(3)
       EDC = SLOPE * AUC / 1000

       LGT = BAS + EDC + ETA(1)
       LGTF = LGT + PROP
       PP = EXP(LGT) / (1 + EXP(LGT))
       PF = EXP(LGTF) / (1 + EXP(LGTF))
       P3 = PP
       P2 = PF - PP
       P1 = 1 - PF

       IF(DV.EQ.3) Y = P3
       IF(DV.EQ.2) Y = P2
       IF(DV.EQ.1) Y = P1

$THETA
       THETA1 初期値
       THETA2 初期値
       THETA3 初期値
$OMEGA     1
```

```
$EST      MAXEVAL=9999 PRINT=2 METHOD=COND LAPLACE LIKELIHOOD
$COV
```

以上を確認したら，解析を実施してみよう．

設問 1 解析データセット MS_DATA_2007anal.csv を用いて PK-PD 解析を実施せよ．
1) 前ページのコントロールファイル記載例を参考にて Linear モデル，E_{max} モデルを用いたロジスティック回帰のためのコントロールファイルを作成せよ．
2) 作成したコントロールファイルを用い，自分で初期値を設定し解析を実行せよ．
3) Linear モデル，E_{max} モデルのどちらを採用するかを検討せよ．

解答 1
1) Linear モデルと E_{max} モデルのコントロールファイル（$PRED 部分）を以下に示す．

2 値データの場合

```
$PRED ; Linear Model
 BAS = THETA(1)
 SLOPE = THETA(2)
 EDC = SLOPE * AUC / 1000
 LGT = BAS + EDC + ETA(1)
```

3 値データの場合

```
$PRED ; Linear Model
 BAS = THETA(1)
 SLOPE = THETA(2)
 PROP = THETA(3)
 EDC = SLOPE * AUC / 1000
 LGT = BAS + EDC + ETA(1)
 LGTF = LGT + PROP
```

```
$PRED ; Emax Model
 BAS = THETA(1)
 SLOPE = THETA(2)
 EMAX = THETA(3)
 EC50 = THETA(4)
 EDC = EMAX * AUC / (EC50 + AUC)
 LGT = BAS + EDC + ETA(1)
```

```
$PRED ; Emax Model
 BAS = THETA(1)
 SLOPE = THETA(2)
 EMAX = THETA(3)
 EC50 = THETA(4)
 PROP = THETA(5)
 EDC = EMAX * AUC / (EC50 + AUC)
 LGT = BAS + EDC + ETA(1)
 LGTF = LGT + PROP
```

上に示すように 2 値データと 3 値データの解析の違いは，ロジットの曲線を 1 つ引くか 2 つ引くかの違いである．よって 3 値データの解析のほうは，PROP として比例オッズ項を含めている．Linear モデル，E_{max} モデルの記述は 2 値であれ 3 値であれ同じである．

2) ロジスティック回帰における初期値の推定

Pharmacokinetics モデルの場合，解析の初期値を求める方法はすでに成書にも多く解説されているためあまり苦労することはないと考えられるが，ロジスティック回帰の場合は不慣れな読者も多いと思われる．

Linear モデルの初期値の推定

Linear モデルは以下の式のように，AUC とロジットの関係が線形関係にある．

$$\text{Logit} = \theta_1 + \theta_2 \times \text{AUC} + \eta \tag{8}$$

重要なことは Logit は 0～1 の範囲にある確率 p を $-\infty \sim +\infty$ に変換しているとはいえ，常識的な範囲の値というものがあるということである．

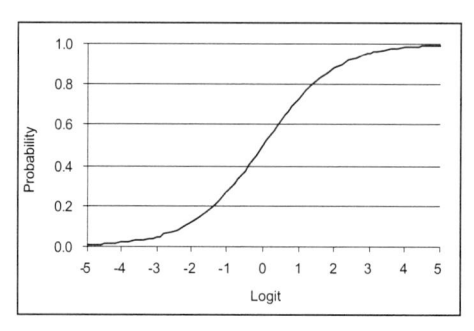

図 4.7　確率とロジットの関係

図 4.7 に確率とロジットの関係を再度示した．ロジットの定義からわかるように，ロジット ＝0 のときの確率はちょうど 0.5 となる．そしてロジットが ±4～±5 の範囲で確率はほぼ 0～1 の間を変動する．ということは，θ の初期値としてこの範囲を大きく逸脱させるような値を与えた場合は NONMEM による推定がうまくいかないことが想定される．

解析用データセットから各用量における AUC の記述統計量を計算すると，最高用量 200 mg の AUC においては 2206.9±631.8 ng/mL·h（最大：5378.0，最小：940.2）である．よって AUC に対する傾きの値は 0.001 程度であるべきであり，試しに 1 とすると NONMEM は最適化するパラメータの方向さえ見出せずに収束しない．

また，コントロールファイル例ですでに示しているが，あまりに 0 に近いパラメータの推定は NONMEM の実行上エラーをもたらすことが多い．これを回避するために AUC/1000 に対する傾きを θ_2 とすれば，この初期値はせいぜい 1 程度のオーダーと考えて解析できる．

もう一つ考えるべきことは，Baseline である θ_1 の初期値である．これは AUC=0 のときの有効率であるから，プラセボ群の有効率から逆算してロジットを求めることが可能である．いま，PD2 データに対して分割表を作成してみると，表 4.3 のようになる．簡単のため，評価時期（TFLG）については区別せず，まとめて分割表とする．

表 4.3　PD2 データの分割表

用量	0 mg	50 mg	100 mg	200 mg
有効	943 71.93%	1119 79.70%	1225 87.63%	1235 91.28%
無効	368 28.07%	285 20.30%	173 12.37%	118 8.72%

プラセボ群の結果から $\text{Ln}(0.7193/0.2807)=0.941$ となるため，θ_1 の初期値は 1 程度に

設定したほうがよいことがわかる．またロジットの Baseline は負になりうることに注意されたい．PK-PD モデルのパラメータは多くの場合正の値しかとりえないが，ロジットに関するパラメータは負であってもかまわない．たとえば $P<0.5$ である場合はロジットは負である．そのため，NONMEM の \$THETA においてパラメータ範囲の制約を外しておくこと．

E_{max} モデルにおける初期値の推定

E_{max} モデルの場合は AUC の増加に応じて上昇するロジットに E_{max} という限界があるため，E_{max} の初期値を適切なオーダーにしておけば Linear モデルのときのようにロジットが過大になるということは少ない．

$$\text{Logit} = \theta_1 + \frac{\theta_2 \times \text{AUC}/1000}{\theta_3 + \text{AUC}/1000} \tag{9}$$

初期値として $\theta_1=2$, $\theta_2=3$, $\theta_3=3$ として解析を実行してみる．E_{max} モデルは EC_{50} よりも AUC が小さい領域では Linear モデルと変わりがない．$\theta_3(EC_{50})$ は AUC が 1000〜5000 程度の範囲に分布しているので 2〜3 程度を設定し，$\theta_2(E_{max})$ は Linear モデルの傾きが 1 前後であったことから，同じ 2〜3 程度とし，AUC が EC_{50} 以下の領域では Linear モデルと近くなるように設定した．

3 値のデータと 2 値のデータ

3 値の場合はロジスティック曲線を 2 本推定することになるが（図 4.8），両者は比例オッズの分だけ平行移動しているだけであり，コントロールファイルでは PROP として指定している．PROP はロジットのずれであるから，やはりロジットの範囲を意識して初期

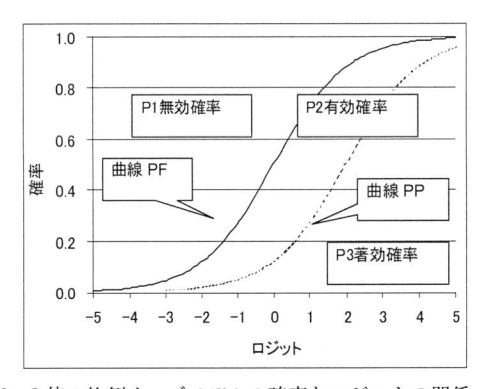

図 4.8 3 値の比例オッズモデルの確率とロジットの関係（再掲）

表 4.4 3 値における E_{max} モデルの解析結果

		OBJ	9304.83		
		推定値	±	標準誤差	CV(%)
ベースライン	$\theta 1$	−0.775	±	0.126	16.3
比例オッズ項	$\theta 2$	2.31	±	0.0605	2.6
E_{max}	$\theta 3$	3.72	±	0.993	26.7
EC_{50}	$\theta 4$	1.81	±	1.04	57.5
個体間変動	$\eta 1$	4.77	±	0.344	7.2

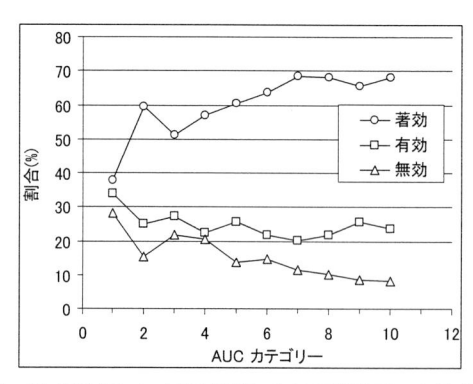

図4.9 10分割されたAUC階級における著効率，有効率，無効率

値を設定することが必要である．

ロジットは±4程度でほぼ0～1までの確率を網羅するのだから，比例オッズも10や20というオーダーであることはありえない．よって，今回は初期値を2として解析を実施する．

解析の結果を**表4.4**に示す．

3) LinearモデルかE$_{max}$モデルかの検討

PPKやPK-PDモデリングと異なり，このようなカテゴリカルデータのモデリングは一般にモデル適合性の診断やモデル選択が難しい．モデル選択を視覚的に行うことは決して簡単ではないが，ある程度のことを試すことはできる．以下に3値データについてLinearモデルかE$_{max}$モデルかを検討するための例を示す．

図4.9は解析対象のデータのAUCについて10の階級に分け，各階級における著効率，有効率，無効率をプロットしたものである．左はじのAUCランク1がプラセボ群であり右にいくほどAUCが大きい．こうしてみるとAUCが上昇しても著効率は70%以上には上がっていないことがわかり，著効率が直線的に上昇するというよりは飽和している可能性が示唆される．よってE$_{max}$モデルの方が実際のデータをよく説明していると思われる．AUCのカテゴリー数の設定については一般論はない．カテゴリー数を多くするほど微妙な曲がり方を検出できるかもしれないが，各カテゴリーのデータ数が少なくなるためにノイズを拾いやすくなるため，いくつか作成してみて傾向がわかりやすいものを選ぶとよい．また用量として4用量あることを考慮すると，4以下のカテゴリー数で検討する意味はあまりない．

本演習では以後，E$_{max}$モデルを用いることとする．

設問2 設問1で構築したE$_{max}$モデルを用いて，3値のデータについて共変量の影響を検討せよ．

解答2 ここから共変量モデリングを行う．PPKモデリングにおいては，POSTHOC推定されたETAと共変量の関係を視覚的に検討する．そして共変量を組み込んだモデルとそうでないモデルの目的関数の差がχ^2分布することを利用して判断していく．

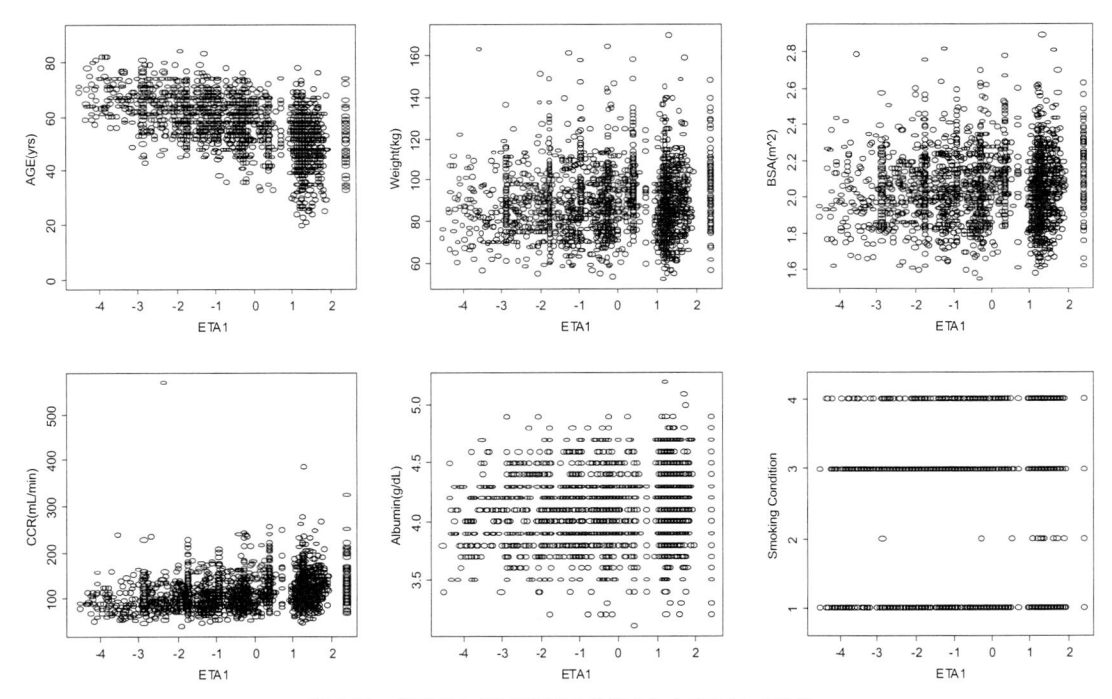

図 4.10 共変量と POSTHOC 推定された ETA1 の関係

TFLG=1				
用量	0 mg	50 mg	100 mg	200 mg
無効	190 43.48%	156 33.33%	95 20.39%	67 14.86%
有効	154 35.24%	142 30.34%	143 %	125 27.72%
著効	93 21.28%	170 36.32%	228 48.93%	259 57.43%
合計	437 100.00%	468 100.00%	466 100.00%	451 100.00%

TFLG=2				
用量	0 mg	50 mg	100 mg	200 mg
無効	115 23.32%	85 18.16%	50 10.73%	35 7.76%
有効	159 36.38%	127 27.14%	110 %	87 19.29%
著効	163 37.30%	256 54.70%	306 65.67%	329 72.95%
合計	437 100.00%	468 100.00%	466 100.00%	451 100.00%

TFLG=3				
用量	0 mg	50 mg	100 mg	200 mg
無効	63 14.42%	44 9.40%	28 6.01%	16 3.55%
有効	133 30.43%	99 21.15%	80 17.17%	71 15.74%
著効	241 55.15%	325 69.44%	358 76.82%	364 80.71%
合計	437 100.00%	468 100.00%	466 100.00%	451 100.00%

図 4.11 各評価時期における著効率, 有効率, 無効率と用量の分割表

ロジスティックモデルを用いている場合も, このアプローチは同様である.

共変量の影響を視覚的に検討してみると, たとえば PD3 のデータに関して ETA1 と共変量 (年齢, 体重, 体表面積, クレアチニンクリアランス, 血清アルブミン, 服薬条件) をプロットしたグラフは図 4.10 のようになる. そうすると, あきらかに高齢の被験者の

方がETA1が小さいことがわかり，薬剤の有効性が弱くなっていることがうかがえる．一方，体重や体表面積については明確な関係は見てとれない．

さらに見落としがちであることだが評価時期（TFLG）による有効性の変動がないかどうかを確認しておかねばならない．検証試験においては最終評価時期での結果を統計解析するだろうが，薬剤効果の大きさが服薬期間によって変化することはよくみられることである．

TFLG別に有効性と用量についての分割表を作成してみる（図4.11）．こうすると，評価時期に応じて有効性が増加していることが推察される．たとえば200 mgにおいて著効を示した被験者数は，259例→329例→364例と増加していっている．この傾向は他の用量群でもみられており，プラセボ群も例外ではないことがわかる．評価時期は本試験においては服薬期間の長さとみなせるため，薬剤効果のタイムコースの特徴であることが示唆される．

このようなことから，服薬期間を共変量に入れる必要があることが推察される．服薬期間を共変量に入れるやり方としては，TFLGごとに3期にわけてカテゴリーとして含める方法とTIMEを連続量として含める方法がある．今回は評価時期に対して単調な傾向がみられていることから，TIMEを連続量として共変量に含めることを検討する．

TIMEはTFLG=3のときに1000を上回るため，ロジットに含めるには数値のオーダーが大きい．わかりやすくするためにも，WKSという変数をTIME/24/7として新たに定義し週単位にした共変量を検討する．以下にWKSを組みこんだときのコントロールファイルの$PRED部分を示す．

```
$PRED
  AUCN = AUC / 1000
  WKS = TIME / 24/ 7

  BAS = THETA(1) + WKS * THETA(5)
  PROP = THETA(2)
  EMAX = THETA(3)
  EC50 = THETA(4)
  EDC = EMAX * AUCN / (EC50 + AUCN)

  LGT = BAS + EDC + ETA(1)
  LGTF = LGT + PROP
  PP = 1 / (1 + EXP(-LGT))
  PF = 1 / (1 + EXP(-LGTF))
  P3 = PP
  P2 = PF - PP
  P1 = 1 - PF
```

WKSの影響をE_{max}，EC_{50}に組み込んだモデルも検討する．

コントロールファイル例（WKS on E_{max}）

```
$PRED
    略
EMAX = THETA(3) + WKS * THETA(5)
```

θ_5 の初期値は 0.5 とする．それは WKS は最大 6 程度であるが，θ_5 を 0.5 としておけば E_{max} への影響は +3 程度となり，ロジットの値の範囲を大きく逸脱してくることはないだろうと推察したからである．

コントロールファイル例（WKS on EC_{50}）

```
$PRED
    略
EC50 = THETA(4) - WKS * THETA(5)
```

服薬期間が長いほど効きやすくなっているのだから，WKS の影響は負としてコントロールファイルに記載した．傾きにあたる θ_5 の初期値は（0, 0.2）とする．

このように有効性データおよび POSTHOC 推定された ETA と共変量の関係について，解析前にできるだけ検討をしておくことが必要である．

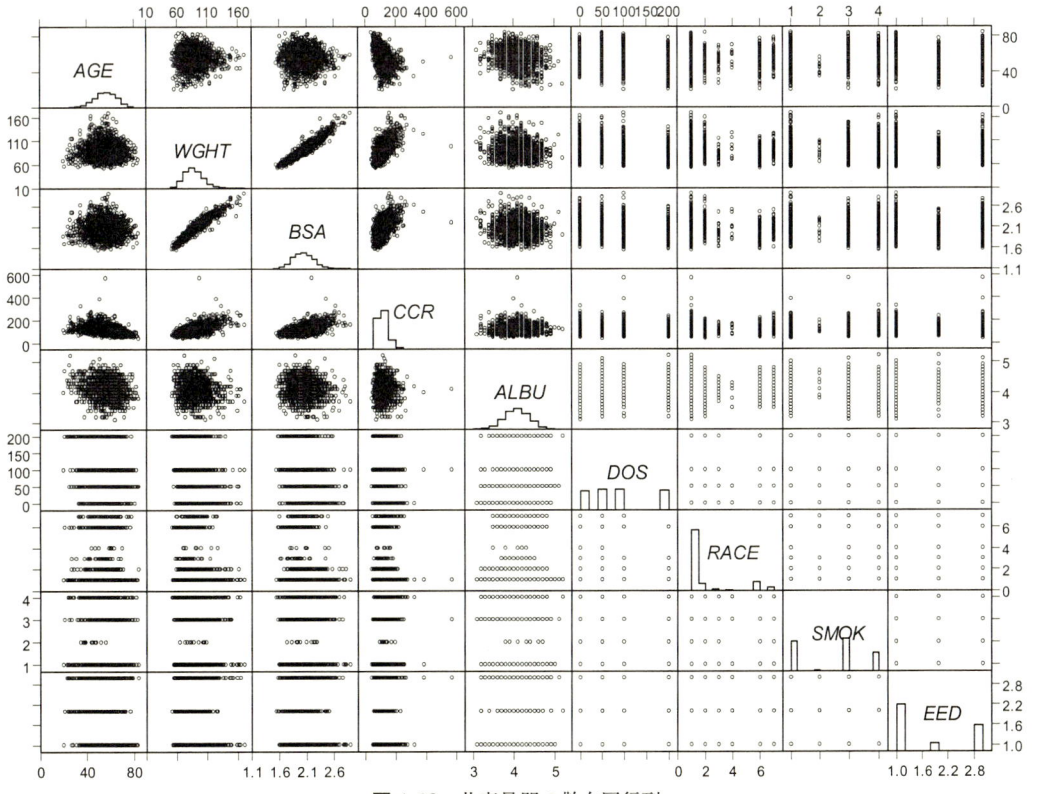

図 4.12 共変量間の散布図行列

共変量間の相関の検討

また，共変量間の相関を確認しておくことも重要である．図 4.12 の散布図行列が示すように，WGHT と BSA は高い相関をもっている．BSA と WGHT の両方を共変量として含むモデルは推定パラメータ間に高い相関が生じることから推定精度が下がりやすく，どちらかの共変量が不要になる可能性が高い．CCR と AGE の間にも相関があることが推察される．

よって，課題 1 の特殊集団における用量調整を考えたときに BSA で判断すると考える以上，WGHT は検討しないもしくは検討したとしてもモデリングにおいては副次的な意味にとどめるといった扱いが考えられる．

共変量の組み入れ

これらを考慮した上で共変量の検討は一つ一つをパラメータに順に組み込んでいき，最も目的関数が低下したモデルを選択し，さらに他の共変量を加えていくという前進法（forward addition）をとる．共変量組み込みの判定は目的関数の差に対しての尤度比検定を有意水準 5% で行う．

以下に 1 つ目の共変量の検討結果を表 4.5 に示す．Baseline, E_{max}, EC_{50} の 3 つのパラメータについて共変量を組み込んで検討する．また，カテゴリカル共変量である SMOK, EED, RACE については，以下のようにカテゴリーの分け方を変えたモデルを検討する．

SMOK
- 現在喫煙している被験者（Present Smoker, SMOK＝4）とその他の被験者
- 喫煙歴のある被験者（Past & Present Smoker, SMOK＝3 および 4）とその他の被験者

EED
- 絶食群と服薬条件不明の被験者（Unknown, EED＝3）のプールと非絶食群
- 非絶食群と服薬条件不明の被験者（Unknown, EED＝3）のプールと絶食群

RACE
- 白人（RACE＝1）とそれ以外の人種

結果をみると多くの共変量モデルにおいて目的関数（OBJ）が大きく低下していることがわかる．これはデータ数が多いため，影響が弱い共変量でも他の影響の強い共変量との相関がわずかにでもあった場合などは大きく目的関数が下がるからである．検討したモデルの中で最も大きく目的関数を低下させたのは WKS を Baseline に入れた Run02 モデルであり，服薬期間が与える影響が最も大きいと考えられる．この結果は TFLG によって分けて作成した分割表の結果（図 4.11）とも矛盾がない．よって，Run02 を次のベースモデルとして 2 つ目の共変量の検討を続ける．

2 つ目以降の共変量モデリングの流れを図 4.13 に示す．次に入る共変量は AGE であり，Baseline に入る．3 つ目は SMOK が EC_{50} の共変量として組み込まれる．検討していくと，だいたい 100 回程度の NONMEM の実行でモデルに共変量がこれ以上入らないと

4.3 演習1：NONMEMにおけるカテゴリカルデータのPK-PD解析

表4.5 1つ目の共変量モデル構築過程

Run Number	Model	OBJ	ΔOBJ
001	Structural Model : Emax	9304.829	-
002	WKS on Baseline	8342.806	-962.023
003	WKS on Emax	8723.608	-581.221
004	WKS om EC50	8770.340	-534.489
005	AGE on Baseline	8541.528	-763.301
006	AGE on Emax	8697.422	-607.407
007	AGE on EC50	N.A.	Not Calculated
008	WGHT on BAseline	9302.330	-2.499
009	WGHT on Emax	9304.302	-0.527
010	WGHT on EC50	9303.865	-0.964
011	BSA on Baseline	9300.385	-4.444
012	BSA on Emax	9303.414	-1.415
013	BSA on EC50	9302.756	-2.073
014	CCR on Baseline	9185.005	-119.824
015	CCR on Emax	9217.160	-87.669
016	CCR on EC50	9287.814	-17.015
017	ALBU on Baseline	9266.204	-38.625
018	ALBU on Emax	9265.136	-39.693
019	ALBU on EC50	9261.795	-43.034
020	SMOK(1-3,4)on Baseline	9297.494	-7.335
021	SMOK(1-3,4)on Emax	9295.938	-8.891
022	SMOK(1-3,4)on EC50	9294.521	-10.308
023	SMOK(1-2,3-4)on Baseline	9283.027	-21.802
024	SMOK(1-2,3-4)on Emax	9289.633	-15.196
025	SMOK(1-2,3-4)on EC50	9286.860	-17.969
026	EED(1,2-3)on Baseline	9278.199	-26.630
027	EED(1,2-3)on Emax	9281.793	-23.036
028	EED(1,2-3)on EC50	9280.995	-23.834
029	EED(2,1-3)on Baseline	9257.191	-47.638
030	EED(2,1-3)on Emax	9247.392	-57.437
031	EED(2,1-3)on EC50	9240.840	-63.989
032	RACE(1,2-7)on Baseline	9295.558	-9.271
033	RACE(1,2-7)on Emax	9297.601	-7.228
034	RACE(1,2-7)on EC50	9296.677	-8.152

各パラメータに共変量組み入れを検討

BASELINE
EMAX
EC50

- WKS
- AGE
- WGHT
- BSA
- CCR
- ALBU
- SMOK
- EED
- RACE

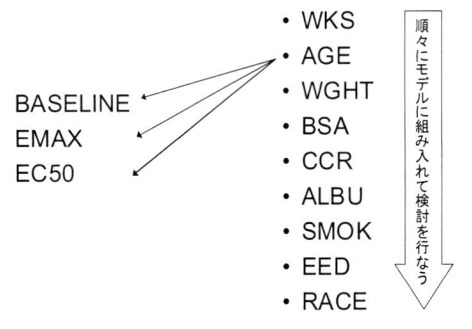

順々にモデルに組み入れて検討を行なう

図4.13 共変量モデル構築の概念図

```
Run01; Structural Model                Obj: 9304.829
          ⇩
Run02; WKS on Baseline                 Obj: 8342.806
          ⇩
Run35; WKS&AGE on Baseline             Obj: 7560.807
          ⇩
Run76; WKS&AGE on Baseline
      SMOK(1&2, 3&4) on EC50           Obj: 7545.308
          ⇩
Run101; WKS&AGE on Baseline
       SMOK(1&2, 3&4) on EC50          Obj: 7539.045
       EED(2,1&3) on EC50
```

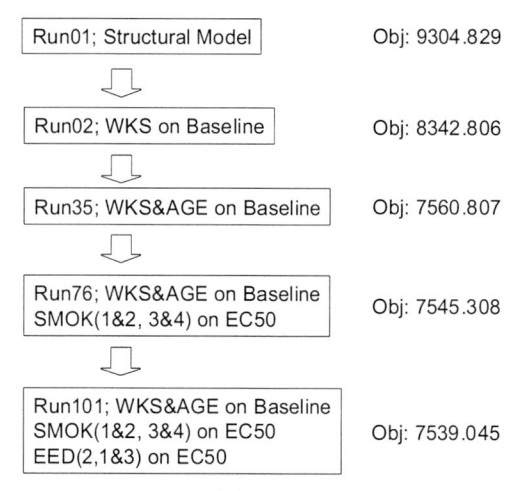

図 4.14 共変量モデル構築の過程

ころまでいくはずである．検討の順番など詳細は解析者によって異なるので Run Number は図 4.14 と一致しないだろうが，Final モデルは同じものになるはずである．Run076 のコントロールファイル \$PRED 部分と，パラメータ推定値を示す．

Run076 のコントロールファイル \$PRED 部分

```
$PRED
   AUCN = AUC / 1000
   WKS = TIME / 24/ 7
   BAS = THETA(1) + WKS * THETA(5) + (AGE-56.4) * THETA(6)
   PROP = THETA(2)
   EMAX = THETA(3)
   EC50 = THETA(4)
IF (SMOK.GE.3) EC50 = EC50 * THETA(7)
   EC50 = ABS(EC50)
   EDC = EMAX * AUCN/(EC50 + AUCN)
   LGT = BAS + EDC + ETA(1)
   LGTF = LGT + PROP
   PP = 1 / (1 + EXP(-LGT))
   PF = 1 / (1 + EXP(-LGTF))
   P3 = PP
   P2 = PF - PP
   P1 = 1 - PF
   IF (DV.EQ.3) Y = P3
   IF (DV.EQ.2) Y = P2
   IF (DV.EQ.1) Y = P1
```

逐次選択終了後のモデル Run101 は EED が 1 もしくは 3 のとき EC_{50} は 2.33 倍大きいというモデルであるが，表 4.6 にパラメータ推定値を示したように，EED が 2 かつ

4.3 演習1：NONMEMにおけるカテゴリカルデータのPK-PD解析

表4.6 Run101のパラメータ推定値

		OBJ	7539.05	
			推定値 ± 標準誤差	CV(%)
ベースライン	θ_1		-4.04 ± 0.194	4.8
比例オッズ項	θ_2		3.16 ± 0.0939	3.0
E_{max}	θ_3		4.28 ± 0.914	21.4
EC_{50}	θ_4		0.394 ± 0.485	123.1
Slope of WKS	θ_5		0.756 ± 0.0283	3.7
Slope of AGE	θ_6		-0.221 ± 0.0101	4.6
SMOK3 or 4のときのEC_{50}の相対値	θ_7		1.99 ± 0.621	31.2
EED＝1 or 3のときのEC_{50}の相対値	θ_8		2.33 ± 1.54	66.1
個体間変動	η		5.84 ± 0.477	8.2

表4.7 Run076のパラメータ推定値

		OBJ	7545.31	
			推定値 ± 標準誤差	CV(%)
ベースライン	θ_1		-4.02 ± 0.195	4.9
比例オッズ項	θ_2		3.16 ± 0.0939	3.0
E_{max}	θ_3		4.81 ± 0.928	19.3
EC_{50}	θ_4		1.17 ± 0.608	52.0
Slope of WKS	θ_5		0.756 ± 0.0283	3.7
Slope of AGE	θ_6		-0.225 ± 0.00988	4.4
SMOK3 or 4のときのEC_{50}の相対値	θ_7		1.84 ± 0.398	21.6
個体間変動	η		5.86 ± 0.478	8.2

SMOKが1もしくは2のときのEC_{50}の母集団平均値の推定標準誤差が大きくなってしまい，パラメータ推定精度が悪くなる．EEDは食後服薬の有無であり，2は非絶食，1は絶食，3は不明である．非絶食群において薬剤に対する応答が異なる可能性はないわけではないだろうが，条件不明の被験者を絶食群にまとめているという扱いも考慮すると，これら2群のEC_{50}の違いが共変量の影響による本質的な差であるとは考えがたい．

よって目的関数の値としてはRun101が最も小さいがこれを採用せず，Run076のモデルを逐次選択終了後のモデルとして採用した（**表4.7**）．

逐次選択終了後のモデルから次に，一つ一つの共変量の影響を抜いて解析を行う．これを後退消去法（backward deletion）と呼ぶ．共変量はモデル構築の過程で最も影響力が大きいと考えられたものから逐次的に入れているので，組み込んだ順番に依存している．よって，2つ目や3つ目の共変量を入れた後では，最初に入れた共変量は不要であるかもしれない．そういう観点から後退消去を行って，各共変量に統計的に意義があることを確

表4.8 Run076からの共変量除去の検討結果

Run No.	Covariate	OBJ	ΔOBJ
Run076	Final Model	7545.308	基準
Run102	WKS 除去	8525.972	980.664
Run103	AGE 除去	8323.779	778.471
Run104	SMOK 除去	7560.807	15.499

認する．結果を**表 4.8**に示す．

いずれも大きく目的関数を上昇させることから，WKS，AGEのベースラインにおける影響とSMOKのEC_{50}における影響は無視できないことが考えられる．

最後に，喫煙歴は4つのカテゴリーに分けられている．これらのカテゴリーの分け方のモデルに及ぼす影響を確認する．4つのカテゴリーがあった場合，分け方は以下のように考えられる．

1) 4カテゴリーをすべて異なる4つの部分集団として扱う
2) 3つの部分集団として扱う
3) 2つの部分集団として扱う

この分け方のうち，SMOK＝2（受動喫煙者）は12例しかいない集団であるため，1つの部分集団とするのは他の集団の大きさともバランスも考慮すると不適切と考えられた．また，3つの部分集団にわけるのは結果の解釈が難しくなる可能性があるため，喫煙の影響が大きい・小さいの2つの部分集団に分けるように検討した．結果を**表 4.9**に示す．

表 4.9 喫煙についてのカテゴリー分けの検討結果

Run No.	Covariate	OBJ	ΔOBJ
Run105	SMOK 1|2,3,4	7546.214	0.906
Run106	SMOK 2|1,3,4	7561.873	16.565
Run107	SMOK 3|1,2,4	7551.674	6.366
Run108	SMOK 4|1,2,3	7559.833	14.525
Run076	SMOK 1,2|3,4	7545.308	基準
Run110	SMOK 1,3|2,4	7560.106	14.798
Run111	SMOK 1,4|2,3	7552.45	7.142

4カテゴリーを2群に分ける分け方は，これらを比較してみると，1＆2と3＆4で分けたときが最も目的関数が低い．1と2〜4で分けているRun105はRun076と有意差がなく，この群の扱いがモデル適合性に大きな影響を与えないことが確認された．

以上の検討の結果，ファイナルモデルをRun076のモデルに決定した．

4.4 演習2：Clinical Trial Simulationの準備—PPK Simulation—

到達目標
- 仮想被験者背景データからNONMEMによるシミュレーション用データセットを作成
- NONMEMによるPKシミュレーションの実行
- NONMEMによるPK-PDシミュレーション用データセットの作成

4.4.1 本演習の目的

演習1でPK-PDモデルを構築した．この結果を利用して当初の課題を検討したいのだが，構築されているモデルは有効性データとAUCの間のモデルである．そのため有効性シミュレーションのためにはまず，構築済みのPPKモデルと仮想被験者背景からAUCをシミュレーションする必要がある．

4.4.2 課題と作るべきデータセット

5000例の仮想被験者背景はMS_DATA_2007_for_SIM.xlsに用意してある．これをNONMEM用シミュレーションデータセットに加工するのだが，まず自分が検討したい課題を選んでもらいたい．

課題

1) 以下の特殊集団において用量調整をすべきか（課題1）
   - 高齢者（65歳以上）の被験者
   - 低体格（BSA 1.8未満）の被験者
   - 喫煙歴がある被験者（現在喫煙しているもしくは過去喫煙していた）
   - 軽度の腎機能低下（CCR 80未満）
2) Phase Ⅲ試験の用量はどうすべきか（課題2）
   - 著効率がプラセボ群に比べ25%以上増加する用量を選択する
   - 被験者全体と腎機能低下患者について設定したい
3) Phase Ⅲ試験の例数はどうすべきか（課題3）
   - 著効率がプラセボに対して検出力80%で有意差を得られる例数
   - もしくは有効以上を示す率がプラセボに対して検出力80%で有意差を得られる例数（統計解析はχ^2検定によって行う）

提供される仮想被験者背景データにはあらかじめ0, 50, 100, 200 mgの4用量が割り付けられているが，課題2を選択する場合は中間用量も検討したほうがよいため用量を割り付けなおさねばならない．検討用量は自由に設定してかまわないが，たとえば0～300 mgまでを25 mg刻みで検討したとする．

4.4.3 シミュレーション用データセットの作成

MS_DATA_2007_for_SIM.xlsからoriginal dataというシートに5000例の仮想被験者背景がある．最初の10名のデータを表4.10に示す．

表4.10 シミュレーション用仮想被験者データセット（抜粋）

#ID	TIME	AMT	DV	II	SS	EVID	DOS	RACE	AGE	WGHT	BSA	CCR	ALBU	SMOK	EED
1	1008	50000	0	24	1	1	50	1	54	54.5	1.61	72.33	4.9	1	1
1	1022.4	0	0	0	0	0	50	1	54	54.5	1.61	72.33	4.9	1	1
4	1008	100000	0	24	1	1	100	1	50	133.9	2.56	239.11	4.1	4	1
4	1018.3	0	0	0	0	0	100	1	50	133.9	2.56	239.11	4.1	4	1
5	1008	100000	0	24	1	1	100	1	53	93	2.13	112.38	4.2	1	1
5	1013.3	0	0	0	0	0	100	1	53	93	2.13	112.38	4.2	1	1
7	1008	50000	0	24	1	1	50	1	54	112.8	2.32	149.7	4	4	3
7	1031.1	0	0	0	0	0	50	1	54	112.8	2.32	149.7	4	4	3
8	1008	100000	0	24	1	1	100	1	65	81.3	1.95	94.1	4.5	3	1
8	1013.2	0	0	0	0	0	100	1	65	81.3	1.95	94.1	4.5	3	1
9	1008	50000	0	24	1	1	50	1	56	65.9	1.82	153.77	4.2	1	1
9	1020.5	0	0	0	0	0	50	1	56	65.9	1.82	153.77	4.2	1	1
10	1008	50000	0	24	1	1	50	2	58	161.2	2.82	152.99	3.9	1	1
10	1024.3	0	0	0	0	0	50	2	58	161.2	2.82	152.99	3.9	1	1

変数の意味は，MS_DATA_2007anal.csv と全く同じである．これら仮想被験者背景から有効性の結果をシミュレーションする．

設問3 MS_DATA_2007_for_SIM.xls から NONMEM 用データセットを作成せよ．1日1回投与を繰り返し定常状態になっているものとし，最後の投与時間は 1008 時間とする．作成には統計解析ソフトを用いても Excel を用いてもよい．

解答3 以下のような手順でシミュレーション用データを加工すればよい．統計ソフトで実施した方が楽だが，Excel でも充分可能である．

1. NONMEM では薬物を投与されていない被験者（AMT=0）のデータをシミュレーションできないので，プラセボ群の被験者を削除する．Excel ではデータ範囲を選択して DOS でソートした後で，DOS=0 の行を削除すればよい．課題2のように 50，100，200 mg 以外の用量も検討したい場合は，DOS を1回消去して検討したい用量を無作為にうめる．

2. NONMEM でのシミュレーションのため，AMT，DV，II，SS の列を1のデータ範囲に加える．AMT，DV，II，SS はすべて0とする．

3. 別のシートに，2で作ったデータ範囲をすべてコピーする．これは投与イベント行として用いるためである．AMT には DOS の数字×1000 を入力する（シミュレーション用のコントロールファイルを書きかえて，SC=V/1000 とすれば，AMT を1000倍する必要はない）．DV には0を入れる．II は 24，SS は 1 とする．TIME は投与時間である．5000例の評価時間の最小は 1008 なので，投与時間は 1008 としておく．AUC の値はコントロールファイルの中で計算させている（AUC=DOS*1000/CL）ので，投与時間に厳密な意味はない．

4. 3と2のデータを Excel シート上で上下に並べる．その後，ID，TIME でソートする．

以上のプロセスを実行すると，表 4.11 のようになっているはずである．

表 4.11 NONMEM における PK シミュレーション用データセット

#ID	TIME	AMT	DV	II	SS	EVID	DOS	RACE	AGE	WGHT	BSA	CCR	ALBU	SMOK	EED
1	1008	50000	0	24	1	1	50	1	54	54.5	1.61	72.33	4.9	1	1
1	1022.4	0	0	0	0	0	50	1	54	54.5	1.61	72.33	4.9	1	1
4	1008	100000	0	24	1	1	100	1	50	133.9	2.56	239.11	4.1	4	1
4	1018.3	0	0	0	0	0	100	1	50	133.9	2.56	239.11	4.1	4	1
5	1008	100000	0	24	1	1	100	1	53	93	2.13	112.38	4.2	1	1
5	1013.3	0	0	0	0	0	100	1	53	93	2.13	112.38	4.2	1	1
7	1008	50000	0	24	1	1	50	1	54	112.8	2.32	149.7	4	4	3
7	1031.1	0	0	0	0	0	50	1	54	112.8	2.32	149.7	4	4	3
8	1008	100000	0	24	1	1	100	1	65	81.3	1.95	94.1	4.5	3	1
8	1013.2	0	0	0	0	0	100	1	65	81.3	1.95	94.1	4.5	3	1
9	1008	50000	0	24	1	1	50	1	56	65.9	1.82	153.77	4.2	1	1
9	1020.5	0	0	0	0	0	50	1	56	65.9	1.82	153.77	4.2	1	1
10	1008	50000	0	24	1	1	50	2	58	161.2	2.82	152.99	3.9	1	1
10	1024.3	0	0	0	0	0	50	2	58	161.2	2.82	152.99	3.9	1	1

これを CSV ファイルで保存し，NONMEM でのシミュレーション用データセットとする．

課題 2 を行う際の用量の割り付け方

5000 例の被験者に用量を無作為に割り付けるには Excel では以下のように行う．

1) original data のシートで R という変数列を追加し，0～1 の一様乱数を発生させるためにセルに= RAND( ) と入力する．

2) こうすると無作為に 0～1 までの数値が各被験者に割り付けられたことになる．

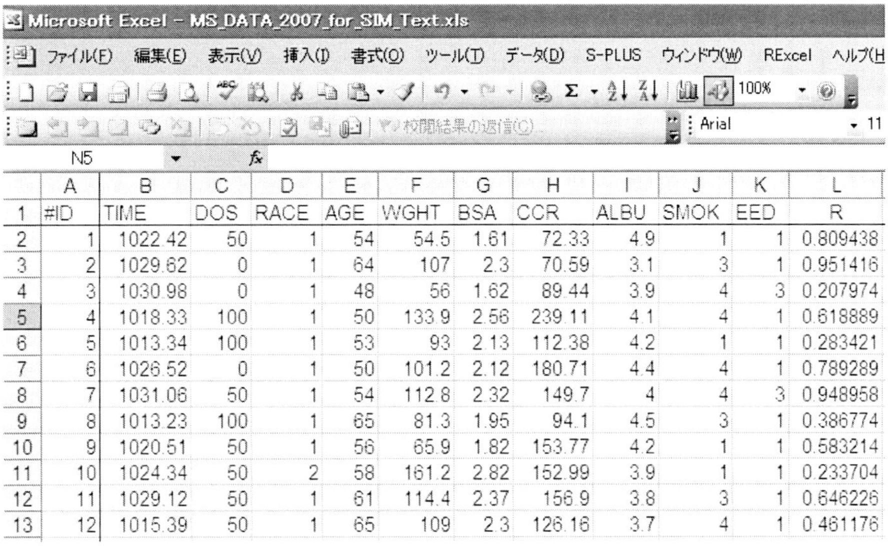

	A	B	C	D	E	F	G	H	I	J	K	L
1	#ID	TIME	DOS	RACE	AGE	WGHT	BSA	CCR	ALBU	SMOK	EED	R
2	1	1022.42	50	1	54	54.5	1.61	72.33	4.9	1	1	0.809438
3	2	1029.62	0	1	64	107	2.3	70.59	3.1	3	1	0.951416
4	3	1030.98	0	1	48	56	1.62	89.44	3.9	4	3	0.207974
5	4	1018.33	100	1	50	133.9	2.56	239.11	4.1	4	1	0.618889
6	5	1013.34	100	1	53	93	2.13	112.38	4.2	1	1	0.283421
7	6	1026.52	0	1	50	101.2	2.12	180.71	4.4	3	1	0.789289
8	7	1031.06	50	1	54	112.8	2.32	149.7	4	4	3	0.948958
9	8	1013.23	100	1	65	81.3	1.95	94.1	4.5	3	1	0.386774
10	9	1020.51	0	1	56	65.9	1.82	153.77	4	3	1	0.583214
11	10	1024.34	50	2	58	161.2	2.82	152.99	3.9	1	1	0.233704
12	11	1029.12	50	1	61	114.4	2.37	156.9	3.8	3	1	0.646226
13	12	1015.39	50	1	65	109	2.3	126.16	3.7	4	1	0.461176

図 4.15 用量の無作為割り付けのプロセス 1：乱数発生

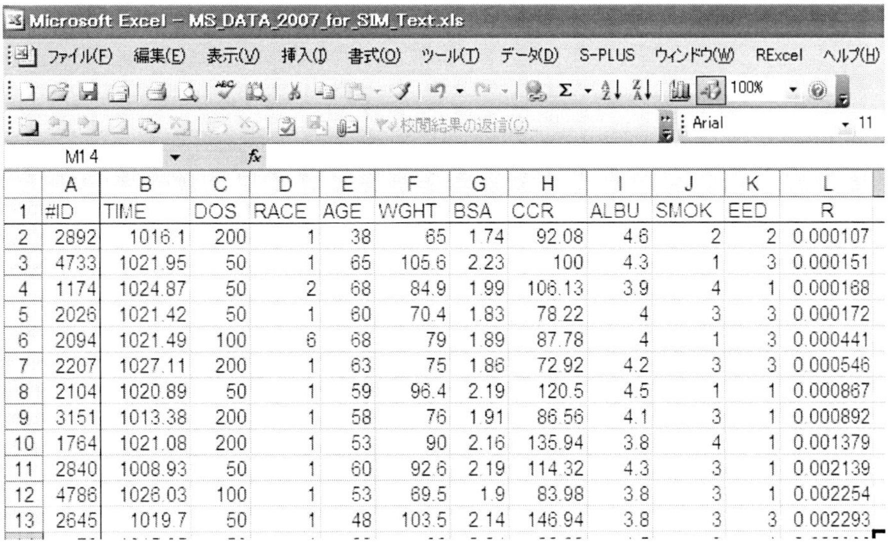

	A	B	C	D	E	F	G	H	I	J	K	L
1	#ID	TIME	DOS	RACE	AGE	WGHT	BSA	CCR	ALBU	SMOK	EED	R
2	2892	1016.1	200	1	38	65	1.74	92.08	4.6	2	2	0.000107
3	4733	1021.95	50	1	65	105.6	2.23	100	4.3	1	3	0.000151
4	1174	1024.87	50	2	68	84.9	1.99	106.13	3.9	4	1	0.000168
5	2026	1021.42	50	1	60	70.4	1.83	78.22	4	3	3	0.000172
6	2094	1021.49	100	6	68	79	1.89	87.78	4	3	1	0.000441
7	2207	1027.11	200	1	63	75	1.86	72.92	4.2	3	1	0.000546
8	2104	1020.89	50	1	59	96.4	2.19	120.5	4.5	1	1	0.000867
9	3151	1013.38	200	1	58	76	1.91	86.56	4.1	3	1	0.000892
10	1764	1021.08	200	1	53	90	2.16	135.94	3.8	4	1	0.001379
11	2840	1008.93	1	1	60	92.6	2.19	114.32	4.3	3	1	0.002139
12	4786	1026.03	100	1	53	69.5	1.9	83.98	3.8	3	1	0.002254
13	2645	1019.7	50	1	48	103.5	2.14	146.94	3.8	3	3	0.002293

図 4.16 用量の無作為割り付けのプロセス 2：乱数によるソート

Excelの乱数はシート上で変更が行われるたびに再計算されるので，これを固定するためにRの列をすべて選択して，メニューから「編集」-「形式を選択して貼り付け」-「値」とし，数値として同じ列に貼り付けなおす（図4.15）．

3) 数値がある列全体を選択して，メニューから「データ」-「並べ替え」-「R」としてソートする（図4.16）．

4) 0～300 mgを25 mg刻みで検討すると13用量水準ある．5000例を均等に分けようとすると，384例ずつの5用量と385例ずつの8用量に分けられる．どの用量を384例にするか無作為に選択し，Rの昇順に並んでいる被験者をRの小さい方から各用量水準に振り分けていく．

4.4.4 NONMEMによるPPK Simulationの実行

設問4 設問3で作成したPKシミュレーション用データセットを用いてシミュレーションを実行せよ．結果を次の演習3でNONMEMを用いたシミュレーションデータテンプレートとして用いるので，$TABLEには必要なデータを出力せよ．なお，PK部分のコントロールファイルは以下を参考にしてよい．

シミュレーション用母集団薬物動態モデルのコントロールファイル

```
$SUBROUTINE ADVAN2 TRANS2              $THETA
$PK                                    56.2     ; CL
EBA=0                                  65.4     ; V
IF (TIME.GE.672)  EBA = ETA(6)         .23      ; KA
IF (TIME.GE.1008) EBA = ETA(7)         .84      ; LAG
TCL = THETA(1)                         1.0      ; F
TCL = TCL+(AGE- 56.4) * THETA(6)       -.25     ; AGEcl
CL = TCL * EXP(ETA(1))                 2.51     ; BSAv2
TV  = THETA(2)                         1.54     ; FDka
TV  = TV +(BSA-2.1) * THETA(7)         .613     ; 200mg
 V  = TV * EXP(ETA(2))                 $OMEGA BLOCK(1) .05   ;1CL
TKA = THETA(3)                         $OMEGA BLOCK(1) .014  ;2V
IF (EED.EQ.2) TKA=TKA * THETA(8)       $OMEGA BLOCK(1) .012  ;3KA
  KA = TKA * EXP(ETA(3))               $OMEGA BLOCK(1) .01   ;4LAG
TAL = THETA(4)                         $OMEGA BLOCK(1) .02   ;5F
  AL = TAL * EXP(ETA(4))               $OMEGA BLOCK(1) .01   ;6IOV
ALG1=AL                                $OMEGA BLOCK(1) SAME
SC = V                                 $SIGMA  .012
TF1 = THETA(5)                         $SIMULATION (9215690) SUBPROBLEMS=1 ONLYSIM
IF (DOS.EQ.200) TF1=TF1 * THETA(9)     $TABLE ID TIME DV AUC DOS RACE AGE WGHT BSA
F1 = TF1 * EXP(ETA(5)+EBA)             CCR ALBU SMOK EED
AUC=DOS * 1000 * F1/CL                 UNCONDITIONAL NOPRINT NOAPPEND
$ERROR                                 ONEHEADER FILE=SIM.tab
Y = F + F * EPS(1)
```

解答 4 NONMEM を用いてシミュレーションを実行することは難しくない．$SIM を記載し通常の解析のように NONMEM を実行すればよい．

次の演習として PK-PD シミュレーションを行うので，すべての共変量と AUC を出力したテキストファイルがシミュレーション結果として必要である．そのため $TABLE は以下のように記載する．また，出力には AMT を出しておくと次の作業が楽になる．

```
$SIMULATION (9215690) SUBPROBLEMS=1 ONLYSIM
$TABLE ID TIME DV AUC DOS RACE AGE WGHT BSA
CCR ALBU SMOK EED AMT
UNCONDITIONAL NOPRINT NOAPPEND
ONEHEADER FILE=SIM.tab
;
```

課題 2 に取り組む際の注意

AUC の用量依存性について注意が必要なことは前述したが，課題 2 についてはコントロールファイルの以下の部分に注意していただきたい．

```
IF (DOS.EQ.200) TF1 = TF1 * THETA(9)
F1 = TF1 * EXP(ETA(5)+EBA)
AUC = DOS * 1000 * F1 / CL
```

用量が 200 のときは TF1（消化管コンパートメントにおけるバイオアベイラビリティの母集団パラメータ）が θ_9 倍，つまり 0.65 倍される．200×0.65＝130 であることから，200 mg 投与しても 130 mg 相当の吸収量しか得られないというモデルである．このコントロールファイルをそのまま用いて 100～200 mg の間の用量をシミュレーションすると，125, 150, 175 mg の AUC が 200 mg よりも高いという，Phase I データなどを考えるとあまり目にしない吸収特性を示すシミュレーションになってしまう．

よってたとえば 150 mg をシミュレーションするときは，吸収率 100 と 65 の中間として，(100＋61.3)/2＝80.65％ を吸収率とし，以下のようにコントロールファイルを書き直す．

```
IF (DOS.EQ.150) TF1 = TF1 * THETA(9)    ;THETA(9) は 0.8065 と指定
IF (DOS.EQ.200) TF1 = TF1 * THETA(10)   ;THETA(10) は 0.613 とする
F1 = TF1 * EXP(ETA(5)+EBA)
```

検討する中間用量が少なければ各用量について IF 文で記載すればよいが，複数の中間用量を検討する場合，記述効率が悪い．一例として 100～200 mg まで吸収率が直線的に低下するとして，以下のようにコントロールファイルを記述する．

```
IF (DOS.GE.100) TF1 = TF1-(DOS-100) * 38.7 / 100
IF (DOS.EQ.200) TF1 = 0.613
```

```
F1  = TF1 * EXP(ETA(5)+EBA)
```

200 mg 以上の用量の場合の吸収率は 61.3%で不変として扱う.

設問 5 設問 4 でシミュレーションした SIM. tab を確認し，NONMEM の PK-PD シミュレーション用のデータセットに加工せよ.

解答 5 シミュレーション後，SIM. tab というファイルができているはずである（**図 4.17**）. このファイルは各被験者について投与イベント行と薬効評価時期の行と 2 行出力されている.

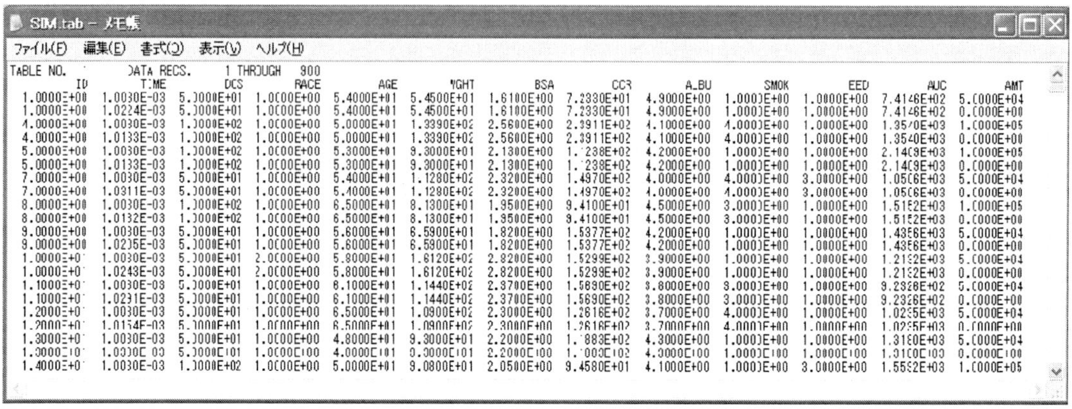
SIM.tab - メモ帳
ファイル(F) 編集(E) 書式(O) 表示(V) ヘルプ(H)

TABLE NO. 1 DATA RECS. 1 THROUGH 900

ID	TIME	DOS	RACE	AGE	WGHT	BSA	CCR	ALBU	SMOK	EED	AUC	AMT
1.0000E+00	1.0030E-03	5.0000E+01	1.0000E+00	5.4000E+01	5.4500E+01	1.6100E+00	7.2330E+01	4.9000E+00	1.0000E+00	1.0000E+00	7.4146E+02	5.0000E+04
1.0000E+00	1.0224E-03	5.0000E+01	1.0000E+00	5.4000E+01	5.4500E+01	1.6100E+00	7.2330E+01	4.9000E+00	1.0000E+00	1.0000E+00	7.4146E+02	0.0000E+00
4.0000E+00	1.0030E-03	1.0000E+02	1.0000E+00	5.0000E+01	1.3390E+02	2.5600E+00	2.3911E+02	4.1000E+00	4.0000E+00	1.0000E+00	1.3540E+03	1.0000E+05
4.0000E+00	1.0133E-03	1.0000E+02	1.0000E+00	5.0000E+01	1.3390E+02	2.5600E+00	2.3911E+02	4.1000E+00	4.0000E+00	1.0000E+00	1.3540E+03	0.0000E+00
5.0000E+00	1.0030E-03	1.0000E+02	1.0000E+00	5.3000E+01	9.3000E+01	2.1300E+00	1.1238E+02	4.2000E+00	1.0000E+00	1.0000E+00	2.1409E+03	1.0000E+05
5.0000E+00	1.0133E-03	1.0000E+02	1.0000E+00	5.3000E+01	9.3000E+01	2.1300E+00	1.1238E+02	4.2000E+00	1.0000E+00	1.0000E+00	2.1409E+03	0.0000E+00
7.0000E+00	1.0030E-03	5.0000E+01	1.0000E+00	5.4000E+01	1.1280E+02	2.3200E+00	1.4970E+02	4.0000E+00	4.0000E+00	3.0000E+00	1.0506E+03	5.0000E+04
7.0000E+00	1.0311E-03	5.0000E+01	1.0000E+00	5.4000E+01	1.1280E+02	2.3200E+00	1.4970E+02	4.0000E+00	4.0000E+00	3.0000E+00	1.0506E+03	0.0000E+00
8.0000E+00	1.0030E-03	1.0000E+02	1.0000E+00	6.5000E+01	8.1300E+01	1.9500E+00	9.4100E+01	4.5000E+00	3.0000E+00	1.0000E+00	1.5152E+03	1.0000E+05
8.0000E+00	1.0132E-03	1.0000E+02	1.0000E+00	6.5000E+01	8.1300E+01	1.9500E+00	9.4100E+01	4.5000E+00	3.0000E+00	1.0000E+00	1.5152E+03	0.0000E+00
9.0000E+00	1.0030E-03	5.0000E+01	1.0000E+00	5.6000E+01	6.5900E+01	1.8200E+00	1.5377E+02	4.2000E+00	1.0000E+00	1.0000E+00	1.4356E+03	5.0000E+04
9.0000E+00	1.0205E-03	5.0000E+01	1.0000E+00	5.6000E+01	6.5900E+01	1.8200E+00	1.5377E+02	4.2000E+00	1.0000E+00	1.0000E+00	1.4356E+03	0.0000E+00
1.0000E+01	1.0030E-03	5.0000E+01	2.0000E+00	5.8000E+01	1.6120E+02	2.8200E+00	1.5299E+02	3.9000E+00	1.0000E+00	1.0000E+00	1.2132E+03	5.0000E+04
1.0000E+01	1.0243E-03	5.0000E+01	2.0000E+00	5.8000E+01	1.6120E+02	2.8200E+00	1.5299E+02	3.9000E+00	1.0000E+00	1.0000E+00	1.2132E+03	0.0000E+00
1.1000E+01	1.0030E-03	5.0000E+01	1.0000E+00	6.1000E+01	1.1440E+02	2.3700E+00	1.5690E+02	3.8000E+00	3.0000E+00	1.0000E+00	9.2326E+02	5.0000E+04
1.1000E+01	1.0231E-03	5.0000E+01	1.0000E+00	6.1000E+01	1.1440E+02	2.3700E+00	1.5690E+02	3.8000E+00	3.0000E+00	1.0000E+00	9.2326E+02	0.0000E+00
1.2000E+01	1.0030E-03	5.0000E+01	1.0000E+00	6.5000E+01	1.0900E+02	2.3000E+00	1.2616E+02	3.7000E+00	4.0000E+00	1.0000E+00	1.0235E+03	5.0000E+04
1.2000E+01	1.0154E-03	5.0000E+01	1.0000E+00	6.5000E+01	1.0900E+02	2.3000E+00	1.2616E+02	3.7000E+00	4.0000E+00	1.0000E+00	1.0235E+03	0.0000E+00
1.3000E+01	1.0030E-03	5.0000E+01	1.0000E+00	4.8000E+01	9.3000E+01	2.2000E+00	1.1883E+02	4.3000E+00	1.0000E+00	1.0000E+00	1.3180E+03	5.0000E+04
1.3000E+01	1.0330E-03	5.0000E+01	1.0000E+00	4.8000E+01	9.3000E+01	2.2000E+00	1.1883E+02	4.3000E+00	1.0000E+00	1.0000E+00	1.3180E+03	0.0000E+00
1.4000E+01	1.0030E-03	1.0000E+02	1.0000E+00	5.0000E+01	9.0800E+01	2.0500E+00	9.4580E+01	4.1000E+00	1.0000E+00	3.0000E+00	1.5552E+03	1.0000E+05

図 4.17 PK シミュレーション実施後の SIM. tab

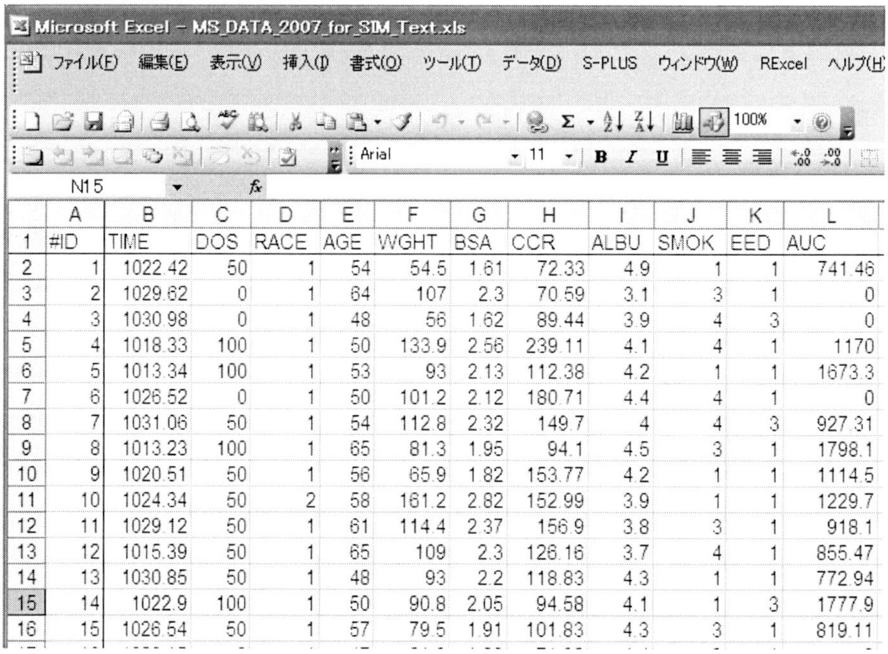
Microsoft Excel - MS_DATA_2007_for_SIM_Text.xls
ファイル(F) 編集(E) 表示(V) 挿入(I) 書式(O) ツール(T) データ(D) S-PLUS ウィンドウ(W) RExcel ヘルプ(H)

	A	B	C	D	E	F	G	H	I	J	K	L
1	#ID	TIME	DOS	RACE	AGE	WGHT	BSA	CCR	ALBU	SMOK	EED	AUC
2	1	1022.42	50	1	54	54.5	1.61	72.33	4.9	1	1	741.46
3	2	1029.62	0	1	64	107	2.3	70.59	3.1	3	1	0
4	3	1030.98	0	1	48	56	1.62	89.44	3.9	4	3	0
5	4	1018.33	100	1	50	133.9	2.56	239.11	4.1	4	1	1170
6	5	1013.34	100	1	53	93	2.13	112.38	4.2	1	1	1673.3
7	6	1026.52	0	1	50	101.2	2.12	180.71	4.4	4	1	0
8	7	1031.06	50	1	54	112.8	2.32	149.7	4	4	3	927.31
9	8	1013.23	100	1	65	81.3	1.95	94.1	4.5	3	1	1798.1
10	9	1020.51	50	1	56	65.9	1.82	153.77	4.2	1	1	1114.5
11	10	1024.34	50	2	58	161.2	2.82	152.99	3.9	1	1	1229.7
12	11	1029.12	50	1	61	114.4	2.37	156.9	3.8	3	1	918.1
13	12	1015.39	50	1	65	109	2.3	126.16	3.7	4	1	855.47
14	13	1030.85	50	1	48	93	2.2	118.83	4.3	1	1	772.94
15	14	1022.9	100	1	50	90.8	2.05	94.58	4.1	1	3	1777.9
16	15	1026.54	50	1	57	79.5	1.91	101.83	4.3	3	1	819.11

図 4.18 PK-PD シミュレーション用データの完成形

この SIM.tab を演習 3 で PK-PD シミュレーションするときの元データとして利用するが，PK-PD シミュレーションには演習 1 で用いたコントロールファイルを用いる．演習 1 では ADVAN を用いていないで投与イベント行をデータセットに含める必要がない．そのため，まず SIM.tab を Excel にコピーしたら AMT でソートし，AMT が 0 である行以外を削除する．

その後，削除したプラセボ群の被験者のデータを加え，AUC は一律 0 とする．
最終的にでき上がったデータは図 4.18 のようになっているはずである．これで演習 3 の準備が完了である．
もしわかりにくければ，MS_DATA_2007_for_SIM.xls の「N5000 for Sim Comp」というシートに完成形がある．これを次の演習に直接用いるか，完成形の参考にしていただきたい．

4.5 演習 3：Clinical Trial Simulation

到達目標
- 繰り返しのあるシミュレーションと繰り返しのないシミュレーションの違いの理解
- PK-PD シミュレーション用の NONMEM のコントロールファイルの作成
- 仮想被験者の AUC から NONMEM を用いて有効性のシミュレーションを行い，特殊集団の用量調節の必要性を検討
- 仮想被験者の AUC から NONMEM を用いて用量−反応曲線のシミュレーションを行い，用量選択
- 無作為復元抽出（bootstrap resampling）の理解
- 簡単な繰り返しのあるシミュレーションの実施

本演習では有効性のシミュレーションを行い，薬剤 C についての課題を検討する．

4.5.1 シミュレーションの方法についての基礎知識

臨床試験シミュレーションに入る前に，シミュレーションについて基本的な考え方を整理しておく．まずシミュレーションには大別して 2 つの種類がある．

シミュレーションの種類
1. 決定論的シミュレーション（deterministic simulation）
2. 確率論的シミュレーション（stochastic simulation）

この 2 つのシミュレーションの違いは，予測できない偶発的な誤差を考えているか否かにある．もう少し広くいえば「ランダムさ」であったり「情報の不確かさ」を考えているかどうかが違いになる．

決定論的シミュレーションにはランダムさはまったく考慮されない．薬物動態の例を挙げれば，「ある被験者の単回投与時の血中濃度推移を解析した結果を用いて，反復投与時の血中濃度推移をシミュレーションする」というものがある．シミュレーションに用いる被験者のPKパラメータは誤差がない真の値として用いられ，シミュレーションされる濃度にも誤差は含まれない．たとえば6人の被験者の反復投与シミュレーションであれば各被験者のPKパラメータの真の値が既知であると考えている．PK-PDモデルや生理学的速度論モデルのような，連立微分方程式で表される複雑なモデルは，まず決定論的シミュレーションを行ってモデルがどのような性質をもっているのかを把握することが重要である．コンパートメントモデルのように連立微分方程式から解析解が求められる場合は，数値計算ソフトや統計ソフトの助けなしに行うことも可能である．

　これと異なり確率論的シミュレーションはシミュレーションに誤差を含んでいる．乱数を発生させて行うもので，賭博で有名な都市の名前をとって「モンテカルロシミュレーション（montecarlo simulation）」と呼ばれている．乱数を発生させる以上，乱数発生機能をもったソフトの使用は必須である．薬物動態の例を考えるとPPKモデルがあり，母集団平均，個体間変動，個体内変動が求められているとする．その上で50 mgを反復投与したときの血中濃度の分布幅はどのくらいになるのかを，100〜数百例の被験者を発生させて濃度の分布を求めるのは確率論的シミュレーションである．probabilistic simulationとも呼ばれ，こちらの呼称の方がわかりやすいかもしれない．

　人間という多様な背景をもつ集団に薬剤を投与したとき，その結果は非臨床試験で動物に投与したときよりも結果は大きくばらつく．そのばらつきの大きさゆえに薬剤の真の有効性は見えにくくなり，臨床試験の結果を予測することも難しくなる．

　そのため，確率論的シミュレーションがもっぱらclinical trial simulationの代表的な手法となる．

　次に確率論的シミュレーションも以下の2つのやり方がある．

シミュレーションの種類
1. 繰り返しのないシミュレーション
2. 繰り返しのあるシミュレーション

　ここでいう繰り返しのある/なしとは，シミュレーションを複数回実行するか否かという違いである．

　繰り返しのないシミュレーションとは1回しかシミュレーションを実行しない．繰り返しのないシミュレーションを実施するときは，そのシミュレーションの結果を真実とみなすという立場をとる．たとえば課題1はこの繰り返しのないシミュレーションで実施可能である．5000例の被験者はそれ全体を母集団とみなせるほど多いため，1回シミュレーションを行えばそこから推定される点推定値を充分に母集団平均とみなせるという考え方である．この方法は簡便であるが，推定の精度についての情報が得られないという欠点が

ある．

　繰り返しのあるシミュレーションとは，シミュレーションを複数回繰り返す．これは1回1回のシミュレーションを架空の臨床試験とみなす場合がわかりやすい．たとえば課題2のようにPhase III試験のための適切な用量選択を考える場合，用量あたりの被験者数は100例程度で用量反応試験としても実施しうる被験者数を設定する．また課題3のような例数設計は，具体的に臨床試験で計画できる例数を用いる．繰り返しの回数は，もしその試験計画で実施すれば80％は望んだ結果が期待できる例数であるとか，95％は望んだ結果が期待できる用量という前提のもとで実施されるので，100～200回程度と設定する．またシミュレーションのベースとなるデータをシミュレーションごとに作り変えるということもある．

　技術的には繰り返しのあるシミュレーションの方が難しい．繰り返しのないシミュレーションは1回シミュレーションを実行すれば，結果をExcelなどの表計算ソフトで集計することが可能である．一方，繰り返しがある場合は，たとえば100回のシミュレーションを実行するのは手動では困難であり，さらに結果の集計も表計算ソフトで行うのは非常に困難である．シミュレーションの実行から集計までを統計ソフトで実施することが必須となり，そのための簡単なプログラミングが必要となる．シミュレーション自体は統計ソフトからNONMEMを起動して実行する方法と，統計ソフト内でモデル自体もプログラミングしてしまいシミュレーションする方法と両者がある．カテゴリカルPK-PDモデルの場合は後者が楽であるが，本書ではNONMEMでのシミュレーションも解説する．

　繰り返しのあるシミュレーションにおいて必要となるプログラミングの知識は，以下のとおりである．

必要なプログラミングの知識
1. データセットの作成，条件に合うデータの抽出，ソート
2. 外部ファイルからのデータの読み込み
3. グラフ作成，分割表作成，記述統計量計算
4. （NONMEMでシミュレーションするなら）統計ソフトからのNONMEMの実行
5. 無作為復元抽出（bootstrap resampling）

NONMEMによるシミュレーション

　ここでNONMEMを用いたシミュレーションについて述べておく．NONMEMは解析もできる一方でシミュレーションも可能である．そのやり方は簡単で，解析に用いるデータセットのDVの欄を"."にした状態のシミュレーションデータテンプレートを作成し，そのデータセットについてシミュレーション用コントロールファイルを用いてNONMEMを実行するだけである．シミュレーション用コントロールファイルにおいては固定効果や個体間変動，個体内変動の分散を固定し，$SIMを追加してそこで乱数の種や分布

を指定すればよい．詳しくは後述する．

　NONMEM をシミュレーションで用いることの利点は，臨床試験においてよくみられるような投与間隔が不等間隔であったり，投与期間の途中で投与量の調整を含むような不規則な用法・用量についても自由にデータセットに記述することが可能なことである．また，ADVAN6 や ADVAN8 のように微分方程式によるユーザー定義モデルがそのままシミュレーションに利用できることも優れている．統計ソフトは一般に微分方程式の数値計算に対応することは少ないが，R は odesolve というパッケージにある lsode という関数で Runge Kutta Gill 法を用いた微分方程式によるシミュレーションを行うことができる．SAS では PROC IML において call ode と指定することによって，微分方程式によるシミュレーションが可能である．

4.5.2 PK-PD シミュレーションの準備

設問 6　演習 1 で構築した PK-PD モデルのコントロールファイルをもとに，PK-PD シミュレーション用のコントロールファイルを作成せよ．

解答 6　3 値データ用の E_{max} モデルにおける PK-PD シミュレーション用のコントロールファイルを示す．

　基本的な部分は演習 1 で実施したモデリングにおけるコントロールファイルと変わりない．異なる点は以下のとおりである．

　1. $DATA：データセット名は PK シミュレーションの結果ファイルである．変数の順番もファイルの内容にあわせる

　2. $PRED：点線部

　3 値データ (1, 2, 3) の発生用の部分である．NONMEM が PK-PD モデルでシミュレーションするのは確率であるから，それをカテゴリカルデータに直して出力せねばならない．

```
IF (ICALL.EQ.4) THEN
    CALL RANDOM(2,R)
    IF (R.LT.PP) Y = 3
    IF (R.GE.PP) Y = 2
    IF (R.GE.PF) Y = 1
ENDIF
```

　ICALL は NONMEM からコントロールファイルが読まれるときに引き渡される引数である．ICALL が 4 というのは NONMEM がシミュレーションを実施しているときの命令を記載するという意味であり，IF THEN から ENDIF までの IF ブロックの内部をシミュレーションのときは実行するという意味である．CALL RANDOM (2, R) で NONMEM が乱数を呼び出して R に格納している．RANDOM (N, R) の N は $SIM に書かれている乱数の N 番目という意味である．そして一様乱数 R と PP, PF を比較し，PP 未満であ

ればYに3，PP以上であればYに2，PF以上であればYに1を代入する．Yはシミュレーションとしてアウトプットされるから，結果は3値データとなる．

3値データシミュレーション用コントロールファイル例

```
$PROBLEM MPU Open Colleage PD Simulation
$DATA Sim.csv IGNORE = #
$INPUT ID TIME TAD TFLG DOS AUC DV
RACE AGE WGHT BSA CCR ALBU SMOK EED

$PRED
  AUCN = AUC / 1000
  WKS = TIME / 24/ 7
  BAS = THETA(1) + WKS * THETA(5)
      + (AGE-56.4) * THETA(6)
  PROP = THETA(2)
  EMAX = THETA(3)
  EC50 = THETA(4)
IF (SMOK.GE.3) EC50 = EC50*THETA(7)
  EC50 = ABS(EC50)
  EDC = EMAX * AUCN/(EC50 + AUCN)
  LGT = BAS + EDC + ETA(1)
  LGTF = LGT + PROP
  PP = 1 / (1 + EXP(-LGT))
  PF = 1 / (1 + EXP(-LGTF))
  P3 = PP
  P2 = PF - PP
  P1 = 1.PF

 IF (ICALL.EQ.4) THEN
     CALL RANDOM(2, R)
     IF (R.LT.PP) Y = 3
     IF (R.GE.PP) Y = 2
     IF (R.GE.PF) Y = 1
 ENDIF
```

```
$THETA
-4.02   FIXED
3.16    FIXED
4.74    FIXED
1.7     FIXED
0.756   FIXED
-0.225  FIXED
0.0705  FIXED

$OMEGA
5.86    FIXED

 $SIM (20060729) (2741510 UNIFORM)
 ONLYSIMULATION

$TABLE
ID TIME TAD TFLG DOS AUC PD3 PD2
RACE AGE WGHT BSA CCR ALBU SMOK EED
NOAPPEND NOPRINT ONEHEADER FILE=SimResult
;
```

3. $SIM：点線部

$SIM（SEED1）（SEED2）とすると，乱数を2つ指定できる．NONMEMの乱数はデフォルトで正規乱数であるが，（SEED2 UNIFORM）とすると0～1までの範囲をとる一様乱数を発生させることができる．このシミュレーションでは1つ目の正規乱数をロジットの個体間変動であるETA1の発生に，2つ目の一様乱数を薬効指標の結果に用いている．ロジスティックモデルの場合，あくまでモデルがシミュレーションするのは各被験者の有効率など確率であるから，実際はどういう結果が得られるかという点にさらに偶然が

含まれる．これについて一様乱数と確率の大小比較を用いてシミュレーションしている．

4.5.3 課題1の検討のためのPK-PDシミュレーションの実行

設問7 設問6で作成したコントロールファイルを用いて，シミュレーションを行い，課題1で示したように以下の検討課題に答えよ．

1) 65歳以上の高齢者で用量を調整すべきか
2) 喫煙歴によって用量を調整すべきか
3) BSA 1.8未満の低体格患者で用量を調整すべきか
4) 腎機能低下患者で用量を調整すべきか

解答7 シミュレーションされた結果を**表4.12**に示す．下の分割表に各用量における無効，有効，著効を示した被験者の割合を示した．5000例の被験者を母集団とみなすため，各被験者の数は以下の表には記載せず割合のみとした．

表4.12 被験者全体の有効性シミュレーション結果

用量	0 mg	50 mg	100 mg	200 mg
無効	16.7%	10.1%	4.5%	2.9%
有効	28.2%	22.0%	16.1%	12.4%
著効	55.1%	67.9%	79.4%	84.6%

1) 高齢者における用量調整

65歳以上の高齢者と非高齢者の有効性シミュレーション結果を**表4.13**，**表4.14**に示す．

表4.13 65歳以上の高齢者の有効性シミュレーション結果

用量	0 mg	50 mg	100 mg	200 mg
無効	42.7%	23.8%	12.7%	12.4%
有効	38.2%	33.2%	37.3%	29.9%
著効	19.1%	42.9%	50.0%	58.4%

表4.14 非高齢者の有効性シミュレーション結果

用量	0 mg	50 mg	100 mg	200 mg
無効	10.6%	4.6%	2.3%	1.2%
有効	25.8%	17.5%	10.5%	9.5%
著効	63.6%	78.0%	87.1%	89.3%

用量反応性を著効率，有効率，無効率に分けて図にまとめた．著効率は全体で100 mgまで用量に応じて増加し，100 mgと200 mgの間でも5%程度上昇する．これは非高齢者でも同様の傾向であり，50 mg群から著効率の上昇がみられ，200 mgでもわずかではあるが著効率は上昇していた．高齢者は全体的に著効率が低く，非高齢者が60%のプラセボ効果がある一方で高齢者は20%程度である．また200 mgでも60%程度である．

著効率の用量反応曲線を観察すると，プラセボから 200 mg までの著効率の上昇程度は高齢者は 40% であり，非高齢者は 25% 程度である．用量反応曲線の形状が大きく異なっているわけではなく，主としてプラセボ効果のようなベースラインの反応が異なることが差異の原因となっている．

高齢者では 100 mg と 200 mg 間でも著効率は 10% 程度上昇しており，安全性に大きな懸念がない薬剤である以上，200 mg という用量に臨床的意義はあるものと考えられる．

有効率は非高齢者では 100 mg まで低下し 200 mg ではほとんど変わらない．一方で高齢者はプラセボ群から大きく変わらない．無効率が高齢者で 100 mg まで大きく低下していることから，無効から有効になるのと有効から著効になる割合がほぼ同様であることから有効率が大きく変わらないものと考えられた．

用量調整の要・不要を判断するのは，特殊集団で用量反応性に違いがあるか否かによる．高齢者・非高齢者ともに 50 mg は明確な有効用量であり，200 mg の臨床的意義は高齢者においてはありそうに思える．

薬剤 C の場合，臨床用量を 50～200 mg という範囲で設定するならば高齢者と非高齢者で用量を変える必要はないと考えられる．

2) 喫煙歴のある患者集団における用量調整

過去喫煙していた患者（SMOK＝3, Past Smoker）と現在喫煙している患者（SMOK＝4, Present Smoker）をまとめて，喫煙歴ありとした患者集団と喫煙歴のない患者集団に対する有効性シミュレーション結果をそれぞれ表 4.15，表 4.16 に示す．

表 4.15 喫煙歴ありの患者集団における有効性シミュレーション結果

用量	0 mg	50 mg	100 mg	200 mg
無効	17.8%	10.8%	4.7%	3.3%
有効	27.3%	22.5%	17.9%	14.0%
著効	54.4%	66.7%	77.4%	82.7%

表 4.16 喫煙歴なしの患者集団における有効性シミュレーション結果

用量	0 mg	50 mg	100 mg	200 mg
無効	14.5%	8.9%	4.2%	2.3%
有効	28.9%	21.2%	13.3%	10.0%
著効	56.6%	69.9%	82.6%	87.7%

喫煙歴のある患者集団では著効率は 50～200 mg 群において 5% ほど低いのみであり，かつ無効率についてはほとんど違いがない．このことから喫煙歴のある患者集団についての用量調整は不要であることが推察される．

モデリングの過程においては喫煙の影響は有意にモデルに組み込まれ，ファイナルモデルでは EC_{50} は喫煙歴がある被験者で 1.84 倍になる．ただしこれは AUC が 1200 ng/mL・h から 2400 ng/mL・h 程度の変化であり，100～200 mg 投与時の平均 AUC 程度にあたるが，影響としては大きくない．これは E_{max} が 4.82 とロジットとしては大きく，E_{max}/

EC_{50} が 4 か 2 か程度の差であるため著効率や有効率に大きな差が出てこないためであると考えられる.

3) 低体格患者集団における用量調整

BSA 1.8 未満の低体格患者集団と，BSA 1.8 以上の患者集団における有効性シミュレーション結果を，それぞれ**表 4.17**，**表 4.18** に示す.

表 4.17 BSA 1.8 未満の患者集団における有効性シミュレーション結果

用量	0 mg	50 mg	100 mg	200 mg
無効	18.6%	8.2%	4.1%	0.6%
有効	30.5%	24.5%	11.6%	14.8%
著効	50.9%	67.4%	84.3%	84.6%

表 4.18 BSA 1.8 以上の患者集団における有効性シミュレーション結果

用量	0 mg	50 mg	100 mg	200 mg
無効	16.6%	10.2%	4.4%	3.3%
有効	28.1%	21.9%	16.6%	12.1%
著効	55.4%	67.9%	78.9%	84.6%

BSA は PPK モデルに組み込まれている共変量だが，分布容積の共変量である．そのため定常状態の AUC には BSA は影響を及ぼさない．さらに PK-PD モデルにも含まれない共変量であるため，シミュレーションから BSA はほとんど有効性を変化させないことが示唆された．これらのことから用量調整の必要はないものと考えられる.

4) 腎機能低下患者集団における用量調整

CCR 80 未満の腎機能低下患者集団と，CCR 80 以上の腎機能をもつ患者集団における有効性シミュレーション結果を，それぞれ**表 4.19**，**表 4.20** に示す.

表 4.19 CCR 80 未満の腎機能低下患者における有効性シミュレーション結果

用量	0 mg	50 mg	100 mg	200 mg
無効	28.1%	24.3%	10.4%	6.3%
有効	34.1%	29.0%	28.1%	21.5%
著効	37.7%	46.7%	61.5%	72.2%

表 4.20 CCR 80 以上の腎機能をもつ患者における有効性シミュレーション結果

用量	0 mg	50 mg	100 mg	200 mg
無効	15.0%	8.1%	3.4%	2.2%
有効	27.3%	21.1%	13.9%	10.6%
著効	57.8%	70.8%	82.7%	87.1%

この場合は各用量において明確に著効率や有効率に差がみられている．ただし，CCR と年齢には負の相関がみられており（**図 4.19**），TFLG＝3 という最終評価時点で相関係

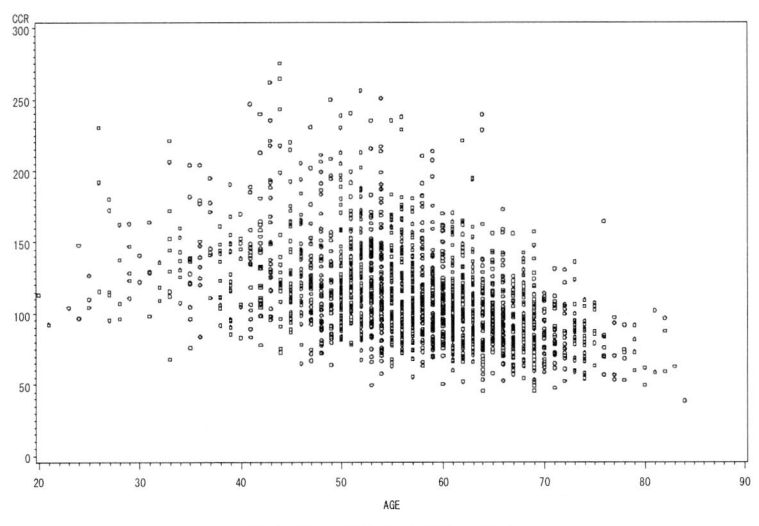

図 4.19 CCR と AGE の関係

数を算出してみるとおよそ −0.4 と弱い相関がみられる．

```
Pearson の相関係数, N = 1822
              CCR         AGE
CCR        1.00000    -0.41504
AGE       -0.41504     1.00000
```

　PK-PD モデルには年齢が有効性に影響を及ぼすことが組み込まれている．よってシミュレーションした結果を CCR の値の大きさで部分集団に分けて解析したときに，有効性が異なってみえるのは年齢と CCR の相関によるものと考えられる．

　このような場合，Pharmacometrics 解析の担当者は特に説明に留意するべきである．というのは CCR のシミュレーション結果だけをみれば，腎機能によって用量調整が不要というには差がみられているように思われるからである．そのためモデリングの過程で年齢を共変量に組み入れれば CCR をさらに考慮する必要がないということがわかっていることを言及する必要がある．

　前述したように，相関の強い共変量どうしをモデルの中に組み込むことは通常行わない．そのため薬理学的もしくは薬物動態学的な判断などによって共変量が選択されているはずである．しかしながら，モデリングにおいて選択されなかった CCR のような共変量についてのシミュレーション結果を示す必要があることもあり，モデリングの背景を含めて説明し誤解がないようにしなければならない．

4.5.4 課題 2 の検討のための PK-PD シミュレーションの実行

設問 8　Phase III 試験の用量を選択したい（課題 2）．
　著効率がプラセボ群に比べ 25% 以上増加する用量を被験者全体と高齢者についてそれぞれ検討せよ．また，有効以上を示すときの用量反応曲線を求めよ．

シミュレーション方法は繰り返しなしとし，点推定値を求めよ．

解答 8　用量反応性のシミュレーション結果を図 4.20 に示す．

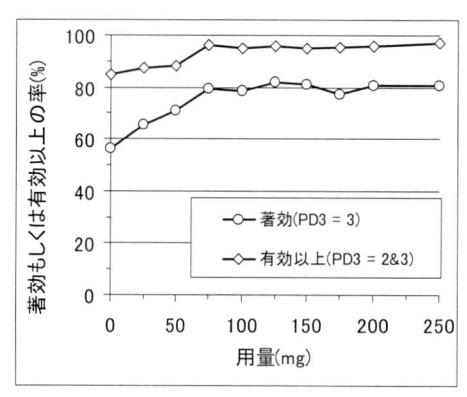

図 4.20　用量反応性シミュレーション結果（被験者全体）

著効率はプラセボ群で 56% から用量に応じて 125～150 mg まで上昇し，150 mg 以上ではほぼ頭打ちになることがシミュレーション結果から示唆される．プラセボ群と比較して著効率 +25% となるのは 125～150 mg からである．

一方，有効以上を示す率はプラセボ群においてすでに 80% 程度であった．プラセボ群の有効率が高いため，有効以上という見方をした場合は薬剤効果の上乗せはそれほど大きくないことがわかる．

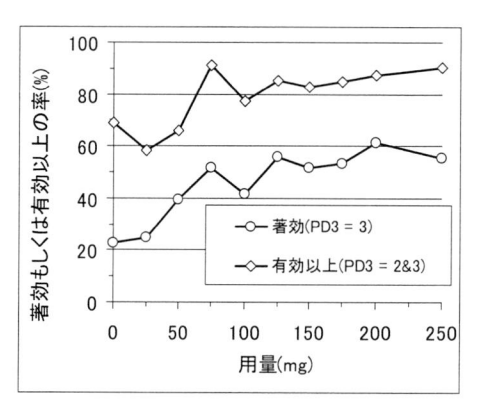

図 4.21　用量反応性シミュレーション結果（高齢者）

一方，高齢者では健常人よりも有効性が減弱している（図 4.21）．しかしプラセボ群よりも 25% 著効率が高い用量はおおよそ 150 mg であり，健常人とあまり変わらないことがわかる．つまり高齢者の場合はプラセボ効果が弱いが，薬理学的な反応性はそれほど変わっておらず，用量反応曲線がシフトしているものと考えられる．

4.5.5　課題 2 の検討のための繰り返しのある PK-PD シミュレーションの実行

設問 9　設問 8 と同様の課題を繰り返しのあるシミュレーションで検討せよ．

4.5 演習3:Clinical Trial Simulation

解答 9 本設問の解答を示す前に,まず繰り返しのあるシミュレーションについての追加解説を行う.

a. 繰り返しのあるシミュレーションの実行の技術

ここまでの課題は NONMEM によるシミュレーションを1回実行するものだった.本設問からはシミュレーションを複数回実行してその結果を集計することにより,平均を推定するとともに試験間の変動幅や推定の不確実性についての情報を得ることを行う.

繰り返しのあるシミュレーションの実行には自由度があり様々なやり方が可能である.同じ課題についても解析者によって検討の仕方が異なることもありうる.前述したように繰り返しシミュレーションの方法は用いるツールによって,以下に示すように分けることができる.各々について技術面からの解説を行う.

1. NONMEM によるシミュレーション
2. 統計ソフトによるシミュレーション

<u>NONMEM による繰り返しのあるシミュレーション</u>

NONMEM を複数回実行しようとすると NONMEM 単独で行うのは難しく,統計ソフトから NONMEM を起動することを自動的に繰り返すプログラムを作成する方がよい.以下に R/S-PLUS と SAS で NONMEM を起動する命令を示す.

```
Rの場合
setwd("解析フォルダのパスを指定")
system("C:/nmvi/util/nmfe6.bat ctrl.mod output.txt")
```

```
SASの場合
X  'CD 解析フォルダのパスを指定';
X  'C:/nmvi/util/nmfe6.bat ctrl.mod output.txt';
```

上に示すように R/S-PLUS では system 関数を用いると DOS に命令を投げることができる.SAS においては X コマンドを用いて指示する.

注意すべき点は実行前に解析するフォルダへの移動命令をつけておくことである.NONMEM のコントロールファイル (ctrl.mod) や出力ファイル (output.txt) を出力するフォルダに,作業フォルダを移動せねばならない.R の場合は setwd 関数で作業フォルダを移動できる.SAS の場合は,DOS で用いる CD(カレントディレクトリ)コマンドを用いて動かしている.nmfe6.bat は NONMEM をインストールしてあるフォルダを参考にしてフルパスを記載する.

また,S-PLUS の場合は setwd 関数がない.そのため実行前にメニューで new working chapter から作業フォルダを指定する.attach 関数を用いればコマンドから実行可能であるが,プログラム中で作業フォルダを変更することはできないので注意が必要で

ある．

　上のような起動命令を用いると統計解析ソフトから NONMEM を実行することができる．また統計解析ソフトではないが，Excel の Visual Basic for Application（VBA）でも NONMEM を起動することが可能である．実行には shell 関数を用いる．

```
Excel VBA の場合
shell("C:/nmvi/util nmfe6.bat ctrl.mod output.txt")
```

　ここまでで示したように，現在多くのソフトウエアがコマンドプロンプトにテキストで DOS の命令を指示することができる．いずれの関数も実行命令をテキストの形で引数に受け取り，それを DOS に投げるというものである．NONMEM は nmfe6.bat を実行ファイルとして起動するので，このテクニックによってシミュレーションやモデリングを行うことも可能である．よってテキストファイル上で文字列を加工する関数の使い方を習得しておくと，コントロールファイルやアウトプットファイルの名称を変えながら実行するということも可能になるために便利である．

　繰り返しのあるシミュレーションを NONMEM によって実行する場合，以下のプロセスを必要な回数だけ繰り返すプログラムを作成することになる．
　　　NONMEM によるシミュレーション→$TABLE からの結果読み取り→結果集計のためのデータセットに必要な情報を格納→次の NONMEM 用シミュレーションテンプレートデータの作成→（必要であれば）コントロールファイルの修正
　必要なスキルは，NONMEM の実行以外に，外部ファイル読み取り，データ加工，テキストファイルの読み取りと修正，テキストファイルの出力である．これらの作業を行うプログラミングは解析者によって自由度が高い．また，NONMEM の実行を繰り返し数だけ実行しなくてもよく，たとえば用量反応であればある用量についてすべての繰り返し数だけデータが含まれているデータセットを作成してシミュレーションと集計を行い，用量の数だけ手動で繰り返すということでもよい．

　Excel VBA での NONMEM の実行について一つ補足しておく．Excel VBA で NONMEM を繰り返し実行する場合，上述の shell 関数を For—Next ループなどで反復実行しようとすると，NONMEM によるシミュレーションの実行終了を待たずに VBA プログラムが次の処理を始めてしまう．よって一気に多数回のシミュレーションを実行しようとすることにより PC に過剰な負荷がかかりフリーズする．これを防ぐには Windows の API（application programming interface）機能を用いて同期をとらねばならない．Windows におけるすべての処理は，メモリ上に「プロセス」と呼ばれるプログラム群を発生させる．プロセスとはアプリケーションを起動するとか，Enter キーを押すといった作業をするとそれに応じいろいろな内部処理が行われるが，その実行プログラムであると考えればよい．プロセスは「ハンドル」と呼ばれる整数値で互いに区別されていて，その進行状況を監視するにはハンドルを認識する必要がある．ハンドルを OpenProcess 関数で把握

し，特定のオブジェクトに代入する．そして終了したかどうかを GetExitCodeProcess 関数で把握し，プロセスが終了したら CloseHandle 関数でまた OS に制御を戻すということをやると同期をとることが可能である．これら API 関数を Excel の VBA で用いるには，API 関数の宣言文を記述しなければならない．なお，ハンドルをクローズするのはプロセスは終了してもメモリを占拠しているので，メモリリークを防ぐためにハンドルを開放してやる意味がある．以下に簡単な構文を掲載しておくが，詳細はインターネット上の各種ウェブサイトや種々の成書を参照されたい．

```
TaskID = shell(XX)    NONMEM 実行
 'プロセスハンドルの取得
ProcessHandle = OpenProcess(PROCESS_QUERY_INFORMATION, True, TaskID)
 '終了を待つ
WaitForSingleObject ProcessHandle, 100000
 '終了状態の取得
Excode = GetExitCodeProcess(ProcessHandle, ExitCode)
 'ハンドルをクローズ
```

```
 '終了を待つには Do Loop を用いるのもよい
Do
 Excode = GetExitCodeProcess(ProcessHandle, ExitCode)
 DO EVENTS
Loop While Excode = STILL_ACTIVE
```

R の system 関数や SAS の X コマンドではこのような特別な関数を用いての同期は必要なく，引数やオプションの指定がデフォルトで同期をとるように設計されている．system 関数の引数 wait を FALSE としたり，SAS の X コマンドで NOXWAIT とすると同期をとらずに実行する．

NONMEM による繰り返しのあるシミュレーションに用いるプログラミングテクニックは，ブートストラップバリデーションのテクニックとかなり近いが，技術的に若干高いものとなり，それだけプログラミング自由度も高い．よって本書では NONMEM の反復実行プログラムは紹介しない．SAS，R を用いた NONMEM 反復実行プログラムを作成しておくとその後の集計を含めて連携がとりやすいので，ぜひ挑戦していただきたい．

統計ソフトによるシミュレーション

もう一つのやり方は，統計ソフトの中ですべてを実行するというものである．統計ソフトは乱数発生機能をもっているので，シミュレーションデータを発生させることが可能である．それを集計することができればよい．このやり方は外部ファイルへのアクセスや NONMEM 実行プロセスがない分だけ，統計ソフトに慣れている人であれば効率がよい．今回の臨床試験シミュレーションは統計ソフトのみを用いて実行が可能である．

統計ソフトをベースにしたシミュレーションは微分方程式を用いないモデルであればかなりやりやすい．PDモデルが解析的に記述できたり本編のような統計モデルである場合は，PPK部分のみNONMEMに実行させてPD部分を統計ソフトで行うのも有効である．

NONMEMを用いる用いないにかかわらず，繰り返しのあるシミュレーションには統計ソフトの利用が必須である．以下に実施において参考になるようないくつかのテクニックを示す．

b. 用量選択についての繰り返しシミュレーションの実行

設問についてのアプローチを示す．繰り返しシミュレーションは様々なやり方があるので，本書で説明するのはそのうちの一つであり絶対的なものではないことに注意されたい．筆者も様々なパターンを試したことがあり，ここで紹介するものは本書のために書き下したものである．

まずシミュレーションの条件を考える．本解答では以下のように設定する．

検討用量：0, 25, 50, 75, 100, 125, 150, 175, 200, 250 mg の10水準
繰り返し回数：200回
1用量あたりの仮想被験者数：100例

実行の流れは以下のとおりとする．

STEP1
1) MS_DATA_2007_for_SIM.xls の original data から仮想被験者背景を統計ソフトに読み込み，Background データセットとする．
2) Background データセットからシミュレーションに用いるだけのすべての被験者（10用量×100例×200回＝200000例）を重複を許してリサンプリングし，Resampled データセットとする．

STEP2
3) Resampled データセットにいる10万例の被験者が，何回目の繰り返しにあたるのかを分類する．
4) 各繰り返しの中の被験者を10用量水準に100例ずつ無作為に割り付ける．これでPK-PDシミュレーションの準備が完了する．

STEP3
5) 割り付けられた用量に従い，PKシミュレーションを統計ソフト内で行い，各被験者のAUCを計算する．

STEP4
6) さらにPDシミュレーションを統計ソフト内で行い，各被験者の評価結果を得て，Resultデータセットとする．
7) Resultデータセットを各繰り返しごとに分割表で用量と評価結果の集計を行い，各繰り返しごとに，各用量の著効率，有効率，無効率を求める．
8) 最後に各繰り返しの各用量の著効率，有効率，無効率を，繰り返し全体について集計を行い，用量ごとに平均，2.5%分位点，97.5%分位点を算出する．

注意していただきたいのは，繰り返しのあるシミュレーションが必ずしも作業として繰り返しを伴うものではないということである．たとえば2)のステップにおいて必ずしも200回反復処理する必要はないわけである．200回分の被験者をすべて1回でリサンプリングし，3)のプロセスで繰り返しの各回に対して被験者を無作為に割り当てればよい．近年のPCや統計ソフトの性能を考えると，このくらいの規模のデータを扱うことは難しくない．

上の流れを多少異なるものにすることも可能である．たとえば1)〜4)は統計ソフト内で行うが，5)のために外部データセットを出力し，5)と6)をNONMEMで実行する．PDシミュレーションの結果を統計ソフトに取り込んで7)と8)の集計を行うこともできる．以下にプログラミング例を示す．

Rによるプログラミング例
STEP1：背景データ読み込みとリサンプリング1)，2)

```
# 背景データを読み込む
setwd("作業フォルダのパスを設定")
background.org<-read.csv(file="仮想被験者背景のファイル名", header=T)
names(background.org)[1]<-"ID"
# 臨床試験の数 nSim
# 一群被験者の数 n
# 用量水準数 nDose = length(Dose)
# 全部の合計 nAll
# 試験用量 Dose

# シミュレーション条件の設定
nSim <- 200
n <- 100
Dose<-c(0, 25, 50, 75, 100, 125, 150, 175, 200, 250)
nall<-nSim*n*length(Dose)

# リサンプリング
resampled.id<-sample(background.org$ID, size=nall, replace=TRUE)
Data.resampled<-background.org[resampled.id,]
```

Rにおけるリサンプリングはsample関数を用いる．sample（データフレームの変数やベクトル，size＝サンプル数，replace＝TRUE）とすれば，重複を許してリサンプリングする．replace＝FALSEとすると重複を許さないサンプリングとなる．例で実施しているのは，読み込んだ背景データの被験者IDをリサンプリングし，その被験者IDと同じ行をbackground.orgのデータフレームから抜き出している．background.orgにおいて被験者IDが行番号と同じ通し番号になっていることを利用しているが，そうでなくてもkey <- seq（length（background.org$ID）），Data.resampled <- background.org [key,] とすれば同じことである．

STEP2：リサンプリングした被験者にID番号を振りなおし，繰り返し番号（Trial），評価用量（simDose）を割り振る

```
Trial<-rep(seq(nSim),each=length(Dose)*n)
simDose<-rep(Dose,each=n,nSim)
ID.new<-seq(nall)
Temp<-cbind(ID.new,Trial,simDose,Data.resampled)
```

TrialはnSim（繰り返し）回数に用量数（length（Dose））と一群被験者数（n）をかけた長さのベクトルであり，各々の繰り返し番号をlength（Dose）・nだけあればよい．sample関数は無作為にIDを抽出しているので，繰り返しに対する割り付けを無作為化する必要はない．また同様に用量の無作為割り付けも可能であり，規則的に振り分ければよい．

STEP3：PKシミュレーション

```
TVCL <- 56.2 +(Temp$AGE-56.4) * (-0.25)
CL <- TVCL * exp(rnorm(nall,mean=0,sd=sqrt(0.05)))
TF1 <- rep(1,nall)
# 吸収率が100mg以上では直線的に低下する
TF1[simDose>= 100] <- (100 -(simDose[simDose>=100]-100) * 0.387)/100
#200 mg以上では吸収率が一律0.613となる
TF1[simDose>= 200] <- 0.613
F1 <- TF1 * exp(rnorm(nall,mean=0,sd=sqrt(0.02)))
AUC <- Temp$simDose * 1000*F1/CL
```

PDシミュレーションで必要なのはAUCのみであるため，AUCに関係あるPKパラメータとしてF1，CLの部分だけを記載した．任意の時点の濃度やC_{max}と有効性に関係がある場合などは，それに応じたモデルを書く必要がある．

バイオアベイラビリティF1は200 mg以上では0.613で一定とし，100 mg以上200 mg未満では用量に応じて直線的に低下するものとした．なお，計算したパラメータはすべてベクトルに格納し，Tempの用量や共変量部分を参照するだけとしている．

STEP4：PDシミュレーションと結果の集計

```
AUCN <- AUC / 1000
WKS <-Temp$TIME / 24/7
BAS <- -4.02 + WKS * 0.756 + (Temp$AGE - 56.4) * (-0.225)
PROP <- rep(3.16,nall)
EMAX <- rep(4.86,nall)
EC50 <- rep(1.18,nall)
EC50[Temp$SMOK >= 3] <- EC50[Temp$SMOK >= 3] * 1.83
EDC <- EMAX * AUCN/(EC50 + AUCN)
LGT <- BAS + EDC + rnorm(nall,mean=0,sd=sqrt(5.86))
LGTF <- LGT + PROP
PP <- 1/(1+exp(-LGT))
PF <- 1/(1+exp(-LGTF))
R <- runif(nall)
Effect <-rep(0,nall)

for(i in 1:nall){
if (R[i]>=PF[i]){
 Effect[i] <-1        #Effectには3,2,1の3値シミュレーション結果を格納する
} else if (R[i]>=PP[i]){
 Effect[i] <-2
} else {
 Effect[i] <-3
}
}

Effect2 <- ifelse(Effect >= 2, 1, 0)
#Effect2には有効以上であるかどうかを格納
Effect3 <- ifelse(Effect >= 3, 1, 0)
#Effect3には著効であるかどうかを格納
Result <-data.frame(Effect, Effect2, Effect3, AUC, Temp)
```

PDシミュレーションも同じ要領で実行できる．3値データに対応してLGTとLGTFを計算し，一様乱数Rと比較することによってEffectというベクトルに3，2，1を順番に格納している．if文の部分は前から順番に判定されて条件がTRUEであればifブロックから抜けることを利用している．今，PF＞PPが必ず成り立つのだから，RがPFより大きければRには1が代入され，後ろにあるPPとの大小判定はされない．ここの部分はわかりやすくするためにforループとifブロックの組み合わせとしたが，forループを用いない書き方もあり，以下のようにすることが可能である．

```
Effect <-ifelse(R>=PF, 1, ifelse(R>=PP, 2, 3))
```

ifelse関数は，ifelse（条件式，条件式がTRUEのときに格納する値，条件式がFALSEのときに格納する値）として，ベクトルの各要素についての条件判定を行うことができ

る．ベクトルの要素についての条件判定はベクトル間でも可能なので，R と PF，PP ベクトルの判定を ifelse の内部で行っている．Effect2，Effect3 のベクトルの作成にも ifelse 関数を用いている．

R はループよりもベクトル演算の方が実行速度がはるかに速く体感速度として差があることも多いので，試しに両方を実行して比較してみるとよい．

ループ処理はプログラミング言語においては基本的な手法であるため，R/以外の言語を先に学習した解析者は通常 for ループを用いてコーディングすると思われる．そのような人にとっては R でのベクトル計算を用いたコードはやや読みづらいが，これを機会に慣れていただきたい．

最後の一文で結果をデータフレームにまとめている．あとはこれを Trial，simDose ごとに集計すればよい．

```
SimResult <- tapply(Result$Effect3, list(Result$Trial, Result$simDose), sum)
apply(SimResult, 2, mean)
apply(SimResult, 2, quantile, probs=c(0.025, 0.975))
```

集計には tapply 関数を用いるとグループごとに処理ができるので便利である．グループ変数は処理対象の数値を格納しているベクトルと同じ長さをもたねばならないことに注意する．グループ変数はリストオブジェクトにすることによって複数指定することができる．ここでは Trial と simDose の両方をグループ変数にすることによって，著効を示した被験者が各試験各用量ごとに何例いたかを sum 関数で集計している．$n=100$ で集計しているので，100 で割れば著効率とみなせる．シミュレーション結果はデータフレーム SimResult に各列に用量，各行に試験という形で格納されている．

さらに SimResult の各列について平均を計算するために apply 関数を用いる．2 は列変数について個々に関数を適用するという指定である（行の場合は 1 とする）．apply 関数において適用関数を指定する場合，その関数の引数を適用関数の中に（ ）で指定するのでなく apply 関数内に指定すると自動的に適用関数に投げてくれる．分位点計算の quantile 関数の記述を参考にしてもらいたい．

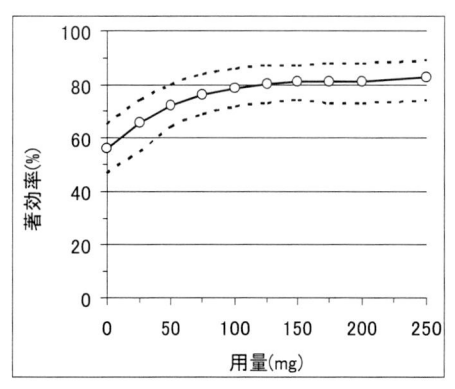

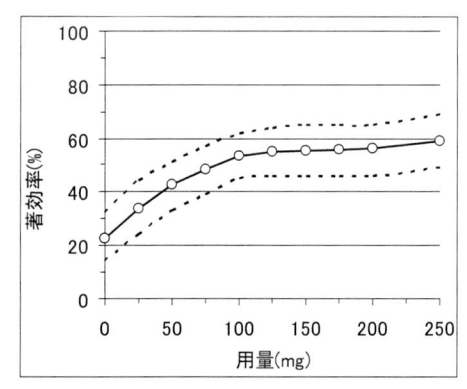

図 4.22 用量反応性について繰り返しのあるシミュレーション結果（左：被験者全体，右：高齢者）

被験者全体の用量反応曲線を図4.22左に示す．実線は平均，破線は2.5%および97.5%分位点である．全体の著効率の2.5%分位点が70%に到達するのは75〜100 mgである．よって，著効率70%以上を得るには75 mg以上の用量を設定すれば97.5%以上の確率で試験は成功すると考えられる．

次に高齢者の用量反応曲線を図4.22右に示す．著効率の2.5%分位点がプラセボ群の平均著効率を25%上回るには，100〜150 mg程度が必要となることが推察される．

SASによるコード例

以下，SASによるコード例を示す．まずデータ読み込みとグローバル変数の定義を行う．

```
DATA Background;infile "…¥SAS¥MS_DATA_2007_for_Sim.csv" dlm="," firstobs=2;
 input ID TIME DOS RACE AGE WGHT BSA CCR ALBU SMOK EED;
RUN;
%LET nSim= 200;    *総繰り返し回数;
%LET nDose= 10;    *用量水準の数;
%LET number=100;   *一群の被験者数;
%LET nAll =%EVAL(&nDose * &number);   *1繰り返しあたりの被験者数;
```

```
*重複を許してリサンプリングし,Resampled_1へ格納;
ods listing close;
PROC SURVEYSELECT data=Background out=Resampled_1
 method=URS rep=%EVAL(&nSim) n=%EVAL(&nAll) outhits;
RUN;
*用量の割付のための乱数Rを振り,Resampled_2へ格納;
DATA Resampled_2;set Resampled_1;R = RAND("UNIFORM");RUN;
*乱数を昇順にソートし,Resampled_3へ;
PROC SORT data=Resampled_2 out=Resampled_3;by Replicate R;RUN;
*用量割付のための用量データセット,Doseを作成;
*総回数を合わせて作成;
DATA Dose;
 do Replicate = 1 to &nSim;
  do simDOSE = 0, 25, 50, 75, 100, 125, 150, 175, 200, 250;
      do i = 1 to &number;
           output;
      end;
  end;
 end;
RUN;
*用量とResampled_3をマージすることで用量を割り付ける;
DATA Resampled_4;
 merge Dose Resampled_3;
RUN;
```

SASにおけるリサンプリングはSURVEYSELECTプロシジャを用いて実施する．method=URSと指定すると，Unrestricted Samplingとなり重複を許した無作為抽出となる．repでサンプリング回数，nで1回のサンプリングにおけるサンプリング数を指定できる．得られたデータセットにはReplicateという変数が含まれ，これを個々の架空臨床試験とみなすことができる．このReplicateという変数は後に集計するときに有用になるので，その後のデータセットの加工の際に削除しないようにすること．

SASによるPKシミュレーション

```
*PKシミュレーション;
DATA Resampled_5;
 set Resampled_4;
 TVCL = 56.2;
 CL = TVCL * EXP(RAND("NORMAL",0,sqrt(0.05)));
 TV = 0.014 + (BSA-2.1) * 2.51;
 V = TV * EXP(RAND("NORMAL",0,sqrt(0.014)));
 TKA = 0.23;
 if EED = 2 then TKA=0.23*1.54;
 KA = TKA * EXP(RAND("NORMAL",0,sqrt(0.012)));
 AL1=0.84*EXP(RAND("NORMAL",0,sqrt(0.01)));
 SC = V;
 TF1 = 1;
 if simDose ge 100 then TF1 = 100 . (simDose - 100) * 0.387 / 100;
 if simDOSE=200 then TF1 = 0.613;
 F1=TF1*EXP(RAND("NORMAL",0,sqrt(0.02))+RAND("NORMAL",0,sqrt(0.01)));
 AUC=simDOSE*1000*F1/CL;
RUN;
```

SASにおける乱数発生には各確率分布に対して特有の関数もあるが，汎用的にRAND関数を用いるとわかりやすい．またRAND関数は乱数発生アルゴリズムとしては現在最も優れていると考えられているMersenne Twister法を用いていることも特徴である（Rの乱数もMersenne Twister法を用いている）．

次ページにPDシミュレーションのコードを示すが，プログラムの考え方はRにおいて実行するのと同様である．SASの場合はdo endループの実行や大規模データの加工，ソートの速度は速いので，プログラミングに大きな工夫は不要である．また，シミュレーションデータセットの作成において，リサンプリングされた大きなデータセットを最初に作成しているので，各オブザベーションをデータセットに格納する際の条件判定として一様乱数と個別確率の比較などの実行が可能なため，do endループは必要ない．

最後にFREQプロシジャを用いて集計することができるが，その際にby Replicateと記述するとReplicateごとに集計を行うことができる．またods機能を利用してアウトプットを出さず，SASデータセットを出力し，必要に応じて加工して最終的な出力とする．

```
*PD シミュレーション;
DATA Resampled_6; set Resampled_5;
 AUCN = AUC / 1000;
 WKS = TIME / 24/ 7;
 BAS = -4.02 + 0.756 * WKS -0.225 * (AGE-56.4);
 PROP = 3.16;
 EMAX = 4.82;
 EC50 = 1.18;
 if SMOK >= 3 then EC50 = EC50*1.83;
 EDC = EMAX * AUCN/(EC50 + AUCN);
 LGT = BAS + EDC + RAND("NORMAL",0, sqrt(5.86));
 LGTF = LGT + PROP;
 PP = 1 / (1 + EXP(-LGT));
 PF = 1 / (1 + EXP(-LGTF));
 R=RAND("UNIFORM");
 if R >= PF then PD3 = 1;
 else if R >= PP then PD3  =2;
 else PD3 = 3;
 if PD3 = 3 or PD3 = 2 then PD2 = 1;
 else PD2 = 0;
RUN;
ods listing close;
ods output CrosstabFreqs=out;
PROC FREQ data=Resampled_6;
 by Replicate;
 tables PD3 * simDOSE / nopercent norow;
RUN;
```

c．繰り返し数と被験者数

　繰り返しのあるシミュレーションの場合は繰り返し数や被験者数の設定が重要である．本設問においてわかるように，推定の精度を意識して「基準値以上の確率で望んだ結果が得たい」と考える場合はシミュレーションの結果から分位点を求めて考察する．この例では各用量における 95％信頼区間を意識し，2.5％，97.5％分位点を求めている．

　検討したいと考える期待確率は 80～97.5％程度であろうから，下位 2.5％～20％分位点を求めることになる．そのため繰り返し回数は分位点の精度を考えれば，100～200回程度は必要であると考えられる．平均についてはもう少し少ない回数であっても問題はないと考えられる．

　一群の被験者数をどのように設定するかという点についても多いほうが精度は向上する．以下に例を示す．本設問で一群 100 例として全被験者のときの結果をシミュレーションした．高齢者の結果をシミュレーションするときに，全被験者で一群 100 例としてシミュレーションした結果から高齢者のみを集計したときの用量反応曲線を図 4.23 に示す．

　データの分布幅が広がってしまっていることがわかる．今回の仮想被験者背景は 5000

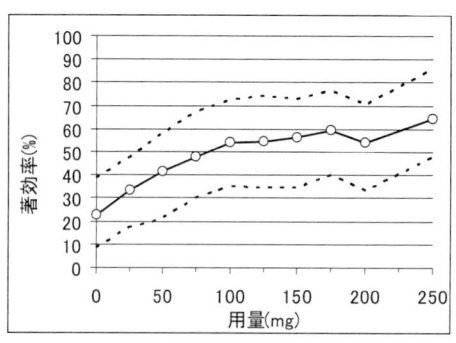

図 4.23 用量反応性について繰り返しのあるシミュレーション結果
（リサンプリングは全体に実施し，高齢者群のみを集計したもの）

例であるが，そのうち 65 歳以上は 1000 例程度である．つまり全体から無作為に各用量に 100 例をリサンプリングすると，そのうちに高齢者は 5 分の 1 程度しか含まれず，20 例程度となる．そのため各シミュレーションの間の変動が大きくなるのである．

部分集団についての結果を並べて比較したいときは，同じレベルで比較するために一群例数をそろえなければならない．比較すべきなのはサンプリング条件の違いではなく，構築されたモデルから同じ条件でシミュレーションしたときに結果がどうなるかということである．

一群の例数をどのくらいに設定するかということであるが，これはシミュレーションの前提にもよる．一つのアイディアとしては，実施可能な臨床試験の一群例数に設定するというものである．こうすれば一つ一つの繰り返しシミュレーションを仮想の臨床試験とみなすことができ，得られたシミュレーションの結果が示す変動幅を試験計画に用いることができる．

4.5.6 課題 3 のための臨床試験シミュレーション（例数設計）

設問 10 プラセボ群と比較して 80％ 以上の検出力で有意差を得る用量，例数について示せ．用量は 50 mg から 150 mg まで 25 mg 刻みで検討し，繰り返し回数は 100 回とせよ．
1) 著効を示している被験者
2) 有効以上を示している被験者

解答 10 例数設計は繰り返しのあるシミュレーションで実行することが可能である．実行法を以下に示す．
1) 設問 9 と同様に，検討したい用量や例数で繰り返しのあるシミュレーションを実施
2) 繰り返しの各回を 1 つの臨床試験とみなし，プラセボ群と各用量群について統計解析を実施
3) 繰り返しの数のうち，2) で有意差が得られた回数を集計し検出力とする

1) については設問 9 で実行したように繰り返しのあるシミュレーションを実行すれば

よい．このとき，著効率について検定するならば，シミュレーションされた薬効データについて3ならば1, 2以下ならば0になるような検定用の変数を作成しておくと便利である．設問9で作成したプログラムの後半を，以下に示すように書き換える．Effect3という変数を著効を示したか否かを示す変数とし，3値データがそのまま格納されるEffectの値が3であれば1を，そうでないときは0を格納する．Effect2という変数を有効以上であるか否かを示す変数とし，Effectが3または2のときは1を，そうでないときは0を格納するようにした．

2) については各臨床試験ごとにχ^2検定を実施し，P値をベクトルに格納していく処理をする．Rにおいてはχ^2検定はchisq.test関数をforループで反復実施する．chisq.test関数で行った検定結果はリストオブジェクトとなり$p.valueにP値が格納されるので，p_vecベクトルに順番にP値を格納していく．

χ^2 検定の実施コード

R/S-PLUSの場合

```
p_vec<-rep(0,nSim)
for (i in 1:nSim) {
dat <- Result[Result$Trial==i,]
dat <- dat[dat$simDose==0 | dat$simDose==50,]
p_vec[i]<-chisq.test(dat$Effect2,dat$simDose)$p.value
}
judge <- ifelse(p_vec <=0.05, 1, 0)
power <- sum(judge)/length(judge)*100
```

SASの場合

```
ods output Chisq=out;
PROC FREQ data=XXX;
 by Replicate;
 where DOS = 0 or DOS = 50;
 tables DOS * EFF / chisq nopercent nocol;
RUN;
DATA Summary;
 set out;
 where statistic="カイ 2 乗値";
 if Prob < 0.05 then JUDGE = 1;
 else JUDGE=0;
RUN;
PROC FREQ data=Summary;
 tables JUDGE;
RUN;
```

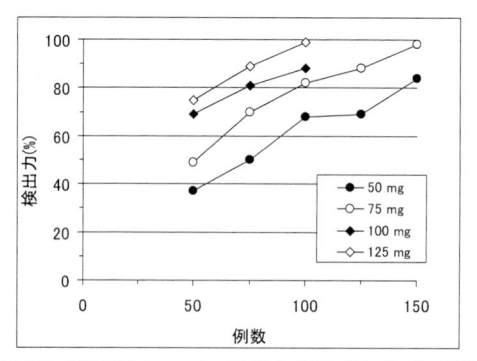

図 4.24　著効率についての検出力曲線（対プラセボ群）

　検出力と例数をプロットしたものを検出力曲線（power curve）といい，例数設計に用いられる．検出力は最低限検出したい差を大きくするか例数を多くするかのいずれにおいても単調に増加する．図 4.24 に示す検出力曲線を例にとると，用量が高いほどプラセボ群との間に大きな差がある状態で検定することになるため検出力は増加し，同用量で比較すれば評価例数が多くなるほど検出力が増加していることがわかる．

　シミュレーション結果が示すように著効率の対プラセボ群に対する検定を実施したときに 80% の検出力を保てる例数は 100 mg 以上であれば 75 例程度でとなるが，100 mg 以下である場合は 1 群 100 例は必要となることがわかる．とくに 50 mg を設定した場合は 150 例以上が必要となる．

　50 mg の著効率は設問 4 で検討したように約 70% である．これは充分に高い率であるが，薬剤 C の場合はプラセボ効果が高く，プラセボ群でも 56% の著効率を示すことから統計的有意性を得るには大きな例数が必要であることがわかる．

　また，有効以上についてのシミュレーション結果は図 4.25 のようになる．

　有効以上を評価指標にした場合，100 mg 以上の用量を 125 例以上投与しないとプラセボ群との有意差はつかないことがわかる．

　検証試験においては統計的に有意差があることを示すことが重要であり，プラセボに対する有意性，用量反応性，対照薬に対する非劣性/同等性/優越性が検討内容としてあげら

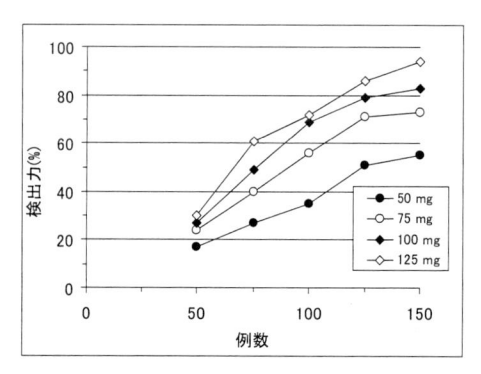

図 4.25　有効以上についての検出力曲線（対プラセボ群）

れる．統計的有意差は例数を多くすればするほど，わずかな差でも検出できるようになるためにつきやすくなる[18]．検証試験の例数設計は失敗したときの損失が大きいため保守的に（つまり多めに）設計することが多いが，PK-PDモデルからのシミュレーションは暴露と有効性の関係から例数設計を科学的に妥当なやり方で実施することが可能であり，従来の評価指標の分布をもとに行う例数設計に別の観点からの検討を加えることが可能になる．

参考：独立性の検定

計数データの場合，以下に示すような表を作成することがよく行われる．すでに本編においてこの表は頻出してきたが，分割表（contingency table）もしくはクロス集計表（cross table）と呼ばれる．このとき，行においた変数と列においた変数に関係があるかを統計学的に検討することができる．

分割表の一例

	プラセボ群	100 mg 群
著効	56 例	82 例
有効以下	34 例	18 例

検討したい帰無仮説 H_0 は，「著効であるか有効以下であるかと，プラセボ群であるか100 mg 群であるかは関係がない（独立である）」というものである．対立仮説 H_1 は「著効であるか有効以下であるかと，プラセボ群であるか100 mg 群であるかは関係がある（独立でない）」である．この場合，以下の式（10）の検定統計量を利用する．

$$\sum_{i,j} \frac{(n_{ij}-e_{ij})^2}{e_{ij}} \tag{10}$$

e_{ij} は i 行 j 列目のセルの期待度数（expected frequency），n_{ij} は i 行 j 列目のセルの観測度数（observed frequency）である．期待度数とはもし2つの変数間が独立であり関係がないときに，得られるであろう分割表のセルの度数のことをいう．

この検定統計量が r 行 c 列の分割表においては自由度 $(r-1)\times(c-1)$ の χ^2 分布することを利用して，行変数と列変数が独立であるかを検討することができる．今は 2×2 分割表を考慮しているから，自由度は1である．この検定を独立性の検定といい，χ^2 検定という通称で呼ばれている．

解析の前提は，個々のデータが独立であることである．つまり分割表には異なる時期に評価された同一人物のデータが含まれていてはならない．同一人物から得られたデータは高い相関をもつはずであり，独立でないからである．

本演習におけるシミュレーションは「投与後6週を評価時点として薬効を評価し独立性の検定にかける」ことが次の Phase III 試験の解析計画であるということを前提に実施しているので，このやり方を行った．

臨床試験のシミュレーションを考えるとき，このように予定されている統計解析手法でどのような結果が得られるかを検討すべきである．よってこのような独立性の検定や2群間のt検定，分散分析など検証試験において実施される予定の統計解析手法を用いてシミュレーション結果を評価する．

4.6　演習4：モデルの診断やシミュレーションの評価

到達目標
- モデル診断についての基礎知識
- モデル選択の方法についての基礎知識
- シミュレーション結果のモデル依存性の検討
- PDモデルの感度分析の実施
- PKモデルの感度分析の実施

演習4は応用的な内容をもっているから，初めてModeling & Simulationを学ぶ人は演習1~3までが習得できれば充分である．演習1~3をひととおり学び終わったあとに取り組むとよい．

4.6.1　検討1：モデルの診断 (model diagnostics)

演習1で実施したようにロジスティックモデルの構築はPopulation PK-PDモデリングと異なり，モデルのあてはまりの診断やモデル選択が難しい．共変量選択においては目的関数の低下を頼りに構築していくことになる．確かに目的関数はモデルにおける全体の適合性の指標であるが，他のモデル診断法について検討してみる．

モデル診断法にvisual predictive checkといわれるものがある．用語としてはベイズ統計において用いられてきたもので，モデルから計算される事後予測分布とモデリングに用いた実際のデータを重ね書きし，モデルがデータの特徴をよく反映していることを視覚的に把握するというものである．事後予測分布としては95%の分布範囲を用いることが多く，PPKにおいてはよく用いられている．

いま，3値データのE_{max}モデルをベースモデルとしてモデリングしたとして，以下の推定値を得ているとする．

```
Baseline: -0.775
Emax:      3.72
EC50:      1.81
PROP:      2.31
```

データへのあてはまりの検討のために，解析対象データをテンプレートとしてシミュレーションを行う．ロジスティックモデルの場合は偶然の変動を受けやすいので，モデルの

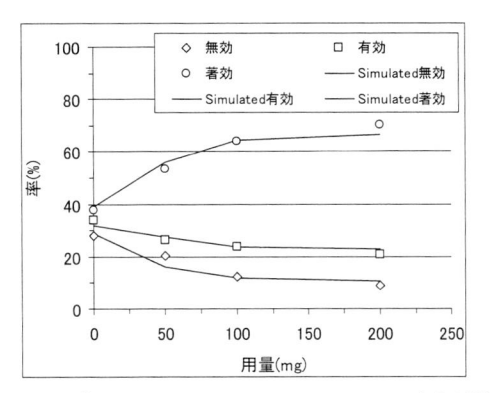

図 4.26 3 値データ E_{max} モデルのベースモデルから予測される確率と解析対象のデータの比較

性質を把握するために単回ではなく 100 回シミュレーションを行い，用量ごとに著効率，有効率，無効率を集計し，もとのデータと重ね書きしたものが図 4.26 である．シミュレーションされた予測率を直線でつないである．

こうしてみると実際のデータとモデルから予測される確率のずれを視覚的にチェックすることができる．この場合，モデル適合性に大きな問題はない．

共変量の影響の検討についても検討することは可能である．この薬剤の場合は服薬期間が長くなるほど有効性が増強することはモデル構築のときに説明した．TFLG = 1, 2, 3 で分けてプロットを作成したものが図 4.27 である．

図 4.27 は左から TFLG = 1, 2, 3 に分けて作成したものであり，予測確率は時期の影響が含まれないベースの E_{max} モデルからのものである．ベースモデルは平均的な TFLG=2 にデータによくあっており，TFLG=1 では著効率を過大評価，TFLG=3 では過小評価になっていることがわかる．

これに時期を共変量として組み込んだモデルの検討結果が図 4.28 である．

図 4.28 は同じように左から TFLG=1, 2, 3 であるが，今度はモデルとデータの乖離が解消していることがわかる．このように視覚的に検討することは有用と考えられる．

このようなやり方でモデルへの適合性を視覚的に確認することができる．

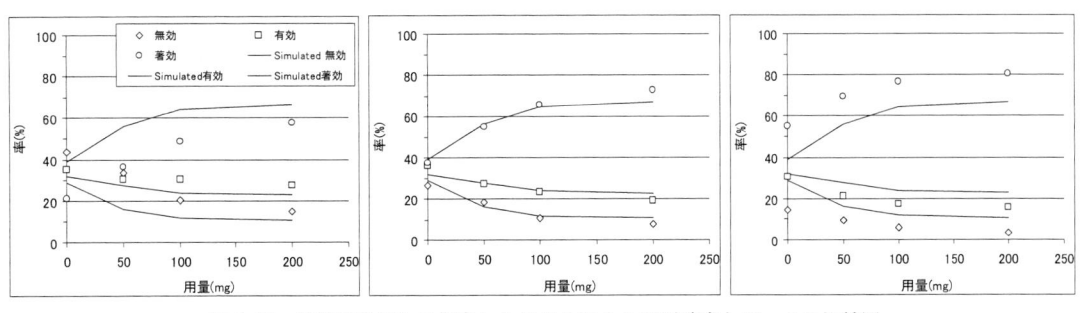

図 4.27 評価時期ごとに作成したモデルによる予測確率とデータの比較図

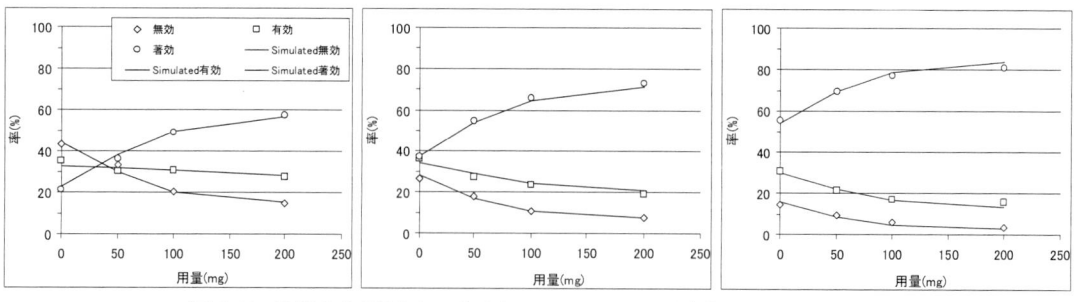

図4.28 時期を共変量として含めたモデルによる予測確率とデータの比較図

4.6.2 検討2：モデル選択（model selection）

ロジスティックモデルのモデル選択は難しい課題である．PPK 解析の共変量選択のように，包含関係にあるモデル選択には最尤法による尤度比検定が用いられる．一方，E_{max} モデルであるか Linear モデルであるかは互いに包含関係にないモデルなので，目的関数の差から尤度比検定によるモデル選択をするのは厳密には正しくない．包含関係にないモデルの間のモデル選択には情報量基準を用いることができる[19]が，E_{max} モデルと Linear モデルの AIC（赤池の情報量基準）を計算すると以下のようになり，E_{max} モデルの方が AIC が 15.174 小さい．

```
AIC によるモデル比較

Linear モデル     : 9330.003
Emax モデル       : 9314.829
```

このことから情報量基準の観点では E_{max} モデルを選択することが適切である．

E_{max} モデルか Linear モデルであるかを視覚的に検討するのは，PK 解析において血中濃度についての片対数プロットを作成してコンパートメント数を検討するよりは難しいが，方法がないわけではない．まず AUC を大きさ順に 10 のカテゴリーに分け，グラフの X 軸とする．そのカテゴリーにおいて実際のデータから著効率や有効率を集計し，Ln P/1-P でロジットに変換し，カテゴリー化 AUC に対してプロットする．

そこに，構築されたモデルから予測される各カテゴリーの個々の被験者について予測されたロジット，つまり POSTHOC 推定されたロジットを重ね書きする．そうすると実際のデータから計算されるロジットの形状に対して，Linear モデルと E_{max} モデルの示すロジットのどちらのパターンが近いかを視覚的に検討することができる．

図4.29 から検討すると，Linear モデルは AUC が大きくなればなるほど比例的にロジットが大きくなるため，高 AUC 側でのずれが著効，有効ともに大きくなっていることがわかる．

また，薬理作用は生体における反応である以上限界があると考えられるため，E_{max} モデルの方が自然であるようにも考えられる．一方，E_{max} モデルは非線形モデルであり，AUC の範囲によっては EC_{50} の推定精度が悪くなることもある．ベースモデルを検討す

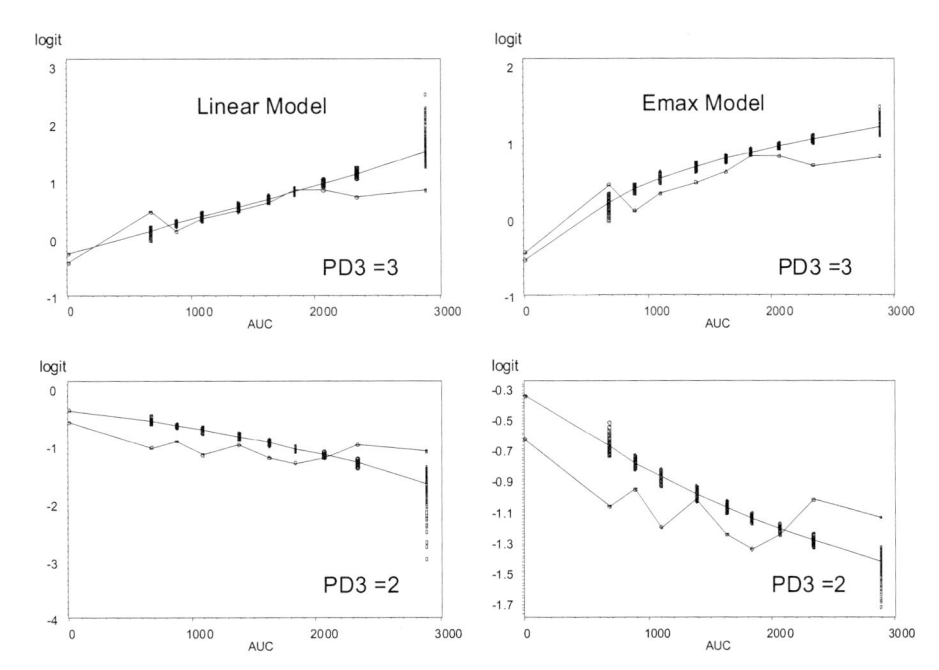

図 4.29 10 階級に分割された AUC についてデータからの著効率，有効率とモデルからの予測確率の比較図（X 軸：AUC カテゴリー，Y 軸：ロジット）

るときはこれらを総合的に考慮してモデル選択をすべきである．本演習では AIC，ロジットの推移やモデルとしての自然さも考慮し，E_{max} モデルを選択した．

4.6.3 検討3：シミュレーション結果のモデル依存性の検討

モデル選択や診断が難しい以上，シミュレーションした結果にモデル構築の際の判断がどれだけ影響を与えうるのかを評価する必要がある．以下に Linear モデルと E_{max} モデルにおいて 500 回のシミュレーションを行った結果を示す．

図 4.30 の左が有効以上を示す率と用量，右が著効率と用量の関係をプロットしたものである．Open Triangle と Open Square が Linear モデルの結果，Closed Triangle と Closed Square が E_{max} モデルの結果である．これから見られるように高 AUC のときのロジットに差があるようにみえたものの，シミュレーション結果としては大きく異なってはいないことがわかる．用量反応曲線としては E_{max} モデルのほうが 50〜100 mg くらいの用量範囲では有効以上を示す率，著効率ともに用量に応じて立ち上がってくることがわかる．

図 4.31 のように検出力曲線を 100 mg の用量について作成してみると，Linear モデルと E_{max} モデルにおいて 100 mg では著効率の検出力に 20% ほど差がついていることがわかる．これは低用量側では Linear モデルの方がモデルから予測される有効以上を示す率や著効率が低いことによるものと推察される．このことから本課題におけるモデル選択は低用量側の例数設計においてとくに重要な問題であることがわかる．モデル選択には限界がある以上，100 mg で試験設計するときは例数を保守的に見積もっておくことも検討に値する．

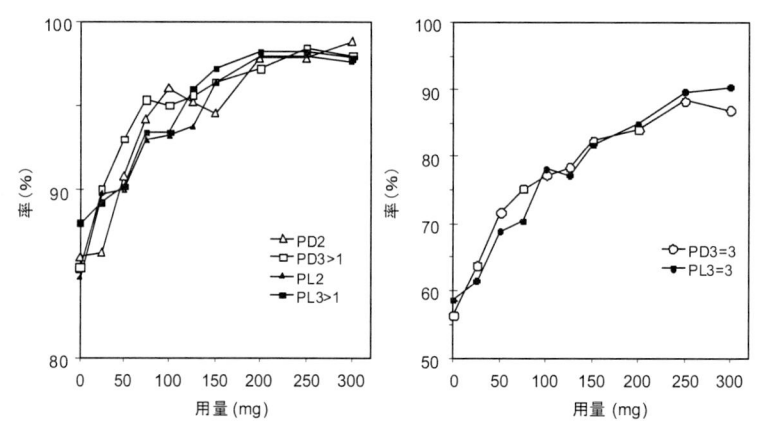

図 4.30　Linear モデルと E_{max} モデルにおける用量反応曲線の比較

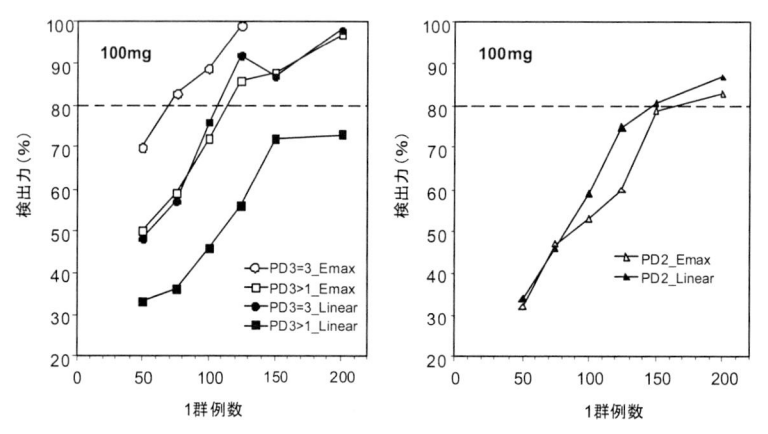

図 4.31　E_{max} モデルと Linear モデルの検出力曲線の違い（左：3 値データ，右：2 値データ）

4.6.4　検討 4：PD モデルの感度分析

　非線形混合効果モデルは複雑であるためモデルにおいて必須であるパラメータであっても推定精度がよくないこともある．モデルを臨床試験成績の要約として用いるだけならともかく，シミュレーションを行って次の試験結果予測に用いたりプロトコールの評価に用いることを考えているときは，パラメータ推定値のシミュレーション結果に及ぼす影響を評価することが重要になる．

　構築されたモデルのパラメータを変更してシミュレーション結果がどのようになるかを検討することを，感度分析（sensitivity analysis）という．感度分析を行うと，モデルに含まれているパラメータのどれが結果に大きい影響を及ぼすか検討することができる．モデルは決して正しいものではなく現実の近似である以上，100% 正しいモデルやパラメータはありえない．そのため，多少推定値が異なっても結果が大きく動かないパラメータはそれほど精度が高くなくてもよい．

　図 4.32 に感度分析の結果を示す．条件は 100 mg でシミュレーション回数は 200 回である．まずロジットの個体間変動 ETA や共変量をモデルから除いて結果がどのように変

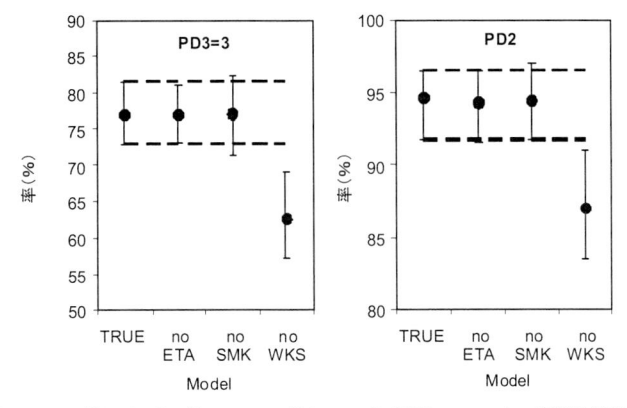

4.6 演習4：モデルの診断やシミュレーションの評価

図4.32 3値および2値データに対しての共変量についての感度分析結果
（左：著効率，右：有効率）

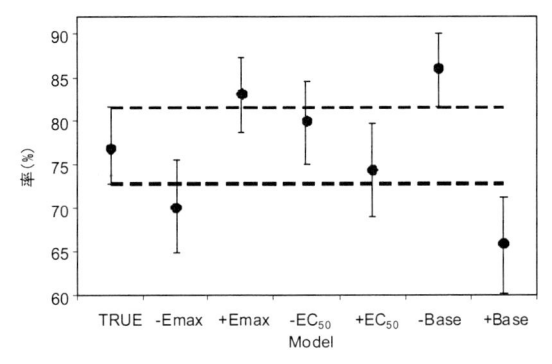

図4.33 各パラメータを±30%変化させたときの著効率についての感度分析結果（TRUEは基本のモデル，＋，－はそれぞれ＋30%，－30%パラメータで変化させたもの）

わるかを検討したものである．上に示すようにフルモデルと比べてETAを抜いてもほとんど結果は変化しない．喫煙歴を共変量から除いても，ほとんど変化しない．一方で，時期の影響を除くと大きくシミュレーション結果が変わってしまうことがわかり，共変量として時期を組み込んであることは非常に重要であることがわかる．

また各パラメータ推定値を±30%変化させて，100 mgにおいて200回のシミュレーションを実施した結果を図4.33に示す．これをみると，Baselineの推定値の影響が最も大きく著効率を±10%程度変えていることがわかる．その次にE_{max}の影響が強く，ファイナルモデルのシミュレーション範囲を平均値がぎりぎり越えている．最も影響力が弱いのはEC_{50}であり，ファイナルモデルのシミュレーションの変動範囲内に収まっている．

図4.34に示すのはPKにおける感度分析である．AUCに影響を与えるPKパラメータであるCLを変動させたときにどのくらい著効率が変わるのか，100 mgで200回シミュレーションした結果である．こうしてみると，±20%程度はほとんど影響がなく，±30%の増減が著効率についての影響が有意に現れるラインになっていることがわかる．倍半分の変動は有意に著効率を変化させている．

このように，ファイナルモデルにおける感度分析を実施することによって，影響力の強

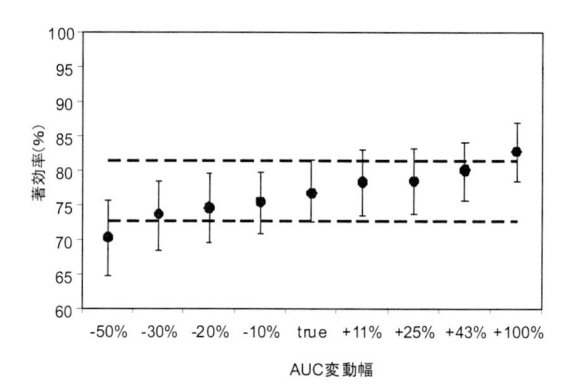

図 4.34 PK（AUC）の変動幅が著効率に及ぼす影響の感度分析結果

いパラメータが何であるかを検討することができる．上の PK についての分析は，たとえば薬物間相互作用によって AUC が変動したとしてどのくらい著効率に影響がでるかといったような検討に用いることも可能である．

4.7 追加解説と Q&A

4.7.1 最尤法

モデリングの解説において最尤法（maximum likelihood）について言及した．ここでは簡単に最尤法の解説を行う．

確率変数（random variable）x がある確率分布に従っているとき，その確率密度関数を $f(x, \theta)$ とする．θ は正規分布であれば平均と分散，二項分布であれば確率 p のような分布の特徴を表すパラメータであり，確率変数 x はデータそのものである．

このとき，$x_1 \sim x_n$ の n 個のデータが得られたとする．n 個のデータが $f(x, \theta)$ という確率分布から得られる確率密度関数は，以下のように n 個分だけ確率密度関数をかけたものになる．

$$f(x_1; \theta) \times f(x_2; \theta) \times \cdots \times f(x_n; \theta) = \prod_{i=1}^{n} f(x_i; \theta)$$

これを $x_1 \sim x_n$ が得られる同時確率（joint probability）と呼ぶ．単純な掛け算となるのは，$x_1 \sim x_n$ が互いに独立であり，他の値が何であるかにかかわらずどのような値が出るか確率が変わらないと考えているからである．

この同時確率密度関数を逆の立場から眺めてみる．データ解析をしているときは母集団パラメータ θ は未知であり，確率変数 x の実現値がわかっている．このとき同時確率密度関数を未知パラメータ θ の関数とみなす．これを確率密度と区別して，尤度（likelihood）と呼ぶ．

最尤法とは最も大きい尤度を与える母集団パラメータ θ を，「最も尤もらしい」母集団パラメータであるとして推定値とする方法である．母集団パラメータ θ は複数あるため，尤度は θ についての曲面を構成している．その頂点を見つけることが主眼となる．尤度関

数は上に示したようにデータの数だけ積になるから対数をとって和の形とすると扱いやすいので，実際は対数尤度関数を最大にする θ を見つけることになる．簡単な関数の場合はパラメータの数だけ微分して連立方程式を解けばよいが，通常は数値計算で反復的に解くことになる．数値計算においては最小化するほうが一般的なので，$-2\times$ 対数尤度を最小にする θ を求めて最尤推定値とする．数値計算には様々なアルゴリズムがあり，準 Newton 法や Newton-Raphson 法などが汎用される．また上の説明は連続型の確率変数を例にとったが，カテゴリカルの確率変数でも同じである．上の説明文の「確率密度関数」をそのまま「確率関数」と読み替えればよい．たとえば無効 10 例，有効 20 例であったとすると，尤度は以下のようになる．

$$\text{Likelihood} = {}_{30}C_{10} \times p_1^{10} \times p_2^{20}$$

これの対数値の負を最小にする p_1, p_2 を求めると考えればよい．

　最尤法はデータが従う確率分布さえ指定すればかなり自由なモデリングができるため，応用範囲が広い．また，最尤推定値は非常によい性質をいくつももっており，誤差が正規分布に従う場合は，最尤法による推定値は最小二乗法による推定値と一致する．また推定値の分散が最も小さい．最尤法については種々の統計解析において用いられており，成書も多いので詳しくはそれらを参照されたい[20]．

　尤度は同時確率の計算と全く同じ形をとるが，θ の関数とみなした場合，確率密度関数ではなくなる．確率密度関数は確率変数の取りうる範囲（いまなら x が $-\infty\sim\infty$）で積分すれば 1 となるが，θ の取りうる範囲で積分しても 1 とはならず，確率密度関数もしくは確率関数としての性質は失われているからである．

　なお，NONMEM の \$EST における LIKELIHOOD オプションは，\$PRED で尤度を定義するという指定である．-2LOGLIKELIHOOD というオプションもあり，この場合は $-2\times$ 対数尤度を記述する．

4.7.2 SAS によるモデリング

　本書では NONMEM を用いてモデリングを行ったが，Modeling & Simulation 編の演習は NONMEM を用いなくてもすべてが実行可能である．

　Modeling & Simulation 編で用いたカテゴリー変数と AUC の解析は，非線形混合効果モデルで解析が可能であり，統計解析ソフトで実行が可能である．臨床統計において汎用されている SAS の NLMIXED プロシジャによるコードを以下に示す．

```
PROC NLMIXED data=MS METHOD=GAUSS QPOINTS=1;
 parms theta1 = -0.5 theta2 = 1 theta3 = 2 theta4 = 2 sd=2;
 bounds theta2 > 0,  theta3 > 0 ,  theta4 >0;
 BAS = theta1;
 EMAX = theta2;
 EC50 = theta3;
 PROP = theta4;
 AUCN = AUC / 1000;
```

```
  EDC = EMAX * AUCN / (EC50 + AUCN);

  LGT = BAS + EDC  + eta1;
  LGTF = LGT + PROP;

  if (PD3 = 3)  then P = 1/(1+exp(-LGT));
  else if (PD3 = 2) then P = 1/(1+exp(-LGTF)) - 1/(1+exp(-LGT));
  else if (PD3 = 1) then P = 1-1/(1+exp(-LGTF));
  if (P > 1e-8) then ll=log(p);
  else ll = -1e100;

model PD3~general(ll);
  random eta1~normal(0,sd*sd)  sub=ID;

RUN;
```

　SASは広い範囲の統計モデルを扱うことが可能なプロシジャを実装しており，線形混合効果モデル，一般化線形混合効果モデル，非線形混合効果モデルを扱うことができる．線形混合効果モデルはMIXED，一般化線形混合効果モデルはGLIMMIXプロシジャにおいて対応可能である．NLMIXEDプロシジャは非線形混合効果モデルに対応するが正規分布のみならず，二項分布，ポアソン分布などに従う反応変数を扱える．上の例に示すようにプロシジャのプログラムステートメントに尤度を記載すれば一般的な分布についても解析が可能である．上のコードではLn Pを対数尤度としてllに格納し，general(ll)としてユーザーが定義した尤度関数を用いて解析を実行するように指定している．

　非線形混合効果モデルの解析においては尤度関数を求めるときに個々の被験者の変量効果については積分しなければならない．SASは適応型Gauss求積法をデフォルトで用いており，これは求積点の数を適応的に変化させるが，もしNONMEMにおけるLAPLACE近似と同様の結果を得たいときは，QPOINTS=1と指定する．

　NLMIXEDプロシジャとNONMEMではパラメータ推定値の分散共分散行列の計算法が異なっており，NONMEMの$COVで計算されるパラメータ推定値の標準誤差とSASにより計算されるパラメータ推定値の標準誤差は一致しない．それはNONMEMではロバスト分散を計算して出力するがNLMIXEDではモデル分散を計算する．NOMMEMの$COVにおいてMATRIX=RとするとSASと同様の計算となる．なお，推定値の分散共分散行列についてはNONMEMが用いているようなロバスト分散の方が，モデルの仮定とデータの乖離があっても妥当な値を与えると考えられている[21]．

4.7.3　Q&Aコーナー

　Q：ロジスティック回帰を実行したときNONMEMが収束しません．どうしたらよいでしょうか？

　A：PPK解析の場合，ある程度コントロールファイルのテンプレートをみなさん所持していることが多いですが，ロジスティック回帰については$PREDでユーザーモデルを

記述するためにどうしてもコントロールファイルのミスが起こりやすくなります．まず基本的な文法上のエラーがないかを確認してください．$SUB が残っていたり，$EST で LIKELIHOOD オプションを指定し忘れていたりする例が多いです．以下のように簡単なバッチファイルを用いて実行すると文法上のエラーや未定義の変数を $TABLE で用いることを行っている場合に，logmsg.txt に出力されます．

```
C:/nmvi/util/nmfe6.bat コントロールファイル名 アウトプットファイル名 -> logmsg.txt
```

バッチファイルは上の文章をテキストファイルで作成し，保存したあとのファイルの拡張子を.bat とすれば作成できます．NONMEM を Wings for NONMEM や Pearl から起動することが現在は多いと思いますが，上のバッチファイルを解析フォルダに作成しダブルクリックして実行するとコントロールファイルのデバッグが楽です．

コントロールファイルに問題がない場合は，初期値が不適切であることがほとんどです．ロジットは $-5\sim+5$ 程度で確率 $0\sim1$ を網羅できます．本文にも書いたように Linear モデルの AUC に対する傾きや E_{max}，EC_{50} の大きさに気をつけてください．

また，ベースラインの初期値に制限をかけてしまうこともよくみられるミスです．ベースラインは負になりえるため，(0, 1,) のように $THETA に記載するとほぼ収束しません．

Q：ロジスティック回帰のモデルバリデーションはどのように行いますか？　また，モデルバリデーションの意義をどのように考えますか？

A：モデルバリデーションには Population PK-PD モデルと同様に Cross-validation 法，Jack-knife 法や Bootstrap 法といった手法を用います．モデルの頑健さの検証やパラメータの信頼区間の算出には Bootstrap 法を勧めます．

Q：シミュレーションした結果，モデルに含まれない共変量で層別したときに部分集団で違いが観察されました．こういうときはどうしたらよいですか？

A：モデルに含まれていない要因の影響がシミュレーションに影響を及ぼすことは理論的にはありませんから，本文でも言及したようにモデルに含まれない共変量と相関性の高い共変量が組み込まれているかどうかを検討すべきです．他に考えられることはシミュレーションの繰り返し回数や 1 回につきリサンプリングされる被験者数が充分でないと，確率論的シミュレーションでは偶発的な結果もたらすことがありますから条件を検討してください．とくに仮想被験者集団においてマイナーな部分集団の場合は，リサンプリング条件がシミュレーション結果に影響を与えます．

Q：特殊集団の用量調整の検討において，検討する共変量は統計的に有意でなくてもファイナルモデルに組み込んでシミュレーションするというアプローチは妥当でしょうか？

A：シミュレーションに用いているモデルが最適なものではないという点が問題である

と思います．モデルに組み込まれえない共変量をファイナルモデルに残すと，他のパラメータ推定値に影響が生じる場合があります．検討したい部分集団が明確である場合は，モデリングの過程において部分集団の特徴を表す共変量が入るかどうかを検討し，そのモデルについて Visual Predictive Check のためのシミュレーションを実施することは重要ですが，ファイナルモデルとして予測に用いるべきではないと思います．

Q：PPK 解析のように残差を用いた診断は可能ですか？

A：カテゴリカルデータについてのモデルの残差診断は難しいと考えます．正しいモデルであってもパターンがみえることが多いことを経験しています．ロジスティック回帰においては Pearson 残差が用いられますが，今回扱ったモデルのように説明変数が連続型である場合は特に解釈が難しくなり，個々の残差から診断することは困難です．

AUC を階級で分割してデータそのものと予測確率を比較するのは，カテゴリカルデータが離散的な値しかとらず，あるグループを作って集計しないと性質がわからないからです．

参考文献

1) Innovation or Stagnation：Challenge and Opportunity on the Critical Path to New Medical Products. FDA, 2004.
http://www.fda.gov/ScienceResearch/SpecialTopics/CriticalPathInitiative/CriticalPathOpportunitiesReports/ucm077262.htm
2) Beal, S., Sheiner, L.：The NONMEM system. *Am. Stat.* 34：118-119, 1980.
3) 臨床薬物動態試験・薬物相互作用ガイドライン検討班編：医薬品の臨床薬物動態試験，通知解説，医薬品の臨床薬物動態試験について，母集団薬物動態試験法，薬物相互作用の検討方法について．薬業時報社，2003.
4) Guidance for Industry Population Pharmacokinetics. FDA, February, 1999.
http://www.fda.gov/Drugs/GuidanceComplianceRegulatoryInformation/Guidances/ucm064982.htm
5) Guideline on Reporting the Results of Population Pharmacokinetic Analyses. EMEA, June, 2007.
http://www.ema.europa.eu/pdfs/human/ewp/18599006enfin.pdf
6) Guidance for Industry Exposure-Response Relationships. Study Design, Data Analysis, and Regulatory Applications. FDA, April, 2003.
http://www.fda.gov/downloads/Drugs/GuidanceComplianceRegulatoryInformation/Guidances/UCM072109.pdf
7) Sheiner, L.：Learning versus confirming in clinical drug development. *Clin. Pharmacol. Ther.* 61(3)：275-291, 1997.
8) Ette, Ene I., Williams, Paul J.：Pharmacometrics, The Science of Quantitative Pharmacology. Wiley, 2009.
9) Bhattaram, V. A., Booth, B. P., Ramchandani, R. P., Beasley, B. N., Wang, Y., Tandon, V., Duan, J. Z., Baweja, R. K., Marroum, P. J., Uppoor, R. S., Rahman, N. A., Sahajwalla, C. G., Powell, J. R., Mehta, M. U., Gobburu, J. V.：Impact of pharmacometrics on drug approval and labeling decisions：a survey of 42 drug applications. *AAPS J.* 7(3)：E503-512, 2005.
10) Bhattaram, V. A., Bonapace, C., Chilukuri, D. M., Duan, J. Z., Garnett, C., Gobburu, J. V., Jang, S. H., Kenna, L., Lesko, L. J., Madabushi, R., Men, Y., Powell, J. R., Qiu, W., Ramchandani, R. P., Tornoe, C. W., Wang, Y., Zheng, J. J.：Impact of pharmacometric reviews on new drug approval and labeling decisions：a survey of 31 new drug applications submitted between 2005 and 2006. *Clin. Pharmacol. Ther.* 81(2)：213-221, 2007.
11) Lalonde, R. L., Kowalski, K. G., Hutmacher, M. M., Ewy, W., Nicholas, D. J., Milligan, P. A., Corrigan, B.

W., Lockwood, P. A., Marshall, S. A., Benincosa, L. J., Tensfeldt, T. G., Parivar, K., Amantea, M., Glue, P., Koide, H., Miller, R.: Model-based drug development. *Clin. Pharmacol. Ther.* **82**(1): 21-32, 2007.

12) Zhang, L., Pfister, M., Meibohm, B.: Concepts and challenges in quantitative pharmacology and model-based drug development. *AAPS J.* **10**(4): 552-559, 2008.

13) Guidance for Industry End-of-Phase 2A meetings. FDA, September, 2009.
http://www.fda.gov/Drugs/GuidanceComplianceRegulatoryInformation/Guidances/ucm065015.htm

14) Mould, D., Chapelshy, M., Aluri, J., Swagzdis, J., Samuels, R., Granett, A.: Population pharmacokinetic-pharmacodynamic and logistic regression analysis of lotrafiban in patients. *J. Clin. Pharmacol. Ther.* **69**(4): 210-222, 2001.

15) Nestrov, I., Graham, G., Dufull, S., Aarons, L., Fuseau, E., Coates, P.: Modelling and simulation for clinical trial design involving a categorical response: a Phase II case study with naratriptan. *Pharm. Res.* **18**: 1210-1219, 2001.

16) 丹後俊朗，高木晴良，山岡和枝：ロジスティック回帰分析—SAS を利用した統計解析の実際（統計ライブラリー）．朝倉書店，1996．

17) Alan Agresti 著，渡邉裕之，菅波秀規，吉田光弘，角野修司，寒水孝司，松永信人訳：カテゴリカルデータ解析入門．サイエンティスト社，2003．

18) ICH E9 ガイドライン臨床試験のための統計的原則，1998．
http://www.pmda.go.jp/ich/efficacy.htm

19) 下平英寿，久保川達也，竹内 啓，伊藤秀一：モデル選択 予測・検定・推定の交差点（統計科学のフロンティア3）．岩波書店，2004．

20) Annette J. Dobson 著，田中 豊，森川敏彦，山中竹春，冨田 誠訳：一般化線形モデル入門，第2版．共立出版，2008．

21) Liang, K. Y., Zeger, S. L.: Longitudinal data analysis using generalized linear models. *Biometrika* **73**: 13-22, 1986.

演習用データ

演習編で使用するデータセットおよび必要な情報や資料は，朝倉書店ホームページの本書紹介ページ http://www.asakura.co.jp/books/isbn/978-4-254-34026-6/ よりダウンロード可能です．

朝倉書店ホームページ掲載のファイルリスト

番号	用途	ファイル名
2. PPK解析編		
#1	演習2 演習用データ	PKdat01.csv
#2	演習2 コントロールファイルテンプレート	ctl01.txt
#3	演習3 演習用データ	PKdat02.csv
	演習2の解答例	
#4	付加誤差モデルのコントロールファイル	OPC01a.txt
#5	付加誤差モデルの解析アウトプット	OPC01a_rep.txt
#6	比例誤差モデルのコントロールファイル	OPC01b.txt
#7	比例誤差モデルの解析アウトプット	OPC01b_rep.txt
	演習3の解答例	
#8	基本モデルのコントロールファイル	OPC02.txt
#9	基本モデルの解析アウトプット	OPC02_rep.txt
#10	最終モデルのコントロールファイル	OPC02fin.txt
#11	最終モデルの解析アウトプット	OPC02fin_rep.txt
3. PK-PD解析編		
#1	演習用データセット1	OC1.dat
#2	演習用データセット2	OC2.dat
#3	演習用コントロールファイル	PKAV2.txt
#4	演習1の解答例	Ans1.txt
#5	演習1の解答例で作成した逐次解析用データセット	PD.dat
#6	演習2の解答例	Ans2.txt
#7	演習3の解答例（IPP法）	Ans3_IPP.txt
#8	演習3の解答例（PPP&D法）	Ans3_PPPD.txt
#9	演習3の解答例（PPP法）	Ans3_PPP.txt
#10	演習4の解答例	Ans4.txt
#11	演習5の解答例	Ans5.txt
4. Modeling & Simulation編		
#1	解析用データ	MS_DATA_2007anal.csv
#2	2値解析用 Linear Modelコントロールファイル	PD2_Linear.ctrl
#3	3値解析用 Linear Modelコントロールファイル	PD3_Linear.ctrl
#4	2値解析用 Emax Modelコントロールファイル	PD2_Emax.ctrl
#5	3値解析用 Emax Modelコントロールファイル	PD3_Emax.ctrl
#6	3値解析用 ファイナルモデルコントロールファイル	PD3_Emax_FINAL.ctrl
#7	PK Simulation用データセット	MS_DATA_2007_for_SIM.xls
#8	PK Simulation用コントロールファイル	PK_Simulation.ctrl
#9	3値PD Simulation用コントロールファイル	PD3_Simulation.ctrl
#10	演習2b 繰り返しのあるシミュレーション 用量反応性 R	Ex2b_繰り返しのある用量反応シミュレーション.R
#11	演習2b 繰り返しのあるシミュレーション 用量反応性 SAS	Ex2b_繰り返しのある用量反応シミュレーション.sas
#12	演習3 繰り返しのあるシミュレーション R	Ex3_例数設計シミュレーション.R
#13	演習3 繰り返しのあるシミュレーション SAS	Ex3_例数設計シミュレーション.sas

●補　遺

NONMEM の入手方法（NONMEM 7）

「2.1.5　NONMEM 実行に必要な環境と入手方法」で触れたが，NONMEM は ICON 社より年間ライセンスとして購入する．日本の販売代理店はないため，英語にて購入希望の旨を下記の ICON 社ライセンス問い合わせ窓口（License Enquiries）へ連絡すると，ライセンス使用契約書（License Agreement）が送付されてくる．ライセンス使用契約書内に注文書（NONMEM order form）の項があるので，NONMEM 使用者名，所属，必要ライセンス数および通常（commercial）料金かアカデミック（non-profit）料金か等，必要事項を記入し，ライセンス使用契約書の内容を確認後，契約書にサインをして返送する．送金手続き終了後，数週間でNONMEM インストール CD が送られてくる．表 1 に 32 ライセンスまでの NONMEM7 のライセンス使用料を記載しておく．これは 1 年契約のため，毎年更新する必要がある．

NONMEM 実行には，ライセンスキー（license key）が必要であるので，再度ライセンス問い合わせ窓口へ請求する．数日で E メールにてライセンスキーファイル（nonmem.lic）が添付されてくるので，これをNONMEM 内にある license フォルダへコピーすると実行可能になる．

ICON 社ライセンス問い合わせ窓口　　URL: http://www.iconplc.com/technology/products/nonmem/
License Enquiries　メール：IDSSoftware@iconplc.com　電話：+1 410-696-3100　ファックス：+1 215-789-9549

表 1　NONMEM 使用料（NONMEM7，2011 年 11 月現在）

ライセンス数	COMMERCIAL	NON-PROFIT
1 Pack	$5,150	$515
1 Pack ごとの追加料金（最大 8 Packs まで）	$4,120	$465

1 Pack＝4 FCU＝4 computer core

NONMEM 解析の際，役に立つツール

従来行われている薬物動態解析と同様，NONMEM 解析でも，得られた結果を吟味するために，推定した母集団薬物動態パラメータおよび目的関数の確認・集計や，予測した血中薬物濃度と実測値を比較する診断プロットを作成する必要がある．NONMEM のアウトプットファイルに必要な内容は存在するのだが，そのままでは見づらく，また情報も分散しているので，適当なソフトを用いて，データを抽出・加工するとよい．またブートストラップの実行やシミュレーションを多数回繰り返す際にも使用する．すぐれたソフトが複数開発されているので，表 2 にまとめた．各ソフトの詳細は，マニュアルや URL を参照されたい．PDx-POPや Perl-speaks-NONMEM および Wings for NONMEM は，NONMEM 専用のソフトであり，プログラミングに精通していなくても使用できる．

表 2　NONMEM 結果の加工に有用なツール

	提供	使用料	URL
PDx-POP	ICON	有料	http://www.iconplc.com/technology/products/pdx-pop/
Perl-speaks-NONMEM	ウプサラ大学　Karlsson ら	無料	http://psn.sourceforge.net/

SAS	SAS Institute	有料	http://www.sas.com/offices/asiapacific/japan/
S-PLUS	TIBCO Software Inc.	有料	http://www.msi.co.jp/splus/
R	The R project	無料	http://www.r-project.org/
Wings for NONMEM	オークランド大学 Holford	無料	http://wfn.sourceforge.net/index.html
Census2	Justin Wilkins	無料	http://sourceforge.net/projects/census2/
Pirana	pirana-software	有料	http://www.pirana-software.com （ただし，アカデミック用は無料）

NONMEM 以外で非線形混合効果モデル解析ができるソフト

非線形混合効果モデル解析は NONMEM 以外でも可能である．これらのソフトに関しては，今井によるまとめ（緒方宏泰：医薬品開発における臨床薬物動態試験の理論と実践，丸善，東京，2004）を参考に，最近開発されたソフトを追加してまとめた（表3）．いずれのソフトも母集団パラメータ推定のアルゴリズム，非線形性の近似が少しずつ異なる．各ソフトの詳細は，マニュアルを参照されたい．

表3 NONMEM 以外の非線形混合効果モデル解析ソフト

	提供	使用料	URL
MONOLIX	The MONOLIX group	無料	http://software.monolix.org/sdoms/software/
NLMIXED on SAS	SAS Institute	有料	http://www.sas.com/offices/asiapacific/japan/platform/analytics/ap_detail.html
nlme on S-PLUS	TIBCO Software Inc.	有料	http://www.msi.co.jp/splus/products/win/analysis.html
NPEM-2 on USC*PACK	University of Southern California	有料	http://www.lapk.org/software/readme.php
Phoenix NLME	Pharsight	有料	http://www.pharsight.com/products/prod_phoenix_nlme_home.php
S-ADAPT	University of Southern California	無料	http://bmsr.usc.edu/Software/ADAPT/SADAPTsoftware.html
PKBUGS on WinBUGS	The BUGS Project	無料	http://www.mrc-bsu.cam.ac.uk/bugs/winbugs/contents.shtml

関連研究会・学会の紹介

Population pharmacokinetics（PPK）や PK/PD, modeling & simulation について議論を行う場として，国内外で研究会や学会が組織されている（表4）．国内では，これらの概念を用いた研究や医薬品開発は，欧米に比べて導入・普及に立ち遅れが見られる．ぜひ成果を発表し，研鑽を積むことで，国内でのこの概念を活用した研究や科学的・効率的な臨床開発に貢献していただきたい．

表4 関連研究会・学会

研究会・学会名	URL
Population pharmacokinetics 研究会	http://www.pagja.org/
日本ファーマコメトリクス研究会	http://www10.showa-u.ac.jp/~jcop/
Population Approach Group in Europe	http://www.page-meeting.org/
Population Approach Group in Australia & New Zealand	http://www.paganz.org/
American Conference on Pharmacometrics	http://www.go-acop.org/

●索　引

A

additive error model　39
ADVAN6　92, 98
Akaike information criteria(AIC)　53
application programming interface (API)　166
area under plasma concentration-time curve(AUC)　127

B

backward deletion　147
base model　71
binomial distribution　132
bootstrap resampling　157

C

χ^2 検定　177
categorical data　131
causality　1
chisq. test 関数　177
CI-1017　14
clinical trial simulation(CTS)　6, 125, 148, 155
CMT レコード　100, 113
combined proportional and additive error model　40
contingency table　179
covariate model　71, 76
COX-2 選択的阻害剤　14
Critical Path Initiative Fact Sheet 2006　6
Critical Path Opportunity White Paper　5, 124
cross table　179

D

deletion step　72
deterministic simulation　155
diagnostic plot　50
disease model　6, 9
disease progression model　125
drop-out model　125

E

E_{max} モデル　104
enzyme-linked immunosorbent assay (ELISA)　41
expected frequency　179

F

exponential error model　39
exposure-response relationship　125
final model　72
fixed effect　67
fixed effect parameter　22
FO 法　44
FOCE 法　44
forward addition　144
full model　72

H

high performance computing(HPC)　12
HPLC 法　41

I

I_{max} の初期値の推定　115
ICH　2
ifelse 関数　171
in silico　9
IPP 法　95, 105

J

joint probability　186

K

k_{in} の初期値の推定　115

L

Learning & Confirming パラダイム　125
likelihood　186
logistic regression　131
logit　132

M

maximum likelihood　133, 186
Mersenne Twister 法　174
mixed effects model　23
model-based drug development (MBDD)　6, 9, 124
model diagnostics　180
model selection　182
model validation　65
Modeling & Simulation(M&S)　10, 13
montecarlo simulation　156

N

naive pooled data method(NPD 法)　23
NONMEM(non-linear mixed effect model)　23
　——起動確認　25
　——によるシミュレーション　165
　——の構造　24

O

objective function value(OBJ 値)　31
observed frequency　179
ordered categorical data　131
overdispersion　135

P

PD モデル　90
　——の感度分析　184
pharmacometrics(PMx)　6, 126
physiological based pharmacokinetics (PBPK)　7
PK-PD 解析　89
PK-PD シミュレーション　158
PK-PD 同時解析　101
PK-PD モデル　91
population pharmacokinetic parameter　21
population pharmacokinetics(PPK)　21
posterior predictive check　54
power curve　178
PPK simulation　148, 152
PPP 法　95, 106
PPP&D 法　95, 106
principle of concept study(PoC 試験)　3
probabilistic simulation　156
proportional error model　39
proportional odds　133
proportional odds model　133

R

R　123
　——によるプログラミング　169
　——によるリサンプリング　170
random effect　67
random effect parameter　22
reduced model　72

索 引

S
sample 関数 170
SAS によるリサンプリング 174
scaling parameter 43
screening step 69, 71
sensitivity analysis 184
standard error 54
standard two-stage method（STS 法） 22
stochastic simulation 155
structural model 25
SURVEYSELECT 174

T
tapply 関数 172

U
uncertainty error 8

V
validity 65
visual predictive check 54, 180

ア 行
医薬品開発における M&S 13
医薬品開発の生産性 4
重み付き残差 WRES 50

カ 行
確率とロジットの関係 138
確率論的シミュレーション 155
仮想被験者背景 149
カテゴリカルデータ 131
　——の PK-PD 解析 130
過分散 135
間接反応モデル 89, 113
観測度数 179
感度分析 184

期待度数 179
喫煙歴のある患者集団における用量調整 161
95％信頼区間 54
共変量間の相関の検討 144
共変量の組み入れ 144
共変量モデリング 140
共変量モデル構築の過程 146
繰り返し数と被験者数 175
繰り返しのあるシミュレーション 156, 165
繰り返しのないシミュレーション 156
クロス集計表 179

経験と勘 8

血中薬物濃度-時間曲線下面積 127
決定論的シミュレーション 155
検出力曲線 178

効果コンパートメント 108
効果コンパートメントモデル 91
構造モデル 25
高速液体クロマトグラフィ法 41
後退消去法 147
交絡 69
高齢者における用量調整 160
個体間変動 39
個体内変動 40
固定効果 67
固定効果パラメータ 22
コマンドプロンプトの起動 28
コミュニケーション 15
混合効果モデル 23
コントロールファイル予約語 42
コンパイラ 24
コンパートメントモデル 39

サ 行
最尤法 133, 186
3 値のデータ 133, 139

シグモイド E_{max} モデル 90
指数誤差モデル 39
シミュレーションの方法 155
シミュレーション用データセット 149
従属変数 94
順序カテゴリカルデータ 131
情報量規準 AIC 53
初期値の推定 138
腎機能低下患者集団における用量調整 162
診断プロット 50, 61

スケーリングファクター 100

線形モデル 104
前進法 144

タ 行
対数モデル 77, 104
対数尤度関数 187
妥当性 65

逐次 PD 解析 95
逐次解析 94
直接反応モデル 89, 101, 105

低体格患者集団における用量調整 162
データの吟味 36

統計ソフトによるシミュレーション 167

同時解析 94
同時確率 186
独立性の検定 179

ナ 行
二項分布 132
2 値のデータ 132, 139
日米欧医薬品規制調和会議 2

ハ 行
バイオマーカー 1
曝露-反応関係 125
反時計回りのヒステリシス 109
標準誤差 54
標準 2 段階法 22
病態モデル 6, 9
比例オッズ 133
比例オッズモデル 133
比例誤差モデル 39, 62
比例-付加混合誤差モデル 40
比例モデル 77

ファーマコメトリックス 6
不確実な誤差 8
付加誤差モデル 39, 62
ブートストラップ法 65
ブリッジング試験 3
フロントローディング 12
分割表 179

ベイズ推定 51, 96
ベイズ理論 13
べき乗モデル 77
変動要因の探索方法 68
変量効果 67
変量効果パラメータ 22
母集団薬物動態パラメータ 21

マ 行
無作為復元抽出 157

目的関数の値 31
モデル依存性 183
モデル選択 182
モデルの診断 180
モデルバリデーション 65
モンテカルロシミュレーション 54, 156

ヤ 行
薬物動態の決定因子 68
尤度 186
尤度比検定 52
予備検討 69

ラ 行

臨床試験シミュレーション 6,125

臨床薬物動態 1

ロジスティック回帰 131

―の実行 134
ロジット 132
―の個体間変動 134

編集者略歴

緒方宏泰（おがた・ひろやす）

1943 年　京都府に生まれる
1971 年　京都大学大学院薬学研究科博士課程修了
1971 年　国立衛生試験所薬品部
1985 年　明治薬科大学薬剤学教授
現　在　明治薬科大学名誉教授
　　　　国立医薬品食品衛生研究所客員研究員
　　　　薬学博士

医薬品開発ツールとしての
母集団 PK-PD 解析
——入門からモデリング＆シミュレーション——　　定価はカバーに表示

2010 年 9 月 10 日　初版第 1 刷
2020 年 10 月 25 日　　第 5 刷

編集者　緒　方　宏　泰
発行者　朝　倉　誠　造
発行所　株式会社　朝　倉　書　店

東京都新宿区新小川町 6-29
郵便番号　162-8707
電　話　03(3260)0141
FAX　03(3260)0180
http://www.asakura.co.jp

〈検印省略〉

© 2010 〈無断複写・転載を禁ず〉　　　　　　　　真興社・渡辺製本

ISBN 978-4-254-34026-6　C 3047　　　　　Printed in Japan

JCOPY 〈出版者著作権管理機構 委託出版物〉

本書の無断複写は著作権法上での例外を除き禁じられています．複写される場合は，そのつど事前に，出版者著作権管理機構（電話 03-5244-5088, FAX 03-5244-5089, e-mail: info@jcopy.or.jp）の許諾を得てください．

好評の事典・辞典・ハンドブック

書名	編者	判型・頁数
感染症の事典	国立感染症研究所学友会 編	B5判 336頁
呼吸の事典	有田秀穂 編	A5判 744頁
咀嚼の事典	井出吉信 編	B5判 368頁
口と歯の事典	髙戸　毅ほか 編	B5判 436頁
皮膚の事典	溝口昌子ほか 編	B5判 388頁
からだと水の事典	佐々木成ほか 編	B5判 372頁
からだと酸素の事典	酸素ダイナミクス研究会 編	B5判 596頁
炎症・再生医学事典	松島綱治ほか 編	B5判 584頁
からだと温度の事典	彼末一之 監修	B5判 640頁
からだと光の事典	太陽紫外線防御研究委員会 編	B5判 432頁
からだの年齢事典	鈴木隆雄ほか 編	B5判 528頁
看護・介護・福祉の百科事典	糸川嘉則 編	A5判 676頁
リハビリテーション医療事典	三上真弘ほか 編	B5判 336頁
食品工学ハンドブック	日本食品工学会 編	B5判 768頁
機能性食品の事典	荒井綜一ほか 編	B5判 480頁
食品安全の事典	日本食品衛生学会 編	B5判 660頁
食品技術総合事典	食品総合研究所 編	B5判 616頁
日本の伝統食品事典	日本伝統食品研究会 編	A5判 648頁
ミルクの事典	上野川修一ほか 編	B5判 580頁
新版 家政学事典	日本家政学会 編	B5判 984頁
育児の事典	平山宗宏ほか 編	A5判 528頁

価格・概要等は小社ホームページをご覧ください．